致力于中国人的教育改革与文化重建

立 品 图 书·自觉·觉他
www.tobebooks.net
出 品

HEALTHY

健康人生的四大基石

史品高 著

LIFE

华夏出版社
HUAXIA PUBLISHING HOUSE
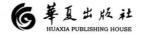

我是怎样从"准植物人"走向健康快乐人生的

一、从"准植物人"到健康人

二十多年前，我由于长期在办公室久坐不动，工作压力大，生活节奏混乱，加之缺乏保健的理念，不知不觉中患上了多种疾病，诸如：小脑萎缩，膝关节、腰椎、颈椎疼痛、前列腺肥大，胆囊结石，便秘，失眠等。由于患小脑萎缩，头脑总是昏沉沉的；由于膝关节疼痛，上下楼梯只能叉开双腿缓慢上移；由于前列腺增生，白天尿失禁，夜间频起床；颈椎病使我手指发麻，连写字也手不从心；胆结石发作起来更是疼痛难忍。疾病导致我的体质不断下降，上下班仅一公里多的路程，行走也感到十分费力，餐后洗几个碗就直不起腰来，天气稍有变化就患感冒，且短时难愈。在这种状况下，我整天忙着跑医院，今天找这个专家看，明天又去看那位教授，不同的病吃着不同的药。每月耗费的医药费高达两万多元。然而，专家们开出的所有药品、输液、打针都没有使我的某一种病得到控制。相反，药毒的副作用使我健康状况日益走低。

1997 年我在北京某三甲医院住院治疗小脑萎缩，主管我的一位内科主任医师悄悄告诉我老伴："根据我院和另一家权威专科医院两处磁共振检查，你家先生的小脑脑沟已加宽了 2 厘米，小脑萎缩是不可逆转的，加之其身患多种疾病，两年后必患老年痴呆，三年后可能成为植物人了。"我在一家最权威的三甲医院治疗前列腺增生时，一位专家先后给我治了一年多，每次开着同一种药，说着同一句话："继续服用上次开的药。"当我问及治疗的相关问题时，这位专家说："你要我多说一句话，先去挂个 200 元的号。"两位专家的话，使我极大地丧失了吃药能治病的信心。但我没有为疾病而忧愁、悲观，我坚信自己的疾病还没有到无法挽救的地步。2000年，我开始针对自己的病患，学习相关的保健知识，逐步懂得了心理愉悦、规律生活和运动锻炼对健康的重要作用，特别是从养生书刊上接触到"医生不能保障你的健康""药物不能治病""最好的医生是自己""人体能够治愈自己""运动可以代替药物""行走是世界上最好的运动"等一系列理念后，使我不再担心疾病，产生康复的自信。一个患病之人只要抱有康复的信心，就能保持精神和机体的健康，希望就是生命延续的力量。

近二十年来，我如饥似渴地学习知名医学研究机构和权威医学专家对保健知识的论述，确认有效的即认真践行，并下决心不再进医院、不再看医生，拒绝任何药物对机体的伤害。令自己意想不到的是，几年后，我通过规律的生活，坚持体脑运动和科学饮食等方式，所患的多种疾病（除胆囊结石动了手术），竟在不经意间奇迹般地痊愈或基本康复了。随着疾病的消除，身体也日益健康起来，并能每天精力充沛地投入学习、写作、运动和劳作。不仅脸上有了光泽，白发也在缓慢地变黑，体重下降了10公斤，走路一扫弯腰驼背、老态龙钟之态。连续劳动一小时也不感到腰酸背痛，一口气提十桶八桶水浇花也并不费力，感冒基本不再光顾。是保健知识提高了我的健康素养，是自信提高了我的机体免疫力。

事实胜于雄辩，所谓不治之症的小脑萎缩是可以预防的，也是可以逆转的；小脑萎缩能从无到有，也能从有到无，其他类型的疾病更是如此。

二、我对自己所患疾病的反思

早在1992年，世界卫生组织总干事中岛宏博士就一针见血地指出："许多人不是死于疾病，而是死于无知，死于愚昧。"这里所指的"无知"，是指对自我保健知识缺乏最起码的了解。二十多年前，我所患的诸多疾病，其根源是由于缺乏保健知识，加之工作过于劳累，饮食不节、缺乏运动、心态不良以及长期受多种药毒的伤害而造成的。我总结有以下几点：

一是"过劳"。我自1955年调到西藏，长期在基层工作，1980年调回原单位建设银行总行后，不久被安排负责《投资研究》《投资研究资料》和《投资管理》刊物的编审工作。当时编辑部有八名编辑人员，都是具有较高金融理论和多年实际工作能力的研究生，有的还是从国外回来，或从大学抽调上来的，这在 20 世纪 80 年代初，有这么高学历的研究单位并不多见。由于我长期未接触过金融业务，投资理论水平低，对办刊业务更是门外汉。为尽快适应工作，我只好夜以继日地学习和工作，节假日也难得休息。

二是工作不顺心，难度大，心理压力重。这里举一个事例，一次，某政策研究室一位研究员送来一篇讨论计划经济对国家宏观经济建设有诸多弊端的稿件，这本是一篇揭露时弊的好文章，我决定在《投资研究》刊出后，不想一位主要领导看到这篇文章后竟暴跳如雷，并在这篇文章上批了两个字——"放屁"，认为我刊出这样的文章是犯了大错误。此后，在工作中处处给我"小鞋"穿，并一度不让我工作。由于当时缺乏好心态，只好将怨气闷在肚子里。

我 65 岁退休后，中国人民银行又聘我去新成立的中国金融稽核监督会创办《金融稽核监督研究》杂志，人行只给我配了一名缺乏金融知识的助手。一个人白手起家办一份监管全国金融业的权威性刊物，自己肩上的担子和责任是可想而知的。

三是药毒对我机体的损害。退休前，我和众多病友的观念一样，有病就跑医院、看医生、吃药，由于我患了多种疾病，长期同时服用着多种药物，药物的毒副作用不仅对我的机体组织、器官功能造成严重伤害，而且又衍生出多种疾病。

众所周知，药物是治不好疾病的，人体自身具有的自然生命力，才是最好的医生和药物。诸如"过劳"等生活方式病，只能靠改善生活方式来治愈，而绝不是任何灵丹妙药所能治愈的。

三、我的康乐之路

下面我把自己战胜多种疾病的途径与方法摘要列后，供读者分享。

我写这本书，其实已经囊括了我学习和践行健康快乐知识、康复疾病的翔实内容。所以，在这里我只择要说几个要点，书中已有详述的，不再重复。

（一）树立好心态，保持平常心，快乐每一天

首先乐观地看待这个世界。每天看新闻，感受国家日益富强和人民生活的

不断改善，人人过着丰衣足食的安居生活，再看看那些远方天空下躲避战乱、逃离家园、葬送海底的难民，由衷地感到无比的快乐与幸福。

二是摆脱以往所有不健康的恩怨，让过去的一切不愉快画上句号。用遗忘和宽容来释放自己，遗忘过去的烦恼和忧伤，抛弃怨恨，学会原谅，宽容曾经伤害过自己的人。

三是感受和睦家庭的愉悦。老伴能事事处处关心我，子女有自己的事业，能关心父母，不啃老，使我们晚年生活过得无忧无虑，快乐幸福。

四是与人相处时，多看对方的优点，当遇到他人非议时，则首先反思自己，对现实生活不苛求，满足于自己拥有的，知足常乐，并常存感恩之心。

五是遇到烦心事都往好处想。2014 年，家中遭窃，我没有产生怨恨、悲愤，因为小偷拿走的不是生活必需品，我们照样有衣穿、有饭吃、有退休金。

平和的心态有益于大脑皮层和神经的协调稳定，乐观的情绪有助于增强机体免疫功能，从而消除了疾病的侵害。

（二）让自己忙起来，做自己喜爱的事

一是每天有事可做，而且做自己开心的事。

二是坚持适度运动。每当夕阳西下时，穿上运动装，在小区林荫道上慢跑、行走，针对自己身体的薄弱环节做相应的锻炼。然后，在松竹林中张开嘴巴哈哈大笑几分钟，再做几分钟的腹式深呼吸。走路就是使动脉硬化斑块变稳定和消退的最有效方法。

三是栽培花卉，从事适量的劳作。在自己寓所的南窗前，栽种了牡丹、芍药、蔷薇、多彩月季和多种应季花卉。种花是一种愉快的劳动，每天莳养花木，不仅能活动四肢，灵活关节，调节神经系统功能，使机体得到锻炼，而且还能陶情养性，增添生活乐趣。

自己亲手栽培花木，可以看到花蕾孕育、绽蕾而出、花朵盛开的过程，又能观赏花的丰姿、花的神韵、花的恬静、花的秀丽。劳作在花丛之中，观赏着五彩缤纷的花色，欣赏着千娇百媚的花姿，闻着芳香扑鼻的花香，更令人喜不胜收的是，每当你在花圃中劳作时，一对成年野鸭带领着一群顽皮的小野鸭在花圃中自由地追逐寻食……当自己在书房里看书、写作时，总会情不自禁地抬

起头来欣赏着窗外的这种美景，使人顿感心旷神怡，一切疲惫皆会立马消化。此情此景，大有陶渊明解甲归田沉浸于"采菊东篱下，悠然见南山"的陶醉。

栽种花卉，不仅使我的机体得到了锻炼，还能调节神经系统功能，对防治疾病的功效胜于吃药。

在劳作方面，除栽种花木外，做好家务事也是我的一大乐趣。每天忙乎家中的日常琐事，如到商店菜市采购生活物资、做饭、搞卫生等等，不仅使自己在忙碌中过得十分充实，也使家庭成员间生活更加和谐。人生其实就是由一大堆琐事堆积起来的。

四是重视脑运动，每天坚持学习科学养生知识，并努力加以实践。为了传播健康，我写作出版了《走出健康来》一书，深受众多健身者喜爱，曾多次加印，随后又出版了《行走圣经》一书。随着健康知识的积累和提高，我感到世界卫生组织提出的健康"四大基石"，是更全面的健康理念。我从 2015 年开始，又着手撰写以"四大基石"为主要内容的《健康人生的四大基石》一书。古往今来无数事实说明，在脑海中保留住了"动"，就留住了生命的活力。看书、写书需要动脑，勤于动脑的人，其脑血管经常处于舒展状态，脑神经得到充分的濡养，脑就不会早衰，也不会萎缩。我的健康是与自己好"动"分不开的。而自己的"快乐"和人生价值也在"动"中得到积极的体现。只有动，才能对生活产生兴趣，有了"兴趣"就会有乐趣。一个对生活有无限"兴趣"和"乐趣"的人是永远年轻的。

四、本书的宗旨

在我后半生的人生经历中，不仅自己被病魔折磨得死去活来，更看到有太多辛苦了大半辈子，准备过幸福生活的时候，却被这样那样的疾病折磨得痛不欲生人们；还有很多才华横溢，正为推动事业更大发展时，却突然英年早逝；更有很多为了健康而疲于奔命于医院，耗尽积蓄，最后还是无奈地终生与病魔为伴，甚至由于药毒对全身五脏六腑的伤害而离开了人间……

每每想到这些，我感到阵阵痛心、惋惜，要是他们能在疾病出现之前，懂得预防与保健，那么，他们就可以为事业发挥更多的才华，就可以健康快乐地享受后半生。想到这些，自己的心总是平静不下来，尽管自己已经是一个八十多岁的高龄老人，写这样的书有很大困难，但当想到亿万患者仍在"无知"的痛苦中挣扎，我还是义无反顾地拿起笔，用"心"为有健康需要的大众（特别是患者）提供一点保健产品，让千百万人康乐一辈子，自己少受罪，儿女少受累，节省医药费，造福全社会。这就是我写这本书的初衷。

本书是挖掘古今中外最科学、最有效的养生保健知识，提高民众未病先防、病后自我康复的有效"药方"。

本书内容注重科学性、权威性、知识性和实用性，是一本最具实用价值的健康宝典。

本书内容以"四大基石"为核心，并在附录中增加了睡眠、晒太阳等对健康有着重要作用的养生内容。

康乐是人生的真谛，希望读者通过阅读本书从中获得健康、快乐、幸福、长寿！

目 录

第一章 人生的真谛是康乐

第二章　心理平衡

第三章　平衡饮食，防治慢病

第四章　适度运动

第五章　戒烟、限酒

附录　拾遗

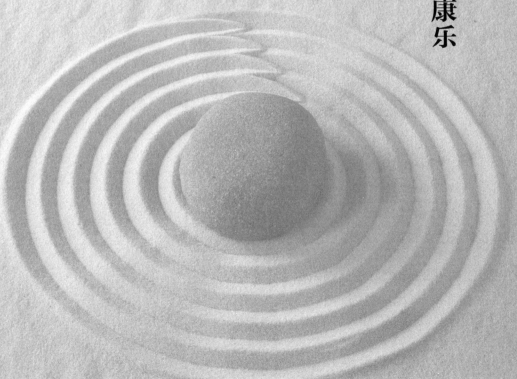

第一章

人生的真谛是康乐

"西方医学之父"、古希腊医学家希波克拉底说："一个智慧的人应该真明白，健康是人生的最大幸运和福分。"

快乐可使人健康长寿，良好的情绪则是心理健康的保证。

快乐是一种心态，也是一种能力，具备快乐能力的人，面对不快乐的环境、不快乐的心态，会调适自己、摆正心态、舒缓情绪、保持微笑。我们拥有了快乐，也就等于具备了驾驭情绪和心态以及掌控人生命运的能力。

第一节　健康新概念

21 世纪是追求健康的世纪。健康是人生最宝贵的财富，有了健康，你就有机会通过奋斗去获得自己想要的财富和幸福。保持健康是一种责任，这个责任是对身体和生命的道德。

那些经济发达国家的富豪们过去比肚子，看谁吃得好；后来比财富，看你拥有多少美元，有多少幢别墅，开的汽车是什么牌子；现在是比健康，比长寿。在澳大利亚召开的世界老年会议上，人的财富概念全部重新排列：过去是金钱第一，现在是健康第一，知识第二，家庭第三，金钱排第四。

追求健康是人类社会的共同课题，古今中外，概莫能外。

失去健康就失去一切。尽管有些人现在还在追求金钱、追求权力、追求享受，但最终没有一个人不追求健康，这是人的本能要求，健康才是一切！没有健康就没有一切。

一、健康的定义及标准

（一）健康的定义

何谓健康？中国人的解释是："体壮曰健，心愉乃康。"只有身体强壮又心情愉悦的人，才称得上健康。

其实，健康的概念是不断发展的。世界卫生组织对"健康"曾下过多次定义。1948 年，对"健康"下的定义是："健康不仅是免于疾病和衰弱，而且是保持体格方面、精神方面和社会方面的完美状态。"1978 年，对"健康"的定义是："健康不仅是疾病和体弱的匿迹，而且是身心健康，社会幸福的完美状态。"1989 年提出："健康不仅是没有疾病和虚弱，而且在生理上、心理上、道德上及社会适应能力上均处于一种完美的状态。"1990 年世界卫生组织对"健康"重新定义为："一个人在躯体健康、心理健康、社会适应良好和道德健康四个方面皆健全"，才算健康。人的生理、心理、社会和道德四个方面是缺一不可的，四者之间互为影响。人的身心好比计算机的硬件和软件，只有软硬件都处于完好状态，才算正常。当一个人的心理出了问题，不仅会影响到生理健康，同时还会影响到社会、道德的健康。

1992 年《维多利亚宣言》首次提出人类健康的四大基石，即："合理饮食、适量运车、戒烟限酒、心理平衡"。

20 世纪末，有 80 多位诺贝尔奖得主聚会纽约，讨论"21 世纪人类最重要的是什么"。对这个人类生存的首要问题，这些精英共同的结论是："健康！"完全的健康应该追求：健康、长寿、智慧、快乐、美丽、道德的全面发展。这些理念，对世界各国实施健康生活方式起了至关重要的作用。

人类对健康的认识是从生理到心理，再从生理、心理到社会适应，再到生理、心理、社会适应和道德。至今，道德健康已被志士仁人所重视。只有道德健康了，心理才能健康，道德、心理都健康了，我们的躯体才能真正健康起来。

（二）躯体健康的标准

躯体健康是人体健康的基础。躯体健康包括机体完整和功能正常，身体素质（力量、速度、耐力、柔韧、灵敏、平衡等）良好。

身体健康可概括为以下 10 个方面：

1. 有足够充沛的精力，能从容不迫地担负日常的繁重工作压力而不感到过分的紧张和疲劳；

2. 处事乐观，态度积极，乐于承担责任，不挑剔所要做的事情；

3. 善于休息，睡眠良好（半小时内能自然入眠）；

4. 身体应变能力强，能适应外界环境的各种变化；

5. 能够抵抗一般性感冒和传染病；

6. 体重适当，身体匀称，站立时，头、肩、臂位置协调；

7. 眼睛明亮，反应敏锐，眼睑无炎症；

8. 牙齿清洁，无缺损、无痛感，牙龈颜色正常，无出血现象；

9. 头发有光泽，无头皮屑；

10. 肌肉丰满，皮肤富有弹性，走路轻松自如。

躯体健康可用 5 个方面来衡量：

1. 吃得香：说明胃口好，对食物不挑剔，内脏功能正常；

2. 便得快：排便轻松自如，胃肠功能好，消化系统良好；

3. 睡得快：有睡意，上床后能很快入睡，醒后头脑清晰；

4. 说得溜：语言是思维的表现形式，语言敏捷，思维快，反映出神经系统比较好，大脑功能状态好，人的精力充沛，头脑清醒；

5. 走得快：行走自如，步履轻盈，说明精力充沛、旺盛，无衰老之症状。

二、心理健康

心理健康是 21 世纪的健康主题。所谓心理健康，就是从精神上保持持久的良好状态，以保障机体功能的正常运行，从而达到防病健身、延年益寿的目的。心理健康的标志是：身体、情绪十分协调；适应环境，人际关系中彼此能谦让；

有幸福感；在职业工作中，能充分发挥自己的能力，过着有效率的生活。

愉快乐观是心理健康的不老丹。乐观是一种积极向上的性格和心境，它与激发人的活力和潜能，调控人的思想、意志、品德、修养、人生价值观等方面有着密切的关系。一件相同的事，可以产生不同的情绪，如有崇高目标的人、豁达知足的人，对个人的名誉、地位、生活待遇等看得很淡，从不计较。要持久保持愉快、乐观的情绪，必须不断排除不良情绪。不论遇到什么对心理有伤害的事，都要冷静处理。

宽容是心理健康的调节阀。人在社会交往中，受委屈、吃亏、被误解的事是不可避免的。面对这些，最理智的选择是学会宽容。宽容是一种良好的心理品德，它不仅包含着理解和谅解，更显示着气度和胸襟、坚强和力量。学会宽容就会严以律己、宽以待人，一个不会宽容、只知苛求别人的人，其心理往往处于紧张状态，从而导致血压升高、神经紧张、血管收缩，使心理、生理进入恶性循环。

淡泊是心理养生的免疫剂。淡泊即恬淡寡欲，不追求名利。淡泊是一种崇高的境界和心态，是对人生追求在高层次上的定位。有了淡泊的心态，就不会随波逐流，追逐名利钱财。淡泊者，心胸包容，谦逊恭让，遇喜怒哀乐，泰然处之。

善良是心理健康的营养素，心存善念，就是对他人之乐为乐，乐于扶贫济困，心中常有欣慰之感；心存善念，就会与人为善，乐于友好相处，心中常有愉悦之感；心存善念，就会光明磊落，乐于对人敞开心扉，心中就常有轻松之感。总之，心存善良的人，会始终保持泰然自若的心态，从而提高了自身机体的免疫力。

世界卫生组织心理危机预防研究与培训合作中心主任杨甫德说："人的发展，其核心是心理的发展。不重视心理问题，就谈不上真正的健康。"

事实上，现代人的心理问题，离上述要求尚有很大差距，归纳起来，主要有以下10大原因：

1. 超负荷的工作压力；

2. 急功近利的心理倾向；

3. 因个人技能与现代化的差距而焦虑、无奈而产生心病；

4. 对社会的不公平看不惯，又因自己无力改变现状而郁闷、烦躁；

5. 对单位的分配不均看不惯，为报酬偏低而愤愤不平；

6. 因信仰的苍白而产生失落感、无归属感；

7. 对网络的依赖心理；

8. 收入低、生活负担重，加重心理负担；

9.（学生）学习任务过于繁重；

10. 投资受损后无法承受。

由此可见，国人要从精神上保持持久的良好状态，尚需做很大努力。

三、社会适应力良好

适应社会的能力是健康生活的重要条件。现代人的生活节奏快、社会压力大、人际关系复杂，社会适应良好的标志是跟上时代的发展，思想紧随社会的变迁与时俱进，能适应各方面的压力，就是调整好角色关系。

四、道德健康

一位哲学家说："当今中国不缺人才，缺人品。人品是当今社会最稀缺的资源。"

世界卫生组织把道德修养纳入健康的范畴，这是因为，健康不仅涉及人的体能方面，也涉及人的精神方面。道德健康的内涵包括健康者不应有以损害国家和他人的利益来满足自己需要的思想和行为，能具有辨别真伪、善恶、美丑、荣辱等是非观念的能力，能按照社会行为规范法则来约束、支配自己的思想和行为。

道德的内涵：我国历史上许多思想家和养生家都把养性和养德放在重要位置，把其看成是养生之根。

孔子提出："大德必得其寿。""无私方为德。"是指具有高尚道德的人，可以免除敌意，驱除烦恼，增强抵抗力预防疫病，延缓衰老。从心理上讲，能做到严于律己、宠辱不惊、心底无私、胸怀坦荡、淡泊不贪、乐善好施、不求回报、豁达大度、情绪乐观，自然也就少了许多烦恼，使身体得以放松，从而延年益寿。德为立身之本，德为养生之基，高尚的道德情操是心理健康的基础保证。德高寿自长的理念已被医学界实践证实。

　　从养生的观念讲，这里所指的"寿"，有两层含义：一是指人的实际寿命；二是"死而不亡谓之寿"，也就是说，有些人的实际寿命也许并不长，但他的业绩和英名却能传之久远。

　　"仁者寿"，养德是长寿的根本。

　　"仁者寿"的观点，是孔子养生的总纲。仁者爱人，这就是说，待人要宽厚大度，有高尚的道德修养。也就是说，长寿必须建立在高尚的道德基础上，必须加强个人的思想修养。健身先健心，首先做个心怀仁术的人。一个有道德的人，要能调控自己的精神活动，以适应不断变化的客观形势，防止不良因素侵害心身。

　　"仁者寿"，"仁"指的是人与人之间的同情、友爱的情感，核心是"善"。人心善则施善行，人心恶则施恶行。在处理人与人之间的关系上，对人是"己所不欲，勿施于人"；用于律己是"无欲""无私"。人到无求品自高。

　　"仁者寿"的另一特征是宽容，即心底无私，心胸宽广，淡泊名利，安分守己。一生在物质享受上不计较，不与世争，不计人过，心宽则神宁气畅；宽容之人，心境欣慰，能缓解内心的浮躁和焦虑，有助于气血畅通，脏腑调和。

　　综上所述，"仁者寿"是因为仁者所达到的境界完全符合健康长寿的要求和标准。仁者以道德至上，有宽广的心胸、良好的心境、平稳的心态，内心充满真善美。总之，养身之本在于养德，养生之首在于养德，学会做人才是养生的关键。

　　唐代医学家孙思邈在自己的医学著作《千金要方》里写道："德行不克，终服玉液金丹亦未能延寿。"他又说："道德日全，不祈善而有福，不求寿而自延。"

　　清代养生家石天基提出："善养生者，当以德行为主，而以调养为佐。"提出了常存安静心、常存正常心、常存欢喜心、常存善良心、常存和悦心，常存安乐心等，作为养德要诀。

　　中医、道家养生以修德养性为首，提出"德为功之母，德为道之基，德为健之本"。"德高寿自长"，一个人能够品德高尚、光明磊落、胸襟宽阔、豁达大度、宽厚仁慈、淡泊名利，就能够有一颗平常心，就能使精神境界得到升华，就有大智大慧大德，就有无穷无尽的力量，就能战胜多种病魔。

　　然而，在现实社会中，一些人扭曲了人生观和价值观，利用手中的权力，违法乱纪，贪污受贿，徇私枉法。想发不义之财必忧心忡忡、心理紧张，日夜惊悲，加速了机体的衰老。财权不到手时想得发疯，一旦到手，又想得到更多。贪欲得逞又无时无刻不提心吊胆，时时防备别人揭发。思虑过度，必伤神损精，大脑特别紧张，神经系统得不到休息，免疫力下降，患病的机会自然增多。一旦东窗事发，惊恐万分，悲观失望，焦虑沮丧，导致心志郁积，诱发各种疾病。

现代科学在这方面有许多证据，巴西医生曾对 563 名清廉和贪腐官员进行对比，结果发现，廉洁的人得病和死亡的概率是 16％，而贪腐的人则是 60％。得病的人中，癌症占 53％，心脏病占 17％。由此他们得出了这样的结论："当违反自己的伦理道德准则时，精神和身体就会受到自体攻击，最终导致生病，甚至死亡。"

不少古籍中记载，凡忠贞为国、廉洁自律的官吏都少灾少难。当人心境平和，处世坦然，机体就会处于均衡的常态之下，血流量和神经调节系统都是处在最佳状态，免疫力增强，当然疾病减少。

贪婪者早亡，廉洁者益寿，这是一条人生规律。

第二节　医院不能保障你的健康

医院的使命应该是治愈患者，而不仅仅是治疗疾病，但是，现代医院却背离了自己的使命。

现代医疗可以通过检查、诊断、手术和开药赚钱，治没治好病都无所谓。即使所做的是无效检查、无效的诊断和无效的手术，开出的是无效的药。因为这个世界的医院到处都是患者，患者把大捆大捆的钱掷进医院，是心甘情愿的。

一、药物制造了多少疾病和死亡

长期以来，人们一有病就会上医院找医生开药，认为只要对症下药，就可以治愈疾病，其实，这是一种陈旧的健康观念。

世界卫生组织宣称：在医院死去的病人中每4个人中就有一个是因服用药物而死去的。中国现有180万聋哑儿童中，相当一部分是不合理用药造成的。

什么是药品？就是我们在身体出现不适症状时，针对其一器官或是某个系统进行强行干预的辅助物品。据权威部门的一项调查，在4万多种药物中，确有疗效的仅占10%，可有可无的药品占30%，根本无效和有毒副作用的占60%。

世界卫生组织在20世纪70年代指出，全球死亡患者中1/3并不是死于疾病本身，而是死于不合理用药，医生下药不合理或者开错药，加之患者"吃错药"，时间久了，患者无异于服毒自杀。

随着化学合成药物特别是抗生素的广泛使用，药物正在制造越来越多的疾病，现在疑难病症竟达297种之多，其中大多是治疗不当或用错药造成的。其实所有的药物都有毒性，药物和毒品之间，除了剂量之分，并没有本质区别。

据统计，80%的西药对染色体有诱变作用。最常见的易发性药物不良反应的药有：以抗生素为主的抗菌药、解热镇痛消炎药、皮质激素类药、心脑血管类药、抗癌药、抗抑郁药等，事实上，即使对症下药，而且用量适当，也可能出现药物不良反应。

原本几天之内就能被抗生素消灭掉的淋病细菌、肺结核病，现在却演变出具有耐药性的超级菌株，并在全球范围内传播；印度出现了任何标准药物都无法治疗的肺结核病例，这种超级耐药性肺结核已扩散到世界各地，患者只能在家等死。

事实上，抗生素对病毒引起的炎症，诸如感冒、咽喉炎、上呼吸道感染等有百害而无一利，而且滥用抗生素还会造成霉菌感染。又如广泛使用的他汀类口服降脂药，最近美国和欧盟药品监管部门先后发布警示：该药能引起血糖异常等不良反应。

再如，饭前服用阿司匹林，易导致胃出血；抗心律失常药使用不当，可引起药物性猝死；消炎药的滥用，可诱发白血病与再生障碍性贫血；止痛药布洛芬可以增加高血压的发生率；另外，相当一部分人（尤其是老年人），由于慢性病多，每天同时吃几种药，由于各种药物之间会产生物理和化学变化，药品之间的药性相互抵触，首先伤害了脾胃，使人体无法正常吸收营养，导致体质下降，然后伤及肝肾，使人体的排毒、排废功能丧失。毒素排不出去，使机体免疫力越来越低，抗病力越来越弱，身体素质越来越差。最后导致人体的主要脏器功能衰竭，这对于本来就身体虚弱的老年患者来说，简直就是雪上加霜。但是，许多中老年人明知多药同服的副作用，但却很无奈，为了缓解眼前的病痛，他们无奈地承受着"饮鸩止渴，后患无穷"的危险事实。

我国中老年人平均患有 3.1 种疾病，有的甚至患有 5~6 种疾病。每患一种病就要服用相关的药物，有的患者甚至服药多达 20 多种。多种药物必然互相干扰，不但影响了疗效，而且会有预想不到的副作用。

一位糖尿病患者向医生诉言道："治了几十年，吃了很多药，并发症越来越多，心肺脾肾都出现了问题，这么多病我要吃多少种药啊！吃药真的吃怕了！"这位患者是众多糖尿病人的缩影。医生给他算了一下服药量，通常是每日 3 次，每次 3 粒，每次用 3 种不同的药，那么一天就是 27 粒，一年就是 9855 粒，10 年就是 98550 粒，30 年就是 29 万粒！如果把这些药物用秤称一下，重量整整是 230 斤，超过任何一个糖尿病患者的体重。如果另外患有其他几种慢性疾病，吃药量可能超过 1000 片，吃药会使肝、肾和肠胃功能受到极大损伤。一是导致人体无法正常吸收食物营养，体质日衰；二是多药同服可使药物相互作用，而产生更大的毒性，并使药效下降 50%，副作用增加 30%；由于肝肾功能受到损害，人体的排毒功能也逐渐丧失，导致人体各器官功能衰竭，使机体在不平衡的状态下超负荷运转，至少使你缩短寿命 20 年。

当今，对许多慢性病治疗的各种药品，都只能起到"药到病隐，药退病现"的效果。疾病反复发作，患者需要终生服药，而且形成了对药物的依赖。旧病无法根除，反而被药毒伤害；不仅破坏了内部环境，还因而酿成了新病种。据报道："药物性肝损伤"已上升到全球死亡原因的第五位。引起肝损伤的药物有 800 余种，诸如抗生素类、解抗镇痛类、抗抑郁类、镇静类、降糖类、心血管类等。药物也能使肾功能衰竭，在急性肾功能衰竭中约 20% 系药物引起的，如感冒时常服的康必得、康泰克、感冒通等数十种药对肾都有毒性，抗生素类、降压药、降糖药、调脂药、抗癌药等都会引起药物性损害，又如治疗心脏的药物如奎尼丁，是治疗心律失常的重要药物，但当血液中的药物浓度超过每毫升 6 微克时，就会出现室性阵发性心动过速，甚至心室颤动，或诱发脑血管、冠状动脉栓塞，造成突然意识丧失，四肢抽动，乃至呼吸停止。

治疗其他疾病的药物，亦会损害到心血管系统，如降压药六烃季胺等，由于具有对神经节的阻断作用，可使心排出量减少，因而诱发心绞痛及心肌梗塞等。

吃药治不好慢性病。据医学界权威人士说："人是病不死的"，一个人无论得病多么严重，只要其器官的机能可以正常发挥，疾病对其就毫无办法。也就是说，疾病是通过迅速降低器官的机能，以至于使器官的机能不能正常发挥作用而导致人体死亡的。

人体器官机能的丢失大都是在没有任何疾病症状的情况下在无意识中发生的。错误用药、吃错药，就像给你的脏器不断加慢性毒药，导致长期无法补偿疾病带来的机能损失，这种机能损失比疾病导致的机能丢失要严重100倍。但这种状况，被医生统统冠以"药物副作用"，为了抵制这些"副作用"，病人往往又需增服更多种类的药物，由此引起恶性循环，接着死亡就会降临。这就是"病死"的真相。根据世界卫生组织统计，在全球，因"用药不当"致死的人占全部死亡人数的1/3。在医院死亡的病人中，有25%是因服用药物而死的。在中国每年因药物不良反应住院的病人多达250万人。

许多慢性病患者对此深有感触地说："我治了几十年病，吃了几十公斤药，病情不但没有好转，相反，并发症越来越多，心、肝、脾、肺、肾都出现了问题，吃药真的能治病吗？"

301医院著名专家、"红墙国医"赵冠央教授说："我研究的是药，但我的养生秘方是不吃药。"

当今，医院越办越多，慢性病也越来越猖獗，病人如雨后春笋般地猛增，可以肯定地说：药，只能害生，不能治病。

在中国，一些被誉为长寿村的百岁老人并没有按照现代医学的卫生要求生活，他们多数既抽烟又喝酒，都喜欢吃肥肉，百岁老人大多生活在缺医少药的农村山区，很少吃药打针，多数百岁老人一生从来未进过医院，更没有接种过预防针。

纵观大自然，没有比人更爱得病的了。大自然里的各种动物，没有医生没有医药，照样繁衍后代，保存种族。它们从大自然中汲取有益的东西，充分利用本身具备的自然治愈力和体内"制药厂"的作用，就为生存提供了足够的条件。

事实上，世界上至今还没有发明出一种能治愈慢性病的灵丹妙药。相反，任何化学合成药物，只要进入血液，其毒性都会在体内被中和、被排出，承担这项工作的是：肝、肾、免疫系统和其他重要器官，所以，慢性病人服药多年后，体内的多个重要器官就会遭到严重损坏，接着死亡就会随之而来。

《中国历代名医医话》一书写道："药，人生之大利大害也；不遇良医，不如不药；不药而误也悔，药而误也，亦悔；然不药之悔小，药之悔大。"

在现代医药几乎能包治百病的今天，人们却越来越不安地感到那些神奇的化学合成物，正在吞噬着自己的健康与生命。

二、过度治疗

过度治疗，不仅吞噬着患者和社会的财富，导致医疗资源的巨大浪费，而且增大了患者的药源性疾病。手术的滥用不仅损害了患者的健康，甚至夺取了无数患者的生命。

许多人认为，生活在大城市，可以享受到技术精良医师的治疗和先进医疗仪器的检查，很多疾病可以得到有效治疗，人的健康状况肯定比不发达地区的人要好，但医学界有研究发现，结论正好相反。如果患者在医疗条件良好的地区接受更多的治疗，死亡的风险反而大大增加，其中一个原因就是，过多的检查和过度治疗常常导致不必要的手术和用药，由此极大地增加了健康的风险。

（一）癌症是过度治疗的"重灾区"

很多患者并非死于癌症本身，而是死于过度治疗。当今，一个人得了癌症，西医就给他动手术，化疗。事实上，化疗并不能作为一种治疗，而把它当成一种赌博更为恰当。化疗究竟是先把癌细胞消灭掉，还是先把患者杀死？如果没有先把患者杀死的话，那就表示你赌赢了，但是谁也说不清楚患者赌赢的概率到底有多大。

现在流行一种说法，癌症病人 1/3 是被吓死的，1/3 是被治死的，只有 1/3 是真正病死的。癌症患者如果一不怕、二不治，死的可能性就剩 1/3 了。前不久，《人民日报》一篇文章介绍了一位 70 多岁的普通早期肺癌患者，其实，患者只需要做一次手术，花费两三万元，术后 5 年生存率可达到 90%。国际上公认，这类患者术后化疗不受益，但是，我国的治疗是"流水线式"的，多数病人术后都要"被化疗"，医生做完手术后，还是习惯性地把病人转给了化疗科。在做了 4 个疗程的化疗后，病人免疫力急剧下降，随即肺癌复发，并出现癌转移，于是又做了伽马刀手术，结果导致了更大范围的肿瘤转移……

以 X 著名主持人之死为例，也是过度化疗造成的不归路。

该主持人所患的"弥漫大 B 细胞淋巴瘤"是最常见的非霍奇金淋巴瘤，只要治疗及时、得当，70% 的患者仍能存活 5 年以上。

由于医院对其采取的是西方国家治疗淋巴瘤的模式，也就是大剂量化疗后，进行骨髓移植。这种治疗模式在很大程度上摧毁了患者的免疫系统，以至于很长一段时间无法恢复重建，残存淋巴瘤细胞肆无忌惮地增殖，进一步削减了患者的免疫功能，从而速发感染，导致脏器功能的急性衰竭而死亡。

世界卫生组织 21 世纪初就总结说，化疗对肿瘤的有效率大概是 5% 左右。另据英国的一项报道，放化疗不仅不能杀死癌细胞，相反会产生癌细胞。著名美国华裔科学家陈昭妃深有感触地说："我在研究癌症的过程中，并没有发现任何的药物、化疗、电疗能够真正治疗癌症。化疗只是赌博，成功率在 1% 左右，用作化疗的药品无法识别哪一个细胞是癌细胞、哪一个细胞是身体里的好细胞。"

从治疗本身来看，医生为了手到病除，常常无视患者整个身体状况，所以才出现癌细胞全部消失之时也是患者的死亡期到来之时的咄咄怪事！

又如，对老年人患癌不一定要"根治"。

因为老年人患肿瘤不同于年轻人患肿瘤多易突变，癌细胞的生物学活性也不像年轻人发展得那么快，无数临床实例证实，不少老年肿瘤患者不化疗还能较好地生活一段时间，化疗后反而很快就死亡。这是因为老年人本身的代谢功能以及多脏器功能都已减退，应急反应能力和代偿能力明显下降，很多老年患者在进行根治性治疗的手术和放化疗的同时，整个机体也严重受到创伤，变得更加虚弱，导致很快死亡。其实对于老年癌患者，与其注重"杀癌"以根治，不如更多地着眼于刀下"留人"。

再如，冠状动脉搭桥手术只宜用于少数病情严重的病人，而对大多数病情平稳的患者来说，既不能延长他们的寿命，也不能防止心脏病突然发作。心血管介入治疗也同样，它仅仅在急性心梗发病的情况下，能够减少病人的死亡风险，而且在支架植入后，有 15%~30% 的病人会再度出现冠状动脉狭窄。但当今，在医疗逐利的大环境下，滥用心脏支架已成了医疗的常态。目前我国心脏支架使用量每年增加 6 万个以上，有的病人竟然被放置了 10 多个心脏支架，称为"钢铁长城"。

过度治疗的患者可能会死得更快、更痛苦，因为反复遭受治疗，机体功能减弱，正不御邪了。

（二）滥用抗生素，是过度医疗的突出表现

据国家卫计委统计，我国 68.9% 的住院病人使用抗菌药物，37% 的病人联合使用抗菌药物；平均 100 个患者 1 天消耗 80.1 人份的抗菌药物，是世界卫生组织发布的全球平均值的一倍多。近年来，我国住院病人抗菌药物使用强度、处方平均金额、总使用量都在逐年攀升，这从侧面说明医生增加了患者的给药剂量和频次。抗生素滥用，直接导致了"超级耐药菌"的出现。

在临床治疗方式里，输液越来越被公认为是最危险"炸弹"。据河南中医学院第三附属医院主任医师崔书克介绍，人体血管就像一道天然屏障，能将有害物质阻挡在外，而输液却直接突破了这道屏障，迫使机体承担起高强度的吸收、代谢工作，很容易对肝、肾等器官造成潜在的损伤，甚至引起一连串不良反应。

九成药品不良反应是输液惹的祸。经常输液体内会长肉芽肿，质量再好的注射剂都达不到理想的"零微粒"标准。人体最小的毛细血管直径只有 4~7 微米，如果经常输液，药液中超过 4 微米的微粒就会蓄积在心、肺、肝、肾、肌肉、皮肤等器官的毛细血管中，可能引起巨噬细胞增大，形成肉芽肿。

输液会直接把药液输入血液中，易将病毒细菌带入体内。如果药液在生产或储藏过程中被污染，或针刺部位的皮肤没有消毒好，就有可能让病毒进入体内，轻则引起局部发炎，重则危及生命。

输液比口服药物更容易出现药物不良反应，特别是过敏反应，严重的会导致休克甚至死亡。口服药物中能引起过敏的杂质可能在消化道中被消化掉，但

输液时这些杂质却直接进入了血液，严重的能引起过敏性休克。

医学界人士指出六类呼吸道疾病不必输液，包括：上呼吸道感染、感冒、急性支气管炎、慢性咳嗽、轻中度慢性阻碍性肺疾病和哮喘急性发作，通常无须输液。

抗菌过度会削弱抵抗力。东京医科大学细菌学家藤田教授指出："实际上，地球上95%的细菌都对人类有益，真正危害健康的有害病菌只占极少数。长期使用抗菌用品，不但消灭了不少有益菌，还会因为长期生活在无菌环境中而减弱人体抵抗力。"

过度检查是过度医疗的又一特征。北大人民医院心脏中心主任胡大一说："现在不少医生问诊三句半，立刻就让病人做CT、造影、核磁等等，事实上，这些检查成本高，创伤大，还可能增加致癌的风险。"

三、误诊率令人震惊

来自正规医院的数据表明，我国临床误诊率为27.8%，这意味着，人们即使到正规医院看病，也有约1/3的人被误诊。现代医院装备了各种先进的诊断仪器，医生对患者诊断时将更多的注意力放在仪器检测数据上，认为它们比病人的切身感受更重要。

然而，最先进的医疗设备和仪器，也不能摆脱误诊的风险。研究资料表明，大量新的、先进的诊断仪器和设备的出现，并未使医院误诊率下降，从下面的数据可见一斑。

1965年，上海医科大学在1000例尸体解剖中发现，医院误诊率为21%；1978年，北京医科大学在4194例尸体解剖中发现，误诊率为31.1%；2000年，我国医学专家对46万份病历进行了分析研究，结果发现医院误诊率为27.8%，其中恶性肿瘤误诊率高达40%以上。

先进的诊断仪器，虽能帮助医生了解许多重要信息，为正确诊断疾病提供科学根据。但由于各种诊断仪器、试剂的品质不同、型号不同，加上操作人员的业务水平不一，检查结果可能有很大差异。例如，某医院一位患者的CT片上显示，脑部有占位性病变、肺部有阴影。医生依据经验判断是肺癌脑转移。

为了慎重起见，专家请来了一位著名专家，做出了同样的诊断。患者依据 CT 片和对著名专家的高度信赖，同意立即采取手术治疗。治疗后，患者处于植物人状态，但此后做进一步的检查却发现，患者脑部是脓性囊肿，肺部病变也同样是脓肿。这就是轻信影像检查而导致的误诊。

事实上，医院即使拥有了最高级的仪器设备，也不能查出所有的问题。误诊必然带来误治，在医院误诊率居高不下的今天，谁又能保证原本健康的人不被误诊、误治，并因此丧失宝贵的健康和生命呢？

很多时候，病人自己的感觉，远比那些检查数据来得准确；病人身上表现出的症状，比任何医疗设备更能说明问题；病人所提供的疾病信息，远比医学仪器更有利于做出正确诊断。

20 世纪 40 年代，还没有冠状动脉造影技术，美国心脏学会奠基人、心脏病学之父、总统保健医生怀特博士，就凭问诊和人工体检进行诊断，正确诊断率在 92% 以上。即使一个有经验的普通医生，如能有较强的使命感，通过与患者的对话，也可以诊断出 60% 以上的疾病。但今天的医生，连传统的听诊器也丢掉了，完全蜕变成了先进医疗仪器的奴隶。

四、医疗可能会损害你的健康

医生的使命应该是治愈患者，而不仅仅是治疗疾病。

尽管人们有理由相信，现代医学无所不能，但现实的情况却同人们的期望相反，人们仍然处在各种疾病的威胁之中；医生真正能治愈的疾病并不多；医药本身带给人类的伤害正在日益加剧。事实上，人类永远也不可能从药片、打针和手术刀中得到真正的健康。

（一）对症开药，却无法治愈病人

医生在医科大学所学到的仅是诊断疾病的方法和开药的方法。医生为了搞清楚患者到底得了什么病，通常首先要让患者接受各种医疗仪器的检查，通过检查明确所患疾病，然后再对患者开出对症的药。这种治疗的药，是医生根据所学的知识开出的，其作用是抑制或减轻患者表现出来的症状，绝大多数不能从根本上治疗疾病，更无法做到通过治病使患者恢复健康。不仅如此，医生开出的药物还有可能是对治病没有作用的，也有可能因为种类太多而导致作用相互抵消，甚至有原本诊错了病、开错了药的危险。

药物可能把那些病灶的症状掩盖起来，很多时候，患者吃了很多药，不仅对健康没有丝毫帮助，反而会严重损害患者的健康细胞，许多慢性病人就这样永远都无法康复，需要终生用药来抑制某些不适症状，直到死亡。

（二）创收，成了医生的业绩

在现代的医疗体系中，医院是做一次检查收多少费，开出多少药品收取多少药费。也就是说，医院是依靠医生开出的检查单、化验单，开出药品的数量和手术等具体医疗行为来获得报酬的机构。而所有这些完全是靠医生的诊断和治疗获取的。在不少医院，医生的收入高低与有无医技无关。

医生接诊的病人越多，开出的药方和各种检查就越多，收益就越高。但医生开出的药、所打的针、所做的手术、所开的检验单对治疗究竟有没有效？药物的副作用有多大？打针、动手术对患者的健康有多大损害？病因是什么？最佳治疗方案是什么？患者的意愿又是什么？对这些至关重要的问题和医生的治疗没有关系，所以，医生如何去认真治愈病人呢？

医生治病，不仅涉及医学领域，它还涉及心理学、运动学、营养学、养生学等等。但医生不是健康的专家，他们在学校学的就是什么病用什么药，他们的专长是用仪器诊断疾病和开药方，而不是为病人创造健康。

（三）对症不治病，是当今医疗的通病

医学行业为了自身的生存与发展，医生在治病过程中从能治则治，逐步发展到不能治的也治。许多疾病从"无从下药"到"对症下药"，医生对诸多慢性病采用药到病隐、药退病显、对症不治病的安慰疗法。如体位疼痛，不究其因，也难寻其因，就下麻醉止痛药，药到痛止，药性一过，疼痛依旧；又如，严重威胁人类健康的杀手：抑郁症、癌症、心脑血管疾病、糖尿病等等病种，都是此类情况。不仅如此，同一病种，医生为了"对症下药"，还会反复更换同一类药物的不同品种的药，这种试验式的治疗带来的药物副作用使病人倍受折磨。

（四）治愈患者才是医生的使命

美国的威廉·奥斯勒医生说："一个优秀的医生，必须是个健康教育家、心理分析师、心灵引导者。"

医生是具有"仁心"的职业。医生最大的使命应该是治愈患者，而不是单给患者开药方这么简单。医生最大的仁心在于开发患者的自信心，给予患者以精神力量，鼓励患者相信自己身体所具有的自我修复和自我痊愈的能力。但当今医生却过分依赖医疗器械、药物和开刀，完全忽视了人体本身所具有的自我修复和自愈能力。

医生不仅要有仁心，还要有仁术。医德医风是每位医生的必修课，仁心仁术应成为每位医生不断追求的目标。所谓"仁术"指的是医生具有精深的医术，辨治精准，诊疗精细。因此，医生在诊治中要细心观察，善于思悟，博采众长，认真观察患者的病情在诊疗过程中的变化，用药的演变，观察疾病规律，发现疾病的个性和共性。

医生要帮助患者做好生命管理，要给患者制订包括药疗、食疗、运动、心理、生活起居等一整套保健、治病方案。原卫生部副部长殷大奎说："我这一生不知道治了多少疾病，只领悟出三个道理：只治不防，越治越忙；只治不防，花钱心慌；只治不防，痛苦悲伤。"他告诉我们，无论医生还是患者，都要把重点放在对疾病的预防上。

（五）学会拒绝治疗，患者可能会活得更健康

据医学界权威人士透露，很多医生终身都不做常规检查，很少有人去照 X 射线，几乎所有的医生都拒绝为自己做手术；家里人头痛、脑热发烧，也都拒绝服用抗生素或输液。

夸大治疗效果是当代医疗行业的通病。一项调查表明，有 30%~40% 的手术是不该做的。大多治疗效果不确定的治疗手段被用在病人身上，且常常把病人弄得死去活来。有时，当病人拒绝治疗时，他们可能会活得更长。

20 世纪初，爱迪生就曾经说过："未来的医生不再给病人药物，而是引导病人关注自己的身体，注意饮食营养，找到疾病起因，预防疾病发生。"也就

是不治已病治未病。当今美国医学会不得不警告所有医学人员：医生的责任不在于开药单，而在于指导的职责，他有责任告诉病人药品进入人体后，会有什么样的功能，会带来什么样的副作用。看来，这才是医生今后治病的正确方向。

第三节　最好的医生是自己

古希腊名医希波克拉底有一句名言："病人的本能就是病人的医生，医生是帮助本能的。"他又说：如果你的手指不慎割了一个口子，一会儿出血就凝固了，一个星期就愈合了；只有人体自身的修复系统，才能使手指自动愈合。我们的身体能够自动进行局部消毒、局部凝血，然后筑起疤痕，防止外部细菌入侵，接着再生成新的皮肤，新皮长出后，疤痕会自动脱落，最后进行色素补充，使新皮的颜色变得同周围的皮肤一样。

所有这一切，靠的不是绷带和消炎药，是你的身体自己治愈了它。

2010年元月，我不慎摔断了腿，X光检查大腿根股骨头粉碎性骨伤，就像陶瓷碎片一样。去了两家最权威的三甲医院，都说必须住院动手术，别无他策。后来家人找关系，才免于手术的风险。我在医院和家里躺了三个月，就能扶着东西行走了，半年后我就能进行慢跑和快走锻炼了。事实上，人体自身能够像治愈受伤的手指和摔断的腿一样治愈我们身体的许多疾病，但前提是需要给它修复的时间、环境和能量。

世界卫生组织呼吁，要摆脱"对药物的依赖"，拥有真正的健康，就该从增强人体自身自愈力着手，修缮人体各器官功能，帮助机体维持并恢复自主健康的能力。

一、免疫系统是我们最好的救星

自古以来，人类能够繁衍生息，在没有医学的年代生存下来，靠的是人的自愈能力（也称免疫力或抵抗力）。每个人都有自己"治愈疾病的能力"。服药、打针或开刀，都只能暂时抑制病患部位的疼痛，唯有患者体内与生俱来的、兼具防御和修复双重功能的免疫系统，才能真正治好自己的疾病。免疫系统最重要的功能是清除体内各种垃圾。第二大功能，就是抵御疾病。科学家认为，免疫功能是获得健康的金钥匙。当垃圾里产生蚊虫时，蚊虫就会到处飞，但是如果没有垃圾，蚊虫就无法繁殖下去。也就是说，病毒、细菌或肮脏的东西侵入人体时，如果人的抵抗力强，它就没办法繁殖下去。

（一）人患病的根本原因是免疫力低下

长期以来，我们总是把得病的原因归罪于那些细菌、病毒。其实，细菌和病毒只能在抵抗力低下的人身上制造疾病。早在2000多年前，中国的古籍里就记载着"正气内存，邪不可干，邪之所凑，其气必虚"。其意为当人体内存在很强的抵抗力时，疾病是不可能侵入人体的。事实上，我们每个人免疫系统的功能本身是很强的，但正是由于化学药品的副作用而使免疫系统的功能下降。举个例子：有许多癌症患者，被医生宣布只能活几个星期，但过了几年以后，他们仍然活得很好，更奇妙的是，在他们的身上已经再也找不出癌细胞的存在。这种药物无法治愈的疾病，患者自身的免疫系统会将其治愈，这就证明，自身的免疫力胜过化疗和化学药品。

如今医学界认同的答案，就是这一些能够抵抗疾病的人，他们拥有一个比别人强的免疫系统，他们拥有比别人强的抵抗能力。

什么是免疫系统，什么是抵抗能力？免疫系统就是自身天生具有的各种器官。这些器官就像一个保护国家的军队，有空军、海军、陆军各类军人，只要有一个敌人侵入我们的身体，这个军队就会马上出来把这个敌人消灭掉。所以，当人体内存在很强的抵抗力时，疾病是不可能侵入身体的，疾病所到之处，抵抗力必然虚弱。

但是请注意，当人体的这些功能很强时，身体才有足够的免疫力对抗病源、防御疾病、抵抗长期环境污染与病毒细菌的侵害；当人体的这些功能衰弱时，各种病源就会乘虚而入，制造疾病。当这些功能停止时，哪怕空气中的一粒灰尘都能要我们的命。由此可见，真正的健康来源于我们自身的免疫系统，当免疫系统功能正常时，人体几乎可以抵御所有的疾病，任何"仙丹灵药"也无法取代人体内与生俱来的、具防御和修复双重功能的免疫系统。

我们体内的细胞是在不断地进化的，从分子生物学中提到的细胞代谢周期看，我们体内时刻都在进行新陈代谢，时刻都在用新的、健康的组织细胞替换老化的、受损的组织细胞。科学家已经解开了人体自愈的一些秘密。当人感到不适或生病时，人体本身可以提供几十种药来对症治疗，人体自我治疗过程是由荷尔蒙、免疫抗体的共同作用。在人体自愈的过程中，积极乐观的精神状态是至关重要的，如果我们每天都能保持好心情，闭目养神 20 分钟，就能极大地提高身体的自愈能力。

从分子生物学中提到的细胞代谢周期看：胰腺细胞的更新时间为 24 小时，胃脏是每 3 天更换一次胃臂上的内皮，白细胞每 10 天代谢一次，我们体内的脂肪组织每 3 周进行一次更新，98% 的脑蛋白质每个月进行一次代谢。

骨骼：旧骨骼被"破骨细胞"分解，生成新骨骼，大约需要 10 年，任何时候，我们的骨头都是新旧混合，以便更好地支撑身体。

心脏：心脏上分布着不断赋予其活力的干细胞，人的一生中，这些干细胞至少更新 3~4 次。大约 20 年心脏更新 1 次，为生命提供新的动力。

肝：正常的肝脏更新需要 5 个月，以保证肝脏正常履行排毒职能。

肺：表面细胞每 2~3 周更新 1 次，以保证肺的健康和呼吸顺畅。

肠道内的肠绒毛更新只需 2~3 天，以恢复肠道的消化功能。

皮肤 2~4 周更新一次，以恢复受损的皮肤，更好地抵御外部污染。

红细胞 4 个月更新一次，以更好地给身体各个组织提供充足的氧气，并带走废物。

味蕾每隔 10 天就会更新，以恢复敏感的味觉。就连结实的头盖骨每 3 个月都会进行一次完整的更新。6 个月内，人体的大部分组织细胞都能得到更新，可以在一年内更新 90% 以上的组织细胞，这意味着许多疾病都有康复的机会。

人生了病，医生用药物或手术治疗后，最终还得靠自身的免疫力和修复力不断增强，才能治愈疾病。据德国健康杂志《生机》报道："人体自身有能力消除和治愈 60%~70% 的各种症状和疾病，这是人体进化繁衍形成的无与伦比的自身抗病综合机制。"

二、最好的药物是时间

什么东西能够治愈感冒、头痛、胃痛、咽喉痛、肌肉疼痛、腹泻、粉刺和疝气，而且不用花钱，也不会有不良的副作用？其实那就是时间。

一位资深医生说："如果大家耐心一点，大多数人的免疫功能在应对疾病时都会表现得很好。患者能为自己做的，远比医生能为患者做得多。"

药物虽然能暂时缓解症状，但患者都要经受药源性伤害，如患了感冒，医生用的抗生素类药物不仅无法减轻病毒感染的症状，反而会增强抗生素的抗体，破坏人体的免疫系统，导致人体更易患病。其实，你吃药，六七天内可以恢复，如果什么药都不吃，一周内也能痊愈。

肌肉疼痛、轻微创伤、扭伤和拉伤，通常不需要医生治疗。反胃、呕吐和腹泻，通常都有时间限制，两三天后就会看到症状开始缓解……只要你的免疫系统没有问题，几乎所有的病毒感染都会自行痊愈。

感冒是一种常见的多发病，美国威斯康星大学医学与公共卫生学院的研究人员为我们揭开了有关感冒的三个"一"的真相，特摘录供读者参阅：

1. 感冒是一种由病毒引起的上呼吸道感染"综合症"，有超过 100 种以上的病毒可能诱发感冒。

2. 一般来说，感冒症状会持续约一周，不论服药与否。

3. 感冒的起点，应该是出现症状的一天前，此时病毒已经在你的体内驻扎。更确切地说，感冒病毒会在体内潜伏 18~48 个小时，然后突然爆发。最早出现的症状主要包括咽喉肿痛、打喷嚏、鼻塞流涕、身体疲倦等症状。一般来说，干燥更容易带来感冒，因为身体黏膜的抗病毒能力会因为缺水而下降。

据美国疾病预防控制中心的统计，儿童每年会感冒 8~10 次，上学的孩子会达到 12 次之多，这是因为孩子的关系更亲密，病毒传播的概率大。成人每年得感冒 2~4 次，女性多于男性。年过 60 岁以后，感冒次数会减少，平均每年 1 次。

奇迹随处可见，艾滋病是一种很可怕的病毒，但有些人虽然得了艾滋病，可是过了 5 年、10 年，他们还是活得很好、很健康。他们居然再没有产生任何一种艾滋病的症状。得了癌症，就像被医生宣布了死刑一样，可是我们也发现很多癌症病人，他们不吃药，更没有经过放化疗，过了 5 年、10 年，也活得很健康，更奇妙的是，在他们的身上居然查不到癌细胞的存在。

这就是靠患者坚强的意志与病魔斗争的精神，靠乐观的心态唤起自身的自愈力的结果，而绝不是靠吃药、打针或开刀治愈的。

三、用意识获取健康

从人类产生的各种疾病原因看，我们的医学过于关注疾病产生的物质原因，而忽略精神因素所致的疾病原因。

人类的意识是无所不能的，但任何事物都不是绝对的，都有它的两面性，既有积极进步的一面，同时，又有消极甚至破坏性的一面，这取决于我们的观念是否正确，观念正确，意识指挥下的行为是积极进步的；反之，倘若观念是错误的，则错误的意识指挥的行为就必然也是错误的，甚至会导致毁灭性的后果。

（一）意识制造疾病，又能治愈疾病

人类的意识不但能制造疾病，甚至还可以制造出疾病的终极——死亡。尤其对某一种突然降临的恐惧观念，在不断得到强化，潜意识是可以轻而易举地制造出死亡来的。

美国的劳伦斯·巴德利博士发现，若医生告诉病人患上了绝症，病人的免疫功能很快就会下降。当病人感觉自己的病情严重，康复希望渺茫时，巨噬细胞吞噬病毒的能力就会减弱。

在《精神因素与癌》一书中，有一个案例：有两位呼吸道感染者同时住进医院治疗，一个确诊为肺癌，而且已经到了晚期；另一个是普通的感冒，由于

医院肿瘤科病床紧张，两个患者暂时被安排在同一普通病房里，由于值班护士的粗心，将两人的病床号颠倒了，于是晚期肺癌患者被告知得了普通的感冒，而感冒患者被告知已经是肺癌晚期了。不久，被告知得了"普通感冒"的肺癌患者病愈出院，而被告之得了"晚期肺癌"的普通感冒患者却不治身亡。后来医生发现了这一错误，立即采取措施跟踪已经出院的晚期肺癌患者，这位患者一切正常地正在上班。

上一真实事例说明，要想让我们的潜意识真正成为健康的保障，首先必须净化外来资讯，要从转变观念开始，真正做到变外求为内求，才能充分调动潜意识的积极作用，观念的转变，是潜意识转变工作状态的依据！

当今，人类对现代医学的依赖和对医学权威的崇拜已经达到了迷信的程度，很多人由于缺乏健康知识，只相信医药，不愿意相信自己，致使潜意识对医院和医生的治病结论唯命是从，最终变成了医药业的受害者！

（二）用意识获取健康

让大脑为自己治病。20世纪90年代国外医学家已在研究用自己的大脑为自己治病，并预言心理治疗将是21世纪医学的突破。据报道：美国科学家进行信念疗法的临床实验，已收到良好的效果。他们让一些癌症患者全身放松，安静地想象癌肿部位正接受化疗或放疗，想象射线和药物不断将癌细胞杀死，每天想象3次，每次30分钟，结果发现参与试验的患者存活期明显延长。科学家认为，人的大脑将成为替自己治病的有力医疗工具和医疗手段。另外，利用自我暗示，可以让你改变自己，激发潜能。如果你脑海里想着"我很强壮"，接着做收腹、挺胸的动作，想象自己很强壮，也相信自己任何事都能做到，只要你真的去做，也鼓起勇气去行动，很快地你就会像个男子汉一样！

我们的思想对身体有着令人难以置信的力量，自我身心修炼是通向健康生活的唯一途径。利用自我暗示的力量，灌输给自己正面的意识，在改变自己的同时，也对自己更具信心。据英国《每日电讯报》报道，一项研究结果显示，拥有朝气蓬勃的人生观，能让人在步入老年后保持健康，而自认为身体虚弱者，老年阶段更有可能放弃社交生活和体育锻炼，显得更加苍老。另一项研究是：把年龄说小10岁可以延缓衰老。这种"说小10岁"对环境和自身都会产生积极的暗示作用，也能延缓心理衰老，甚至出现逆生长，使精神心理状态年轻起来。

美国俄亥俄州大学的研究人员对两组健康个体进行了实验。结果发现，想象锻炼可以调节肌肉，延缓其萎缩，甚至可以增强肌肉力量。

研究人员在其中一组实验者的手腕上绑上测量仪，并要求他们每天静坐 11 分钟，每周 5 天，连续 4 周。实验者们要利用这段时间"进行肌肉收缩的心理想象"，即想象锻炼。另一组实验者则不进行任何想象锻炼。

实验结果表明，人的身、心比我们原本所知的更为交错复杂。经过 4 周之后，接受过"思想训练"的人比没有接受训练的人强壮两倍。

美国卡内基梅隆大学的心理学家发现，仅仅靠想象他人通过身体接触对自己进行安抚，其效果就比语言安慰好。

人之心理状态确实对生命健康极其重要，一些人由于不适求医，被定为患了突发性癌症，并被判断为寿命只有二三个月，而原本有能力工作、劳动有力的人，当认为自己已是癌症晚期，心理立即崩溃，卧床不起，想到死到临头，更是终日悲痛，不久会真的死去。癌症三分之一是吓死的，已被全世界医学权威部门所认可就是有力的实证。

人的大脑既有良性心理，又有恶性心理，而恶性病变出现快于医学之预期，这是由于紧张恐惧使良性神经信号闭塞，恶性神经信号扩散，从而占据了主导地位。美国《自然》科学杂志 1983 年提出大脑具有脑内吗啡的论文，随后，日本春山茂雄博士 1995 年所著《脑内革命》一书高度重视脑内吗啡对人体的有益作用。大脑要想具有脑内吗啡，就须心想好事，心情舒畅则百病消散。"心想好事好事光临，心想坏事坏事上门。"因此，大脑的冥想（意识）应该成为人们防治疾病的有效工具。

《脑内革命》一书指出，精神紧张是万病之源。只要心灵进行"利导思维"（即凡事要从积极意义上理解的思维方式），就能促使大脑分泌出一种活跃细胞，增强体质的荷尔蒙，从而使身体日趋健康。心情越来越愉快，精力越来越充沛。

生活是一面镜子，你笑它也笑，你哭它也哭，全在人的意识起作用。

由此可见，如果你想拥有健康的体魄，就不应想着疾病的身躯。为此，《解放日报》评论指出："随着科学技术和医疗医学的进一步发展，以及对人体大脑功能的进一步认识掌握，人类必将更多认识和掌握生命规律，人类必将更多依赖良好的精神、稳定的心理、积极的思维、乐观的感情、坚定的信念，通过想象消除疾病，'想'出健康来，从而达到医疗保健的目的。"

（三）信念的力量

英国顶级医学杂志《柳叶刀》报道了一则经典案例：有位少女因为被恋人抛弃，受刺激后精神出现异常，丧失了对时间的感知能力，她认为恋人一定会回到她身边，于是每天都站在窗前等他出现……70 年过去了，而她依然还和 20 岁时一样，脸上没有皱纹，皮肤也和少女一样白皙光滑。总之，在她身上看不到一丝岁月的痕迹，70 年没有任何身体上的衰老，因为她认为自己还是少女，坚信仍然生活在恋人离开的时候，超常的信念力影响了她的身体。精神控制了生理变化，使她出现了生理年龄和自己认为的年龄一致的情况，这就是信念的力量。

《三国演义》里写曹操带兵行军，走到路上，士兵极度干渴却无水喝，他告诉士兵说："赶快走，前边有梅林，大家吃酸梅可以解渴。"士兵一听都流出了口水。这也是精神影响物质发生变化。

另有这样一个真实的故事：一位独自穿越大沙漠的旅行者迷失了方向，丢失了干粮和水，口袋里只有一个苹果，他攥着这个苹果在沙漠中走了好几天仍没有走出沙漠，饥饿和干渴使他产生了绝望，但他安慰自己，我还有一个苹果。正是这只小小的苹果，给予了他坚强的信念和强烈的求生欲望，将他拉出了沙漠，这就是精神和意念的力量。

那些将境地视为绝境的人因意志崩溃而导致体内能量系统不能有效工作，身体机能逐渐丧失，在缺少食物的情况下，这将是把他们迅速推向死神之手。而那些意志坚强、坚信光明终究会到来的人，体内会制造出永不枯竭的生命能量，帮助他们渡过难关。

四、重视治未病，健康有保障

2013 年 1 月 18 日《人民日报》刊文《病人为何越治越多？》，文中指出：目前医学技术越来越进步，医生队伍越来越庞大，但病人却越来越多。我国的卫生工作方针是以预防为主，但由于各方面原因，这些政策还没有得到很好落实，2010 年我国慢性病卫生费用占卫生总费用比重的 70%，这些病中其实大多数是可以干预避免的，有专家曾预言，如果慢性病未来呈"井喷式"爆发，那对中华民族而言将是灾难。作者最后提到解决 13 亿人的健康问题绝不能靠打针吃药，而要靠预防，只有病人越治越少，医学才能越来越有希望。两千多年前，我国伟大的医学著作《黄帝内经》就提出"上医治未病，中医治欲病，下医治已病"，意思是说医术高明的医生是能够预防疾病的人……

"治未病"简单地说，就是未得病时积极预防调整，防止疾病发生；得了病要积极治疗，防止疾病的发展恶化；疾病康复后身体比较虚弱，机体功能尚未完全恢复，健康状况不稳定时要精心养护，防止疾病复发。

说到底，"治未病"的核心在于以预防为主，体现在一个"防"字上，贯穿于人体未得病时的预防和得病后的治疗全过程。

当今，中国患慢性病的人数正在井喷，医院和医生又无法治愈慢性病。只有依靠自己，用预防来防止疾病的发生，否则，即使建再多的医院，培养再多的医务人员，添置再多的最新医疗设备，也永远治疗不完快速增长的慢性疾病患者。

在许多英年早逝的例子中，很多人就是由于对健康不重视，过劳、生活不规律、饮食不节，身体出了小毛病，扛着，结果小毛病就演变成大毛病，积重难返，等到崩堤时才去修补，纵使花再多的钱也没有用了。

医学界权威人士也认为，全世界有近八成人最需要做的，不是治病，而是防病。任何疾病都不是突然降临的。研究显示，脑中风、心肌梗塞、癌症、糖尿病等死亡率最高的慢性病，往往要经过 10~30 年的积累才能发作，在这么长的时间内，如果能采取有效的防病措施，也许就会改变最后的结局。

1996 年，世界卫生组织提出："21 世纪要进行'以健康为中心'的医学革命，要通过养身、保健，使人们不得病、少得病、得轻病，享尽天年，无病而终，要充分调动人体内在的自我保护、调节、自愈能力。"

人的各个器官都有自己的防病的秘诀。胃最喜欢的是规律饮食，少吃刺激性食物，适当按摩或运动加强胃肠道蠕动，增强消化功能。肝最怕酒精和大鱼大肉，多吃山楂、黑木耳和蘑菇等有一定的保肝作用。此外，熬夜也是伤肝的重要因素，心血管疾病大多与高胆固醇和高脂肪食物有关，多吃蔬菜、水果和粗粮能起到防病作用。

北欧的芬兰曾是世界上冠心病死亡率最高的国家，《维多利亚宣言》出台后，芬兰政府请世界卫生组织的专家到发病最高的地区实施健康生活方式教育，结果 10 年后冠心病死亡率男性下降了 24%，女性下降了 51%；1996 年，美国疾病控制中心报告了实施健康生活方式的效果：中风减少 75%，高血压减少55%，糖尿病减少 50%，肿瘤减少 33%，人均寿命延长了 10 年。

总之，治已病莫如"治未病"。善养生者，生活中应该未雨绸缪、见微知著、防微杜渐。

五、心态年轻人不老

美国最新一项针对老年人的研究发现，尽管身体机能逐渐衰退，而自我感觉良好的老年人往往认为自己要比实际年龄年轻 10 岁。

身体是思想意识的镜子，坚信自己有多大年龄的身体就会不由自主地呈现出那个年龄段的光彩。如果总是存有衰老的想法和观念，身体就会加速衰老。所以，老年人不能失去激情和活力，不能认为自己已经老了，从而丧失了对任何事物的兴趣。要始终保持活泼愉快的心态，不接受年老的暗示，这样衰老就不会影响你。因为在积极的意识状态下，身体内的每个细胞都会加速分裂再生，更新换代。

研究表明，自我感觉身体良好的人活得更长久。相反，自认为健康状况"糟糕"的男性比自我感觉"非常好"的男性早亡的风险高出 3.3 倍；而在女性中，早亡风险高出 1.9 倍。专家解释说：积极的心态和人生观是长寿者的共同特征。

如果你心里想要健康，身体多半自会健康。有人嘲笑这是安慰剂效应。其实我们的脑就像电脑一样，录入什么就会导出什么，它会按照主人所想、所感觉的那样去支配活动。所以要经常对脑说："我很健康，我很年轻！"用这样的激励会让你有朝气，变得更精神。同样，如果你相信自己所做的保健措施能使自己保持青春的活力，那么保健效果自然就会显现。反之，当一个人心理衰退，对一切事情缺乏好奇与兴趣时，身体机能很快就会衰退，其结果，肌肉、细胞及循环系统也随之衰退。

要想拥有年轻的心态首先要让我们的脑年轻起来，让脑年轻的方法其实很简单，只要很好地去骗过脑。如果你现在 70 岁，但是你却充满了 50 岁人的热情和活力，那么只要你自信地宣布："我只有 50 岁！"用这种自信去表演、去骗过你的脑，就真会觉得自己年轻了 20 岁。

有位哲人说：人老起于心。这是非常有道理的。我们常见一些中年人，才四五十岁，就哀叹着："老了，黄土埋了大半截了。"还有一些人，才三四十岁，就嚷嚷着："过了创业年龄，只能守摊子了。"也许，这就叫"未老先衰"。更有一些年龄并不大的人，遇到一点挫折，就会心灰意冷地叹息："我的心死了。"社会学家认为，人既有生理年龄，也有心理年龄，这两者并不成正比。一个 80 岁的老人，完全能够拥有一颗 18 岁的心，这叫"返老还童"。可见，人老只要心不老，你就永远是"小伙子""大姑娘"。请记住，这把不老的钥匙，就掌握在你自己的手中。

年老不等于衰老，年老是一种成长过程，它使人变得睿智，而衰老是一种退化，它使人变得无能。

研究发现，健康老人的头脑，与年轻人一样富有活力，事实证明，那些从事创造性活动的人，大脑要比生理年龄年轻很多。有些 85 岁的高龄老人，神经传导速度跟 20 多岁的年轻人差不多。原因是这些原本平常的人，发掘了自身的潜能，结果不仅成就了事业，同时获得了持久的健康。事实上，好心态是老年人健康长寿的秘诀。它包括如何去面对世界，如何面对挫折，如何看待成功等等，看得开，心中坦然，就不会郁闷。许多哲人的高寿还在于他们把自己的生命融入工作中，在他们的脑子里，"不知老之将至"。

据报道，日本有两位 70 岁的老人，一位认为到了这把年纪可算是人生的尽头，对做什么事都提不起精神来，并开始料理后事，结果很快就死去了。另一位却认为一个人能做什么事不在于年龄的大小而在于怎么个想法。于是，她在 70 岁之际开始学习登山，在她 95 岁高龄时竟登上了日本的富士山，打破了攀登此山年龄最高的纪录。她就是著名的胡达·克鲁斯老太太。

在美国布拉斯加州有一位资格最老的女助理警卫，官名叫萨莉，她今年

102 岁，工作时间长达 85 年。她曾担任过三任州长秘书。其间，她每周六、日都在工作，而且经常要加班到凌晨两三点钟，从不觉得工作厌烦。直到现在仍在尽职尽责地工作着。2010 年她被评为"美国杰出最老工作者"时，她慈祥而满足地笑着说："虽然我已经 101 岁，但并不觉得自己老了。"

在我国有许多长寿老人，他们每天用积极乐观的心态去生活、去工作，都步入了长寿的殿堂。近代书法家孙墨佛（108 岁）说："我天天写字，天天高兴，我的身体好，全在写字上。"著名经济学家于光远，有上千万字的作品都是退休后写成的，他 84 岁开始学电脑，85 岁开始用电脑写作……

老年人要用年轻的心态，创造一个生机蓬勃、心神无比愉悦的精神环境。要想象自己全身上下充满了青春的活力，心灵是格外的平静与安详，周围环境则是春意盎然、欣欣向荣。这种美好心态，会使主观环境显现出良好的情绪，会对大脑皮层及中枢神经会产生良性的刺激，会使身心更加愉悦坚强，这对祛病强身、冶情、益智和延年，确实能产生不可思议的效果。

当一个人身处顺境时，务必让自己觉得快乐，然后尽心享受生活，身处逆境时，要尽可能表现得乐观平和。首先不要反复去想那些不幸的事，别发脾气，不要气馁，更不要歇斯底里，要努力做到：平和，我要保持冷静；顺从，我要冷静地面对挫折；勇气，我还能承受更多；决心，我一定会转败为胜；愉快，我要能屈能伸；善意，我要与人为善；坚信，我一定不会被打败。

六、改善生活方式，把健康掌握在自己手中

每个人都希望健康长寿，但健康长寿绝不是一蹴而成。健康长寿的知识需要学习，技能需要掌握，同时还要通过管理的方式从行为上落实，持之以恒才能实现健康、长寿。

关于健康长寿，世界卫生组织原助理总干事陈洁 2010 年末在上海首届"健康论坛"上有这样一段特别引人瞩目的话："聪明的人主动健康，投资健康，健康增值，寿命 120；明白的人关注健康，储蓄健康，健康保值，增安活到 90；无知的人漠视健康，随心所欲，健康贬值，带病拖到 70；糊涂的人透支健康，提前死亡，生命缩水，死在 50、60。"21 世纪，中国已成为全球第二大经济体，

中国正在日益变得富裕，但最大的拦路虎就是健康问题。不良生活方式已造成国人"一把粮一把药"的生活现状。

不良生活方式对健康的损害是在不知不觉中发生的，诸如情绪的变化、饮食不加节制、不注意劳逸结合和生活的压力，让我们活得越来越压抑，并在日积月累中不断损害着我们的健康。

世界卫生组织将"生活方式病"列为 21 世纪人类健康的头号杀手。所谓生活方式病，是指由不良生活习惯导致的疾病，包括癌症、高血压、高脂血症、冠心病、中风、糖尿病、肥胖病、脂肪肝等几乎所有的慢性病。

世界卫生组织指出，因生活方式病所导致的死亡人员已占发达国家总死亡人数的 70%~80%，在不发达国家中占 40%~50%。医治生活方式病所花费的医疗费用已占该项费用的 80%。在中国，心脑血管病和恶性肿瘤的死亡人数已经占总死亡人数的 67.6%。

《新英格兰医学杂志》载文称：对癌症研究费用与癌症死亡做过比较，结论是：癌症新疗法的研究成果令人失望，最有前途的抗癌方法是全民预防。

生活方式病只有采取良好的生活方式，才是预防的唯一出路。

癌症是由社会竞争的加剧、心理压力的增大、环境污染的日益恶化等因素所诱发。其实，每一个人体内都有肿瘤细胞，但数量极少，对人体没有危害。只有当人的精神受到压抑、免疫功能下降时，肿瘤细胞才会出现恶性增长、转移和扩散。据临床观察，90%以上的癌症患者都经受过精神创伤或受不良情绪、不良生活方式的困扰。

心脑血管病是由于过多脂肪长期积聚在血液中，沉积在血管壁上，造成血管狭窄、血流不畅，导致心脏或大脑缺血、缺氧而无法正常跳动，从而出现心绞痛、心律失常、心梗、心力衰竭、猝死等问题发生。

心脑血管病的发生同不良生活方式有很大关系，90%的心脑血管病患者都可以从不良的情绪和不良的生活习惯上找到原因。

Ⅱ型糖尿病会伴随患者终生，而且会逐渐恶化。但 2011 年 6 月 24 日英国《卫报》报道：患有与肥胖有关的Ⅱ型糖尿病多年的病人，通过连续两个月坚持极低热量饮食这一方法已被治愈。治愈Ⅱ型糖尿病不是通过药物，而是通过饮食。在两个月时间里，患者必须把每天摄入食物的热量减到 600 千卡。科学家认为，极低热量饮食（由节食饮料和无淀粉蔬菜组成）促使身体去除妨碍胰腺分泌胰岛素的脂肪。研究者说，Ⅱ型糖尿病就是一个人身体能量平衡的问题。如果摄入的能量大于消耗的能量，剩余部分将以脂肪的形成储存于肝脏和胰腺，导致一些人患上Ⅱ型糖尿病。

所以，只要我们饮食适度，确保胰岛素的正常分泌与活性，再加上适当的运动、乐观的心情，就能够充分利用血液中的糖份，这样就完全可以延缓病情的发展，减少各种并发症甚至痊愈的事例，并不少见。

2014年，中国政协副主席、中国科协主席韩启德在中国科协年会开幕式上说："医疗对人的健康只起8%的作用，更多的是由生活方式、生活条件、经济保障来决定的。"以往针对危险因素（指高血压、糖尿病前期、骨质疏松）进行干预的实际结果是，极少有人因医疗措施而受益，绝大部分干预没有任何效果，其中有些人的健康反而由此受到损伤。他还列举了一个数据，100个40岁以上高血压患者服用降压药物控制血压，只有4~5个人受益，而且还有可能存在药物副作用，而且服药也会造成经济负担。

美国哈佛公共卫生学院疾病预防中心的研究显示：90%以上的肿瘤是后天人为因素造成的，因细胞基因变异诱发的肿瘤多与不良生活方式有关，约1/3与吸烟有关，1/3与饮食有关，1/3与感染和环境污染有关，仅1%~3%的肿瘤符合遗传规律。通过有效的健康管理，80%的中风、心脏病、Ⅱ型糖尿病完全可以避免，甚至40%的癌症也是可以避免的。

国内外大量流行病学研究一再表明：健康生活方式能使慢性病发病率降低一半，健康寿命延长10年，从而使生活质量大大改善，幸福快乐指数大大提高。

如何改善生活方式？本书讨论的世界卫生组织提出的健康人生的四大基石及其拾遗，就是最具体、最有效的预防方式。

第四节　康乐是人生的真谛

孙中山说过一句名言："我认为一个国家的伟大不在于她的人民富有，而在于她的人民幸福。"

拥有快乐，让人健康长寿；拥有快乐，让人乐活工作；拥有快乐，让人活得精彩、潇洒。

康乐是人生的真谛，是长寿的金钥匙，让我们用微笑来面对人生，笑看生活中的输赢得失，让我们无比轻松地与快乐拥抱。

快乐的瞬间是一种幸福的状态，希望我们能找到它，抓住它，享受它！

一、好心态是快乐幸福之源

健康是快乐幸福的基石，是一切生活目标的原点。

快乐是我们的思想处于愉悦时刻的一种心态。快乐对人就像太阳对万物一样重要。快乐也是一种能力，具备快乐能力的人，面对不快乐的环境会调适自己，摆正心态，舒展情绪，保持微笑；我们拥有了快乐，也就等于具备了驾驭情绪和心态以及掌控人生和命运的能力。

快乐是人类特有的一种心理感受，具有主观色彩；快乐是一种人生态度，比如相同的处境、相同的生活状况，有人感到幸福，而有人则感到痛苦，就是例证。我们或许无法改变客观环境，但可以改变自己对客观环境的态度。用乐观的眼光看世界，世界是一片光明；用悲观的眼光看世界，世界就一团漆黑；乐观者在每次灾难中看到机遇，而悲观者在每次机遇中都看到灾难。

生命的终极意义是"快乐"，无论高低贵贱、富有贫穷，每天都开心地微笑的人才是最聪明的人、最快乐的人、最幸福的人。

心态决定一切，开朗乐观者多长寿，精神快乐是人类最好的滋补品。医学界总结快乐有十大功效：

1. 防猝死：快乐使人好胆固醇上升，肾上腺素下降，可使猝死率降低 45%；

2. 降血压：多巴胺分泌增多，血管扩张，血压下降；

3. 多吸氧：笑能够扩张胸腔，有利提高心肺功能与供氧能力；

4. 助消化：有助于胃肠消化液分泌与肠胃蠕动增加，使营养得到良好的吸收；

5. 控血糖：有助于胰腺功能增强，胰腺分泌增多，降低血糖；

6. 增强免疫：免疫功能增强，减少疾病；

7. 消除疲劳：内啡肽分泌增多，使人感觉愉悦；

8. 增加幸福感：肾上腺水平下降70%，皮质醇下降39%，心感美满；

9. 护基因：保护48条好基因，抑制453条坏基因；

10. 变美丽：乙酰胆碱分泌增多，可使血管扩张，皮肤红嫩，美丽倍增。

其实，快乐还有一个更重要的作用，它可以为你创造生命奇迹：千百年来，人们一直以为心脏只不过是输送血液的生物机器而已。其实，它还是一个有着喜怒哀乐的智能器官。2008年3月17日美国南佛罗里达大学健康科学研究中心首席科学家卫斯理教授向全世界宣布：心脏可以分泌救人最后一命的荷尔蒙，它不仅可以在24小时内杀死95%以上的癌细胞，而且对其他绝症也有极好的治疗效果。

但是，人处在痛苦、忧虑、抑郁等消极状态时，心脏几乎完全停止分泌这种激素物质。人只有在身患重病时保持心情愉悦，有积极求生的强烈愿望，心脏才有可能分泌救命的荷尔蒙，当这种荷尔蒙达到一定量的时候，才能杀灭体内的癌细胞或抑制它们的生长，从而达到不药自愈的生命奇迹。

如果人是快乐的，大脑就会分泌多巴胺等"益性激素"，让人心绪放松，使人体各机能互相协调、平衡，促进健康。

快乐出自每个人的心灵和身体组织。当我们快乐的时候，可以想得更好，干得更好，感觉得更好，肉体的感觉变得更灵敏，身体也更健康。研究发现，人在快乐的思维中，视觉、味觉、嗅觉和听觉都更灵敏，触觉的感受力也更细微，人进入快乐的思维中记忆力大大增强，心情也很轻松。精神医学研究证实：人在快乐的时候，我们的胃、肝、心脏等所有的内脏会发挥更有效的作用。几千年前，所罗门王有一句格言：快乐的心犹如一剂良药，破碎的心却吸干骨髓。

给予比接受更快乐。一位哲人告诉我们：一切快乐都是从利益他人中产生的；一切痛苦，都是由只为自己而引起的。你若能明白这一点，并试着去慢慢改变，就会明白其实得到幸福很快，并且很长久。

快乐不在未来而在现在。很多人不快乐，因为他们总是企图按照一个难以实现的计划生活。他们现在不是在享受，而是在等待将来发生的事情。他们以为等到自己找到好工作以后，买下大房子、名牌汽车之后，孩子大学毕业以后，工作取得某项突破、职位晋升、银行有 8 位数的存款后就会快乐起来，这样的人往往都以失败而告终。

活得快乐就好。有人以为拥有多种唬人头衔的人就一定比普通人快乐，在某一方面成绩突出甚至有多项创造发明，就以为比别人"快乐"。在这种观念的驱使下，他们会一刻不停地往自己头脑中堆积各种先进的知识，埋头于无穷无尽的知识海洋中。忽然有一天他们才发现，他们拥有了知识，却抛弃了生活。其实，衡量一个人智力水平的更切实际的标准在于——你能否每天每时每刻都真正幸福而快乐地生活。如果你能运用自己的实际条件，去干自己喜爱干的事，去享受生命的每一分钟，你才算得上是一个绝顶快乐、绝顶智慧的人。

其实，老年不仅是人生的一道亮丽风景线，更是人生的一个自由区，有奉献方式的自由，有学习所愿的自由，有支配时间的自由，有追求爱好的自由，……一切都可随心所欲。那位美国老年人用 17 年的时间缝制一床拼花棉被，做自己喜欢做的事，这又是何等的快乐啊！

一位哲人说："活着，快乐就好。"人生在世只有快乐才是自己的，快乐是人生弥足珍贵的财富。一个人一生都能快乐地活着，而且能找到自己喜欢干的事做，那么，他就是生活的智者。

快乐需要我们自己去寻找、去创造。当你的事业、爱情等不尽人意时，当你无端遭到人身攻击或为不公正的评价而气恼时……你不妨用阿 Q 的精神调适一下你失衡的心理，营造一个豁达、坦然的心理氛围。在一些非原则的问题上，"糊涂"一点。郑板桥有句名言："放一著，退一步，当下心安。"有这种心态，会使你处惊不乱，遇烦不忧，以恬淡平和的心境对待各种生活中的烦心事件。培养自己适应各种环境的能力，遇事总能满足，随遇而安，烦恼自然就少。

二、"三乐"是人生中的最高境界

有位智者用三个词对人生之乐进行概括：知足常乐、自得其乐、助人为乐。这三种乐代表了人生快乐的最高境界，且层层递进，因果关联，互为佐证。

　　"知足常乐"就是要求一个人对无限的欲望及早收敛，只有这样，才能得到持久的快乐。"知足"的"足"，就是要求人的欲望要有一个"度"，这个度就是某种欲望必须是在自己能力范围内能够实现的。在这个度的范围实现了，就会感到快乐，是心安理得的，而越出了这个度，痛苦就会与欲望的大小成正比例增加。

　　"人心不足蛇吞象"，形象地比喻人的欲望无止境。这种人收获的永远是痛苦，即使得到了一时的满足，也只是暂时的，随之又会陷入追求另一个更大欲望的苦恼漩涡中。人生有很多的欲望是永远都难以满足的，很多只能当作风景去欣赏。如果一味执着于无穷的占有，必将陷入苦海中，正所谓期望越大，失望也就越大。

　　知足常乐是自得其乐的基础和前提，自得其乐中的"得"含有"寻找""创造"之意。也就是说一个人要能在日常的生活中找到乐趣，没有乐趣，创造乐趣也要乐。因此，自得其乐是一种对自身欲望的超越，是一种面对世事时的淡定和宁静，是一种超然物外的人生态度。

　　助人为乐是人生之乐中的最高境界，它将快乐升华为一种"给予"和"利他"的"大我"境界。助人为乐是一种"舍得"的胸怀，他从给予别人帮助的"舍"中"得"到自己的精神愉悦——快乐。

　　爱我所有是最大的幸福。

　　世上可爱的东西实在是太多太多，如果一个人贪得无厌，得陇望蜀，企盼拥有一切所爱，将永无幸福可言，而珍惜拥有的，爱我所有的，才能幸福永远相伴着你。

　　其实，幸福的人并不比其他人拥有更多的幸福，而是因为他们对待生活和困难的态度不同。知足常乐，爱我所有，对生活心怀感激，把注意力集中在能令自己开心的事情上，更多地感受生命中美好的一面，你就是一个快乐幸福的人。

三、笑，健康快乐的源泉

　　所有的才干、知识、学历都是你在这个世界上的谋生手段，生命的终极意义其实仅是"快乐"二字。所以无论高低贵贱，每天都开心地微笑的人才是最聪明、最快乐的人。

许多国家的研究人员在探索笑的功能时证实，笑不只在维护健康，在防治疾病等方面也有着神奇的功效，而且对人从形体、精神到社会功能等各个方面都有着意想不到的作用。

（一）笑是生命健康的维生素

美国斯坦福医科大学的威廉·弗莱博士对笑进行了 30 年的研究，发现人在大笑时，全身 650 块肌肉中有 231 块在运动，从而消耗了大量的能量，这对身体上的病灶来说，犹如一波一波的健康"大扫除"。

日本科学家研究发现，人体中含有至少 23 种可以被笑激活的基因，其中有 18 种与免疫反映、信号转换和细胞周期有关。研究人员说：人们通常认为基因是永久不变的，但事实是 90% 以上处于休眠状态或者没有积极制造蛋白质的基因，通过笑的形式就可以有效激活，从而把它唤醒。

中华中医学会学术顾问温长路先生对笑的保健功能做了更具体的论述，他说："笑有益于神经、消化、血液循环等系统，对人的健康长寿有调节作用。笑可以使肺扩张，胸肌兴奋，使人呼吸运动加深，对呼吸道有清洁作用，也可使人头脑清醒、精神振作、体力恢复，同时可促进食欲，辅助睡眠，增进消化液分泌和消化道活动。"

（二）笑是一剂治病良药

马克思说："一种美好的心情，比十付良药更能解除心理上的疲惫和痛苦。"

笑，已成为医治多种疾病的特殊方法，已风行全球。目前，法国、英国、意大利等国家，已将笑作为一项健身运动来开展。

古人说：最能笑者最健康，最乐观者最长寿。俗语说：笑一笑，十年少；笑十笑，百病消；一天笑三笑，医生要上吊。西方有句谚语：一个小丑进城，胜过一打医生。

笑能提高免疫力。现代医学研究表明，当你微笑时，免疫功能会因为你的心情放松而增强。笑学奠基人之一、美国斯坦福大学教授威廉在自己身上做了实验后发现：笑提高了免疫系统细胞的活性，这些细胞能杀伤传染病菌。该校的科学家还研究发现，笑能增加血液和唾液中的抗体及免疫细胞的数量，让副交感神经兴奋，从而降低肾上腺素水平，缓解疲劳，让人的免疫力更强。

笑能产生令人惊奇的降糖效果。由于心情佳，生长激素的分泌会增加，能提高机体的免疫力。另外，欢笑会减少一些导致精神紧张、削弱免疫系统的激素分泌，其中氢化可的松以及肾上腺素都会下降，从而起到很好的降糖效果。

笑能预防心脏病。美国马里兰大学医学专家认为，笑能调节血压，增加流经全身的富含氧气的血流量，有助于预防心脏病发作。

笑能提升记忆力。微笑可减轻皮质醇这类有害的压力激素对记忆神经元的损伤，促使记忆系统更好地工作。

笑能强肝。人在大笑的时候，随着面部表情肌的运动，胸肌、腹肌和肝脏等消化器官也会参与共振，并可对肝脏起到"按摩"作用，从而可增强肝脏的功能。

笑能预防痴呆。与仅使用抗精神病药相比，微笑可减少20%的焦虑状态。家里如果有老年痴呆症患者，家属要尽量想办法让老人开心，比如说笑话，做让他开心的动作等，这会有良好效果。

笑能促进呼吸，使胸部肌肉运动增加，肺部扩张一倍，呼吸变得深而均匀，还可增强咳嗽的自我保护效应，使支气管腔内的痰液顺利咳出，呼吸道畅通。

笑是天然的麻醉剂。笑能促进脑下垂体，产生脑内胚，得了偏头痛、后背痛和关节炎，哈哈一笑疼痛减轻不少。因为笑的时候，微循环旺盛，通则不痛，不通则痛。

大笑不得便秘，胃肠道不得癌症。因为笑能刺激呼吸道、消化道，捧着肚子每天大笑3次，肚子咕噜3次，胃肠道就畅通了。

笑能刺激肾上腺素分泌，激活并增加健康细胞的数量，笑可使淋巴功能增强，吞噬细胞数量增多，笑口常开的人，体内抗癌细胞明显增多，开怀大笑力度越大，杀伤癌细胞越多。

另一项研究发现，女人微笑时最具魅力。微笑时会产生一种激素，这种激素能放松眼部和嘴部周围的肌肉，使面部和蔼可亲，容光焕发，眼睛清澈明亮，楚楚动人。

笑能改善夫妻性生活。大笑能刺激脑垂体腺，产生更多内啡肽快乐激素，这种激素可以让人变得更愉悦，进而提高性欲，让人很快进入激情状态。笑还可以激活盆底一组帮助完成夫妻性生活的爱肌，使男性控制射精，增强勃起；帮助女性提高阴道伸缩性，增加高潮概率。

笑能治疼痛。瑞士苏黎世大学研究发现，多笑不仅能增强慢性疼痛患者对疼痛的耐受性，而且能提高他们的生活质量。这是因为笑能提高脑内内啡肽的释放。

笑能治疗抑郁症。幽默大师查理·卓别林曾说："当你欢笑时，很难感受到焦虑和恐惧，这就是为什么幽默是对抗抑郁症的一种有效工具。"

元朝有位秀才，新婚妻子病逝，悲伤难抑，致卧床不起。有一天遇到朱丹溪，朱丹溪为秀才切脉，自言自语说："怕是有喜了吧。你整日茶饭不思、浑身无力，就是有喜了，我开个保胎方。"秀才不禁捧腹大笑："什么名医，连男女都不分。"以后每当想起此事，秀才都要笑上一番。半个月后，身体好转。秀才之病源于妻子早亡的悲伤。朱丹溪为了治病，以逗乐的方法让他不由自主地发笑，终致情志调和，疾病自去。

"笑疗法"在美国得到了广泛推广。洛杉矶的一家医院对每个出院病人则作了每天笑 15 分钟的医嘱；还有一些疗养院则让老年人定时看一本幽默小说、连环漫画，或看一出喜剧或卓别林的电影。法国"老年心理研究中心"艾里克斯马雅主任发现，在老年人的世界里，笑具有三种基本作用：获得快乐、克服焦虑和加强群体关系。美国波士顿"老年人心理障碍治疗所"的神经学家亨利鲁滨斯坦发现，笑除了能降血压、助消化、助安眠外，还能驱除焦虑情绪及胸中的闷气。

在印度首都新德里的一个公园内，有一个"笑一笑俱乐部"，人们每天清晨 5 时半到这里聚会，用笑声开始新的一天。他们在老师的带领下，伸展双臂，把手高高举过头顶，然后开始微笑；稍后，则从微笑转为"咯咯"的笑；5 分钟之后，双手放下，自然垂在身体两侧，手指微曲，开始低声暗笑；几分钟过后，便仰天放声大笑。而"笑一笑俱乐部"的创始人、印度医生卡特利亚经过大量研究后发现：只要是笑，大脑就会发出指令，让身体分泌"快乐"的化学元素……当今，全球类似的俱乐部如雨后春笋，纷纷建立起来，使世界充满了笑的欢乐。但遗憾的是，在中国的医院、公园，笑几乎是与人们无缘的。

（三）笑的价值堪比黄金

笑是阳光，笑是春天；笑是亲和力，笑是凝聚力。笑不用成本，但能创造健康；笑不需付出，但能创造财富。笑不是化妆品，但能使人美丽；笑不用加糖，但能使人心甜。笑不是药品，但更能治愈疾病；笑不是医生，却能医治百病。笑发自爱心，价值堪比黄金。

清代有位养生家说得好：天天三笑容颜消，七八分饱人不老；相逢借问留春术，笑口常开比药好。

英国也有一句谚语：一笑烦恼跑，二笑怨恨消，三笑憾事了，四笑病魔倒，五笑人不老，六笑乐逍遥。不时开口笑，寿比南山高。

我们虽然不能改变自己的命运，但能改变自己的心情。人生百年，哭是一天，笑也是一天，我们为什么不笑着生活？给自己快乐、给自己的亲人快乐呢？

长期以来，我们都是生活在"有可笑的事情才会笑"的传统观念里，从现在开始，我们要让心灵充满乐观、豁达，用"笑"成就幸福快乐的脑学法则，去积极地创造幸福，为自己的健康长寿而笑。

笑一笑吧！让微笑的阳光照耀生活，让微笑的温暖驱除我们的忧愁，笑是健康长寿快乐的法宝。

（四）笑的境界

灿烂地笑着，生命才能征服纷至沓来的厄运，才能将不利于自己的局面一点一点地打开。身处困境时依然保持笑容，是一种心理按摩，具有疗伤之功效；被人误解的时候微微一笑淡然面对，是一种素养，能让人心生尊重；遭遇不公吃亏的时候开心一笑，是一种豁达，可以迅速摆脱那些不良情绪；被人轻视的时候平静一笑，是一种自信，因为成败得失不是别人能够左右的，能决定一切的始终是自己的实力；受委屈的时候能坦然一笑，这是一种大度；感到无奈的时候能乐观一笑，这是一种境界，因为人生总会有起起落落，以平常心对待那些不平常事，坎坷也会转坦途。

笑，是一种修养。有人处处说爱因斯坦的理论错了，并且说有 100 位科学家联合作证，爱因斯坦知道了这件事，只是淡淡地笑了笑，说："要这么多人？只要证明我真的错了，一个人出面便行了。"爱因斯坦的理论经受了时间的考验，而说爱因斯坦错了的人却让一个微笑打败了。

笑，是一种智慧。一位老妇人开门时发现一持刀歹徒，灵机一动笑着说："你真会开玩笑！是推销菜刀的吧？你很像我过去的一位好心的邻居，看到你真的很高兴。"最后她花钱买下了那把刀，歹徒在离去时，感动地对老妇人说："你将改变我的一生！"

（五）笑是人品性格的流露

心理学家告诉我们：假笑、虚伪的笑和皮笑肉不笑，都是不良性格、不良情绪带来的笑；品格高尚的人，从文雅的微笑开始，逐渐发展为热情而开朗的笑。

高尚人品开朗的笑：

稳重的人，微微一笑；爽快的人，哈哈大笑；

老练的人，隐隐含笑；天真的人，说笑就笑；

害羞的人，掩面而笑；和蔼的人，面带微笑；

诚恳的人，满脸含笑；愉快的人，有说有笑；

乐观的人，眉开眼笑；自信的人，哈哈大笑；

幽默的人是别人笑自己不笑；有趣的人是偷偷地笑；

被人误解的时候能微微一笑，是一种素养；

受委屈的时候能坦然地一笑，是一种大度；

吃亏的时候能开心地一笑，是一种豁达；

无奈的时候能达观地一笑，是一种境界；

危难的时候能泰然一笑，是一种大气；

被轻蔑的时候能平静地一笑，是一种自信；

失恋的时候能轻轻地一笑，是一种洒脱。

不良人品无趣的笑：

虚伪的人，不笑装笑；阴险的人，皮笑肉不笑；

奸诈的人，用鼻子笑；可怕的人，一脸奸笑；

伪装的人，强颜欢笑；无趣的人，莫名地笑；

遇到遗憾的事笑是边哭边笑；委屈的笑是苦中痴笑；

最难看的笑是不笑装笑；最使人讨厌的笑是冷嘲热笑；

最使人捉摸不透的笑是似笑非笑；最难听的笑是狂笑。

不良人品的人笑是在违背自身意愿的情况下，很勉强做出的一种"异常"假笑，因为心术不正，不是发自内心，所以很虚假，心理学上称为"被迫微笑"。

研究发现，假笑多是在违自己意愿的情况下做出的，若长期形成习惯，会损害身体健康。

不良人品的笑和无趣的笑会导致人产生沮丧情绪；另外，如果这种不良情绪长时间得不到释放，神经——内分泌的调节就会出现异常，应激激素分泌增多，患高血压或心血管病的概率就会增加。

因此，只有真实、发自内心的笑容才是最美、最能打动人、最有益于健康的。

（六）笑能给人带来巨大的成功

大千世界，职业万千，无论是谁，只要用热情和微笑面对自己的职业，就必能走向胜局。经商的不会笑，客少赚钱少；当医生不会笑，开出去的药方治病无效；当领导的不会笑，下属工作也干不好……

美国旅馆业大王希尔顿1919年把父亲留给他的12000美元连同自己挣来的几千美元作了投资旅馆经营的生意，当他的资产奇迹般地增值到几千万美元的时候，他又欣喜又自豪地把这一成就告诉了母亲。出乎意料的是，他的母亲只是淡然地说："依我看，你和以前根本没有什么两样……事实上，你必须把握比5100万元更值钱的东西：除了对顾客诚实之外，还要想办法使来希尔顿旅馆的人住过了还想再来住，你要想出这样一个简单、容易、不花本钱而行之久远的办法去吸引顾客，这样的旅馆才有前途。"

经过了长时间的迷惘和摸索，希尔顿找到了具备母亲说的"简单、容易、不花本钱而行之久远"四个条件的经营策略，那就是"微笑服务"。

这一经营策略使希尔顿大获成功，他每天对服务员说的第一句话就是"你对顾客微笑了没有？"即使是在最困难的经济萧条时期，他也经常提醒职工们要记住："万万不可把我们心中的愁云摆在脸上，无论旅馆本身遭受的困难有多大，希尔顿旅馆服务员脸上的微笑永远是属于旅客的阳光。"就这样，他们度过了最艰难的经济萧条时期，迎来了希尔顿旅馆业的黄金时代。

经营旅馆业如此，经营其他行业又何尝不是如此呢？美国《应用社会心理学杂志》刊登的一项研究发现，无论何种行业，服务员的微笑服务会让消费者更乐意掏钱。

所以，不论你现在从事何种工作，在什么地方，也不论你目前遇到了多么严重的困境，甚至你的人生遭遇到了前所未有的打击，用你的微笑去面对它们，那么一切艰难困苦和不幸都会在你的微笑面前低头。

微笑，永远是我们生活中的阳光和雨露。

要学会自己微笑。微笑不仅仅是为了别人，更是为了自己。一个绝顶聪明的人是能在逆境中依然微笑的人。

笑的方法很简单，首先，对着镜子看一下自己的面部，然后嘴角轻轻上扬，试着微笑，镜子里的你立马就笑了，你的脑也就跟着笑了。就像别人对我们微笑，我们也报以微笑一样，脑也会产生这种现象。

四、幸福，来自心灵的淡定和宁静

幸福的秘诀就藏在每个人的心中。每个人都具备使自己幸福快乐的资源，只是许多人没有把"幸福快乐的资源"把握好。其实，幸福来源于简单生活、心灵的淡定和宁静；成功、财富只是外在的荣光。身心愉悦，才是真正的幸福。

"福"这个字代表了中华儿女向往美好生活的意愿。"福"字左面有个"禾"字，右面有个"田"字，形象地说明：有田种、有饭吃就是"福"。

（一）福是人生中的一种感觉、一种体验、一种心态

幸福是一个万花筒，100个人可能有100种幸福观。有人将锦衣玉食、豪宅别墅、宝马名车、高官厚禄视为幸福；有人把粗茶淡饭、淡泊名利、家庭和睦、平平安安视为幸福；有人把当官做老爷、被人侍候视作幸福；有人把无私

奉献、帮助别人视作幸福；有人把巧取豪夺、假公济私视为幸福；把人把放下看成幸福……

什么是幸福？从大处讲，国家繁荣富强、人民安居乐业就是幸福。站在个人角度讲，家里没病人，牢里没亲人，社会上没仇人，周围没小人，身边没坏人，谈笑有哲人，聚会有友人，喝茶有贤人，聊天有达人，难时有贵人，身体健康，衣食住行不求人，就是幸福。更有哲人认为：靠辛勤劳动换取的福是东海长流水，堂堂正正，心安理得；用巧取豪夺、假公济私得来的福，是海市蜃楼，是祸之所依。

幸福没有固定模式，它在于我们对自身需求的定位。从大处说，被人信任是幸福，受人尊敬是幸福，扫却功名利禄后的淡泊是幸福，摆脱浮躁纷扰的平常心是幸福。从小处看：幸福在父母慈爱的目光中，在妻儿满足的笑容里；它出现在亲人的欢聚时，朋友的笑谈间；幸福是你安静的生活，充实的内心……

幸福感是令你感到持续的、稳定的幸福感觉，包括你对现实生活的总体满意度和你对自己生命质量的评价，是对你自己生存状态的全面肯定。由此可见，一个人的幸福与否，完全决定于自己的感觉，与物质并无必然的联系。

（二）丰厚的物质堆不成福，精神的愉悦却令人满足

坐在奔驰里的高官可能心事重重；迎着朝阳，迈着轻快步伐的走班族和骑着自行车上班的人心中装着的却是欢乐；一路哼着小曲、颠簸在收割机上的农民一心想着秋日丰收而乐翻了天。坐在四合院南墙晒太阳，吃鱼翅、燕窝的富豪未必一味安乐；农民工吃着只有咸味的白菜萝卜倍觉香甜；阔太少妇穿着裘皮未必心暖，平民百姓身着布衣倍觉温暖。

幸福的人并不比其他人拥有更多，而是因为他们对待生活和困难的态度不同。只要知足常乐，爱我所有，对生活心怀感激，把注意力集中在能令自己开心的事情上，更多地感受生命中美好的一面，你就是幸福快乐的人。

有位哲人说得好：幸福就是肉体的无痛苦和心灵的无纷扰。做好养身，明悟养心，幸福自来！

（三）贪婪得不到幸福，知足才能常乐

幸福是一种源于心灵的感觉，人在很多时候，不知道自己到底想要什么。

人的劣根性导致人在永不满足的欲望中挣扎。贪婪敛财势必枉法，心理紧张、思虑过度、惊恐伤身，必然加速了机体衰老。财不到手时，想得发疯，一旦钱财到手，又想得到更多，贪欲得逞后又无时无刻不提心吊胆，时时防备别人揭发。神经系统得不到安宁，免疫力下降。一旦暴露，惊恐万分，悲观失望，焦虑沮丧。贪婪得不到幸福，用不正当手段求得的功名利禄，只会使自己走向痛苦的深渊。

美国一项研究发现，如果想一直拥有幸福感，最好多交一些相对"穷"点的朋友。也许比较之后，就会感到自己其实"幸福"多了。这并非是简单的"精神胜利法"，而是科学研究的结果。美国宾夕法尼亚大学和哈佛大学对 2 万名美国人的抽样调查进行了研究。结果发现，不管多富裕的人，都喜欢与同龄、同阶层的人相比较。假如你身边的朋友个个都收入不菲，那就会给自己带来很大压力，互相攀比的心理会令你烦恼倍增，痛苦异常。因此，研究者建议人们多看看身边的"穷哥们"，如果能交一些比自己稍微穷困的朋友，就很容易产生幸福感。

一个穷孩子总在抱怨自己没有鞋穿，当他在街上见到一个没有脚的小孩在地上爬行时，他会因自己四肢健全而体会到了幸福。

一个失恋者被痛苦折磨得死去活来，他埋怨自己命运太苦，让自己变为孤独的人。但当他见到一个失去双臂的人用脚写作、缝衣的时候，他突然感悟到丢失一位心上人比起丢失双臂来说实在微不足道，从而重新振作起精神，饱尝青春之甘美，从振作精神中体味到了幸福。

按一般常识判断，全身瘫痪的科学家霍金应该是最不快乐、最不幸福的人，可他却表示自己是非常的快乐、非常的幸福。他说："我告诉自己不要自怨自艾，因为还有很多人的情况比我更加不幸，我必须努力去做我现在还能做的工作。我现在感觉比得病之前更加快乐，更加幸福。"

在日常生活中，我们常见到一些人为一件不顺心的小事闷闷不乐、怨天尤人，甚至失去生活信心。当你面对一个全身瘫痪、备受煎熬，却感觉生活得非常快乐和幸福的霍金时，我们还有什么理由不快乐、不幸福呢？快乐是人生给我们的厚赐，拒绝快乐是最愚蠢的事。想想霍金那张顽皮的笑脸，还有什么事情能让你满面愁容呢？

（四）活得糊涂，走近幸福

糊涂是人生的真谛，是人生的大智慧，更是一门大学问。有一位哲人说："聪明的最低境界是糊涂，而它的最高境界依然是糊涂。"糊涂其实是最大的聪明，是真正的智慧。

世人都想当智者，不愿做糊涂虫。可是世间万物，变化多端，我们不可能把每一件事都掰扯得清清楚楚，思考得明明白白。"糊涂"不是让我们变得没有思想、没有意识、没有主见，而是以一种豁达的心态、一种宽容的眼光去看待、去处理事情的"糊涂"。

在生活中我们总是喜欢事事完美、处处较真，殊不知这样会让自己活得很累。有些东西越是看得清楚就越让人烦恼，有些事情越是想得明白就越让人失望难过。与其在无尽的痛苦和折磨的漩涡中挣扎，还不如"睁一只眼，闭一只眼"，让事情成为过去，那些负面的情绪也会烟消云散。

在现实生活中，有的人本来幸福着，但活得却很烦恼；而有的人本来有许多烦恼的事情缠身，却生活得很幸福。

活得糊涂的人，容易幸福；活得清醒的人，容易烦恼。这是因为，清醒的人看得太真切，一较真，生活中便烦恼遍地。"难得糊涂"是扬州八怪郑板桥的一句名言，不少人认为这是一种消极的处世哲学，其实，它对养生有着极大的积极意义。民间有一些养生谚语，如"吃亏是福""没心没肺""逆来顺受"等等，过去认为是消极软弱的表现，现代研究者认为，这些都是强大和有能力的表现。因为糊涂的人，计较得少，虽然活得简单粗糙，却因此觅得了人生的真滋味——幸福。

糊涂一点就是对现实要看得惯、想得开。"宠辱不惊，闲看庭前花开花落；去留无意，漫观天上云卷云舒。"烦心事尽快解脱，高兴事常温常乐。

（五）幸福的密码

1988 年 4 月，24 岁的哥伦比亚大学哲学系博士霍华德·金森对 121 名自称非常幸福的人进行了调查，得出世界上有两种人最幸福：其中有 71 人认为淡泊宁静的平常人最幸福；另有 50 名是功成名就的杰出者。20 年后，他回访了这 121 人，结果却让他陷入了深思。在对当年那 71 名平常者的调查中，除两人去世外，共收回 69 份调查表，20 年来，这 69 个人的生活虽然发生了许多变化（有的已跻身于成功人士行列，有的仍然过着平凡的日子，也有的由于疾病和意外，生活十分拮据。）但他们的选项都没有变，仍然觉得自己"非常幸福"。

而那 50 名成功者的选项却发生了巨大的变化。仅有 9 人事业一帆风顺，仍坚持当年的选择——非常幸福，23 人选择了"一般"，有 16 人因事业受挫，或破产、或降职，选择了"痛苦"，另有两人选择了"非常痛苦"。这一调查结果使霍华德·金森陷入了深思。

两周后，他以《幸福的密码》为题在《华盛顿邮报》上发表了一篇论文，论文的结尾说："所有靠物质支撑的幸福感，都不能持久，都会随着物质的离去而离去，只有心灵的淡定宁静，继而产生的身心愉悦，才是幸福的真正源泉。"

无数读者读了这篇论文后，都纷纷惊呼："霍华德·金森破译了幸福的密码！"

最后，我想用清代养生家石成金的一首《知福歌》作为本题的小结：

人生尽受福，何苦不知足。思量愚昧苦，聪明就是福；
思量饥寒苦，保暖就是福；思量负累苦，逍遥就是福；
思量离别苦，团圆就是福；思量刀兵苦，太平就是福；
思量牢狱苦，自在就是福；思量无后苦，有子就是福；
思量疾病苦，健康就是福；思量死去苦，活着就是福；
苦境一思量，就有许多福；可惜世间人，几个会享福；
有福要能知，能知才享福；我劝世间人，不要不知福！

常言道：知福是养生良方。在这样一个令人眼花缭乱、灯红酒绿的时代，只要我们舍得放弃，保持一颗平常心，耐得住清贫，守得住本分，坦然、安然加悠然，情绪稳，体自健，福寿自然长。

五、快乐来自幸福的家

家是存放爱的地方，家是情感的港湾！研究表明，人生 70% 的时间都在家庭中度过，生活的快乐幸福最能体现在家庭生活中，拥有一个和谐的家，也就拥有了最重要的健康平台，不但身体健康，人生也会更幸福。

家又是家庭成员最为重要的快乐源，一个家庭，不管是何种关系，只要相互理解、相互信任、相互包容，就能消除隔阂，深化情感，拥有家的快乐和幸福。

夫妻和睦，子女懂事，长辈通情达理，是家庭幸福的基石。

一个家庭是否快乐幸福，在很大程度上取决于妻子。她是每个家庭及其家务活动必不可少的当家人。家庭的愉悦在很大程度上要依赖于她的勤劳、温柔和治家才智的发挥。因此，她是家庭生活中的女皇。

在城市家庭中，大多只有夫妻相伴，加一个小宝贝，少有三代同堂的家庭，但不管家庭人口多少，都存在着怎样处理好家庭成员之间的关系问题，尤其是夫妻关系不和睦，是影响家庭幸福的主因。此外，婆媳关系紧张，长辈不通情，子女不懂事也往往会引起家庭的纠纷。

一个人活在世界上，一定要有相爱的伴侣、和睦的家庭、知心的朋友。即使再忙，也一定要和自己的家人一起吃晚饭，餐桌上一定要有欢声笑语，这比有钱、有车、有房重要得多。即使穷一点，但是有了这些，我们就是在过一种正常的生活。

（一）夫妻间要互敬互让，和睦相处

家是避风的港湾，在单位无论有多少烦心事，工作有多累，回到家里看见伴侣和孩子，心中就会涌现出愉悦轻松的感觉。然而，一些夫妻把在单位人际关系上的摩擦、工作中的不愉快带回家庭，脸难看，话难听，使家变成战场，夫妻间更谈不上交流，时间一长，夫妻感情必然变得冷漠，吵架成了不可避免的事。

有专家认为，人的疾病 70% 来自家庭，人得癌症 50% 源自家庭，这说明家庭对健康的重要性。

有位哲人说过：没有吵架的家庭就没有活力，不吵架的家庭却是危险的。

夫妻，毕竟是男、女两个人，两种性格的组合，不能什么事都太认真、太计较，一个人生活在这大千世界里，难免会碰到一些不顺心的事，倘若生就一副"容不得半点沙子"的性格，那只会弄得对方很累，用惩罚对方的办法实际上也在惩罚自己，结果往往是两败俱伤。

下面提出夫妻吵架的几条准则，也许有助于和解。

一是夫妻间不管为什么事吵架，都不要用愤怒、蔑视的情绪去回击对方，而应冷静下来为解决问题而思考和交流。心理学家提醒人们要反思自己的"姿态"，在争吵中，纠正个人的立场和利益时，更要关注解决问题的方案、行动及争执背后的潜在原因。当一方出现偏见，甚至做了错事后，另一方就要以忍让的行动去感化对方。

二是不要动不动就以"离婚"要挟对方。离婚是家庭解体的最后选择，也是最愚蠢的办法，折磨的是自己。即使没有真正离婚的想法，只是气话也不可随意说，因为这种言语只会使矛盾更加激化。

一项最新研究显示，夫妻争吵时如果女方先冷静下来，用建设性的交流来给争执"降温"，更能起到"粘合剂"的作用。

有一个快乐的妻子，就会拥有快乐的生活。当妻子感觉她在婚姻中很快乐的时候，她会为丈夫做的更多，可以对他的生活乃至事业产生积极的影响。

三是不要以性要挟。俗话说，夫妻无隔夜之仇。如果因为吵架而影响夫妻的性关系，那是极其愚蠢的。因为性是维系夫妻关系的坚固纽带，一旦这一链条发生了问题，将给缓解矛盾带来更大的麻烦。

老夫老妻在非原则问题上容忍加变通就等于聪明豁达。容忍就是不要强硬地去要求对方克服其短，容忍是一种理智。"和为贵，忍为高。"

下面笔者总结了夫妻幸福生活的八大秘诀：

1.凡事要宽容大量。夫妻双方的兴趣、爱好各异时，双方都不要阻挠、限制对方，当一方有正常的异性交往时，另一方不要猜疑、嫉妒，甚至横加干涉。

2.善沟通。夫妻之间遇到困难要齐心协力共渡难关，遇到矛盾要善于沟通，不急躁、不讥讽、不记仇。

3. 要温柔。说话不要大声嚷嚷，要轻声细语，即使是批评对方，也要以温柔的声调提出；即使是争论问题，也不要声厉色严，要和颜悦色。

4. 只看对方优点。不要提对方过去任何错事，要尊重伴侣。世上没有完美的婚姻，因为世上没有完美的人。幸福婚姻的秘诀是永远只看对方的优点。

5. 多做感情交流。在家中要适当进行一些肢体接触，如抚摸对方的手、肩膀等，看电视时可依偎拥抱在一起，这些都是增进感情的"粘合剂"。

6. 少指责。一方做错了事或处于困境时，另一方要给予谅解，并协助解决，绝不是指责。

7. 体贴对方。在任何时候，做任何事情，在任何场合，都要对对方温存、体贴、关心、爱护，特别是一方处于失意状态中时。

8. 生日赠送礼物。夫妻一方过生日，另一方要准备一份对方喜爱的生日礼物。幸福就是体现在爱人满足的笑颜里。

另外，夫妻双方还应注意的是：妻子偶尔抱怨一下是发泄，可喋喋不休就会让人生厌。因为，在男人看来，抱怨不能解决问题，还会破坏夫妻沟通。

处理好公婆关系：婚姻是两个家庭成员的结合，作为妻子，如果你对公婆有所不满，最好不要挂在嘴上。多数男人都讨厌不孝顺的妻子，而且看轻公婆就等于贬低丈夫。

不做工作狂：女性如把全部精力投入工作，遭遇婚姻危机的概率就会上升。对大多数男人来说，娶妻意味着下班回家能看到满脸堆笑的爱人，有一个人能随时关心、照顾、倾听自己的喜怒哀乐。

美国杨百翰大学针对1700名婚龄在20年以上的夫妇进行跟踪研究发现，快乐夫妻更长寿的四大原因：

一是不爱争吵的夫妻饮食更规律、健康，他们更可能一起做饭吃，而经常争吵的夫妻，往往单独行事，或更常吃垃圾食品。

二是不爱争吵的夫妻压力小，睡眠好。

三是不爱争吵的夫妻更喜欢一起参加活动，染上酗酒、吸烟等恶习的概率更小。

四是不爱争吵的夫妻保健意识更强。

美国密歇根大学两性关系研究组自 1986 年以来对夫妻关系展开长期调查，并总结出"幸福夫妻的十个好习惯"，特推荐给大家：

1. 同时就寝。尽量保持同时上床休息的习惯，两人一起上床不仅能增加性爱概率，还可以聊聊天或者相拥甜蜜入眠。

2. 走路肩并肩或牵着手。调查显示，与那些一前一后走路的夫妻相比，走路时牵手的夫妻幸福感更强。

3. 多说鼓励的话，少指责。研究发现，幸福夫妻不会动辄相互批评指责，相反他们会相互鼓励，并不断做出自我改变。

4. 拥抱对方。人的皮肤是有感应的，它能区别"好的接触"（被爱的）、"不好的接触"（被虐待的）、"无接触"（被忽视了的）。与爱人相见时给对方一个拥抱，能让双方更加亲密，还能增加性爱概率。

5. 培养共同爱好。共同爱好让你更愿意和对方在一起。同时，还要培养自己的爱好，这样会增加伴侣对你的兴趣。

6. 坚持说"晚安"。不管情绪如何，坚持跟对方说"晚安"，这是在向对方传达，无论发生什么，你都很珍惜这份感情。

7. 秀恩爱。幸福的夫妻总是很乐意在公共场合表达他们的亲密，有时还会有些亲昵动作，这不是作秀，而是在宣布互相属于对方。

8. 计划性爱。一起享受性爱是夫妻最幸福的时刻，为性爱做好计划，安排约会时间，外出度假……总之，一定要重视性爱。

9. 多说"谢谢"。幸福夫妻会用"很棒""精彩"等词汇描述其夫妻关系，经常对伴侣说"谢谢"和"我很幸福"来表达自己的感受。

10. 及时解决小问题。研究发现，幸福伴侣注意解决小问题，他们不会让这些小问题积少成多，最终酿成婚姻大问题。

小布什在位时，白宫保健医生给小布什开了一个健康处方，共三条：第一条，每星期至少跟夫人相处 15 个小时；第二条，每天至少跟夫人相处 2 小时，包括一次共进晚餐或共进午餐；第三条，节假日全家外出旅游，旅游时尽量夫妻手牵手。

（二）正确处理好婆媳关系

"家家有本难念的经。"古今中外，婆媳关系都是困扰家人的一大难题。俗话说："十个婆媳九不和。"这话形象地反映了婆媳关系难以相处的现实。卷进婆媳之争的不仅有左右为难的儿子，还有不知所措的孙辈，以及家中的其他成员。婆媳关系的状况反映的是一家人的总体关系状况，婆媳不和会给整个家庭生活带来灾难性的阴影。所以说，"婆媳和，全家安"是非常有道理的。

婆媳不和原因很多，归纳起来有以下几个方面：

一是恋爱期间，婆媳的亲密关系是双方为赢得对方的好感而做出的一种姿态，它和现实的关系还有很大距离。

二是婆婆内心的失落感。有人把婆媳之间的矛盾说成是"两个女人争一个男人"的矛盾是颇有道理的。从心理学上分析，一旦儿子结了婚，儿媳把儿子拉了过去，有的儿子"娶了媳妇忘了娘"，婆婆内心不免有失落感。那种亲子的感觉、拥有的感觉都消失了。

三是权力之争。一般婆媳问题争执的焦点，常常是家庭的决策权和经济权。在家庭决策权上，儿媳妇未进门前，婆婆是一家之主。但儿媳妇进门后，情况立马改变，其角色部分被儿媳妇替代，权力被削弱，地位也转变了。婆婆产生不满的感受，无法适应这种转变。

四是生活习惯及观念的差异。两个不同的环境、不同时代、不同生活背景成长起来的人，在生活习惯上有诸多差异是很自然的事，但当两代人同居一堂、同吃一锅饭时问题就显出来了。两代人都企图改变对方，导致婆媳关系恶化。另外，婆婆总是抱孙心切，假如媳妇进门后久未生育，或婆婆重男轻女的观念很重，而媳妇却生了女孩，婆媳难免发生龃龉。在管教方面，婆婆不像媳妇那样强烈或严格，因此在教养方面容易产生种种分歧。就媳妇而言，婆婆对孙子的宽恕与包容，简直是助长孩子的气势，同时间接地影响了她当母亲的权威，使媳妇无法忍受。

家是一个讲爱的地方，当长辈的要学会与儿媳相处，最关键的是做到包容谅解，沟通交流。

老人与儿媳和睦相处要有几分热情。当今的工作对中青年的压力都比较大，老人应尽量体贴儿媳，在家务上，老人应尽量为儿媳分担一点，下班后，主动问一下劳累一天的儿媳，逢年过节可为儿媳买一两件新衣，休息时做一点儿媳喜欢吃的菜，用实际行动让儿媳知道，公婆和父母是一样疼自己的，这样相互间的隔阂就会逐步消除。

怎样做一个好媳妇：第一，要孝敬婆婆，要把婆婆当作母亲一样，这是最重要的一点。不要向丈夫抱怨、挑拨，有姑嫂的要和姑嫂和睦相处，与夫家融为一体。第二，如经济大权在你手中，而且婆婆没有收入，每个月要给婆婆一点零花钱。第三，家务事要商量着办，不可一点不做。

父亲和儿子要起调节作用，不偏袒一方，否则只能使矛盾进一步扩大。

（三）家庭成员多，要正确处理好多种关系

兄弟姐妹之间情同手足。在一个家庭里，要做到哥哥对弟弟友善，弟弟对哥哥尊敬；姐姐关怀妹妹，妹妹尊敬姐姐。对于家庭中的经济问题、家务劳动问题、住房问题、赡养老人问题，遗产分配问题等等。若每个人都能做到相互谦让，在利益上不争不抢，在义务上主动多承担，有问题坐下来商量，矛盾就会妥善解决。

姑嫂妯娌形同姐妹。俗语说：有个好哥哥不如有个好嫂子，姑嫂关系十分重要。小姑子应该把嫂嫂当成姐姐看待，尊重嫂嫂。婆媳关系不容易处好，小姑子应从中起缓解紧张关系的作用，而不能在中间搬弄是非，还要与嫂子一起做家务，照顾好老人的生活。嫂嫂也应该从各个方面关怀、体贴小姑，家务活应该多承担一些。对于还没有结婚的小姑，嫂嫂应在生活上多加照顾，对小姑不能有嫉妒心，总是嫉妒婆婆偏爱小姑，就会造成隔阂。

妯娌之间的矛盾往往起源于猜疑和戒备心理。若互相看不顺眼，互相"斗心眼"，表面上客客气气，背地里互相算计，动不动就向公婆或者丈夫"告状"，那没有不发生矛盾的。

子女要懂感恩。当今，更多的父母对子女从小到大的呵护无微不至，但是这种呵护如果超过了一定限度，就会使得子女体会不到父母的辛苦和付出，认为父母做的是理所当然。这样的子女成年后就会只专注于自己的事业与外界的交往，很少把时间留给父母，使得他们的父母感到很孤独和无助。

所以，作为儿女最必要的素质是要有一颗感恩父母的心，要知天下父母养儿育女的辛劳，和无私奉献的那颗心。

儿女希望父母能过得快乐，但现实常偏离他们的预想。其实，让父母快乐的不是礼物，也不是晚辈的高官厚禄，而是多一点时间陪父母聊聊天、表达情感，一起吃饭，一起做喜欢做的事情，周末在一起看看电视，带孩子、老人一起去逛逛公园，父母生日送一件老人喜爱的礼物等等。

百善孝为先！也许，我们的父母，不曾带给我们优越的环境和更多的财物，但是他们却尽了最大的能力，把我们养大，把他们最好的时光和精力都给了我们。从呱呱坠地到咿呀学语，从慢慢会爬到渐渐行走，再到长大成人，他们付出了毕生的精力和心血。好好爱我们的父母吧，父母的养育之恩，我们一辈子也报答不完。

最后，笔者借洪昭光老师对家的论述来总结家的重要：

世上只有家最好，男女老少离不了。
男人没家死得早，女人没家容颜老。
有家看似平平淡，没家立刻凄惨惨。
外面世界千般好，不如回家乐逍遥。

六、人生的快乐在工作中

托尔斯泰说："人生的乐趣就隐藏在他的工作之中。"

（一）改变自己，悉心做好第一份工作

无论资深的白领还是即将步入工作的大学生，内心都有一个愿望，那就是"我要找个好工作"，何谓"好工作"？大多数人的愿望是：大城市、大机关、大企业、薪金高、稳定轻松、符合自己兴趣的工作才是好工作。

但现实绝大多数人不可能有这么幸运，我们不得不为谋生而工作，似乎现实工作与理想没有什么联系，因而只好在岗位上一天天、一周周、一年年地苦熬着。其实不然，对初涉工作岗位的年轻人来说，先在被安排的岗位上积累些

经验，对将来的工作是有好处的。许多过来的人都有这样的体会：初涉岗位的第一份工作，到后来想想都起到了良好的铺垫作用。

做第一份工作就开始埋怨"安排不当"，埋怨领导不识"货"，于是怀揣一颗不安定的心，总想"远走高飞"，这种看法是不可取的。高楼大厦平地砌，先从砌一块砖、一堵墙做起才能学到当建筑师的本领。

要既不逃避现实，也不被现实所压垮，那些日夜奔波却中年早逝的所谓的成功人士，其实是人生最大的失败者。人生既不是百米短跑，也不是跑马拉松，而是朝着切合实际的目标轻松愉悦的中长跑，既要有速度，也要有耐力，平衡好追求成功的速度、耐力，体现出我们经营自己的人生艺术。

如果你是一个打工族，遇到了不懂管理、野蛮管理或错误管理的上司或企业文化，那么，请提醒自己，千万不要因为激愤和满腹牢骚而自断经脉，不论遇到什么事情，都要做一棵永远成长的苹果树。因为你的成长永远比每个月拿多少工资重要。

对上班族而言，最重要的是在年轻时期去体验各种工作，特别是经历自己所不专长的工作，从而开拓自己所不擅长的能力。否则，将来的发展会有很多困难。

干任何工作都不会是一帆风顺的，当一些来自外界的干扰让你烦恼时，要努力保持好心情，继续做好自己的工作来消除烦恼。

成功最核心的要素，不是梦想，不是欲望，不是激情，不是信念，不是坚持，不是专注……而是改变自己。

在闻名世界的伦敦威特敏斯特大教堂地下室的墓碑林中，有一块名扬世界的墓碑，它显得微不足道，不值一提，并且它没有姓名，也没有生卒年月，甚至上面连墓主的介绍文字也没有。

当我年轻的时候，我的想象力从没有受到过限制，我梦想改变这个世界。

当我成熟以后，我发现我不能改变这个世界，我将目光缩短了些，决定只改变我的国家。

当我进入暮年后，我发现我不能改变我的国家，我的最后愿望仅仅是改变一下我的家庭。但是，这也不可能。

当我躺在病榻上，行将就木时，我突然意识到：如果一开始我仅仅去改变我自己，然后作为一个榜样，我可能改变我的家庭。

在家人的帮助和鼓励下，我可能为国家做一些事情。然后谁知道呢？我甚至可能改变这个世界。

据说，许多世界政要和名人看到这块碑文时都感慨不已。有人说这是一篇人生的教义，有人说这是对灵魂的一种自省。

（二）人生最大的快乐在于有目的地工作

爱你的工作，如果你悉心从事某种职业，你会变得很快乐。愉快的工作是快乐之本、幸福之源。生活的快乐是事业成就的喜悦。

人生最大的快乐就在于有目的地、朝气蓬勃地工作。全身心投入工作中，你会得到"忘我"的快乐。如果你在工作上只是盲目地埋头苦干，把付出当作辛劳，工作便是迫不得已的苦差，伴随着的只能是无休止的忍受。相反，如果你的工作有目标，并用旺盛的精力、充分的热情和良好的心态为你的目标而努力，有了这种心态，你就会感到工作的乐趣，有了这种心态，一切将变得无比美好。同样是建筑工，有人觉得这种工作很无聊，但还是认命地干下去；有人在扎钢筋的同时，想象大楼建成后，千家万户搬进新宅的快乐，他们在辛劳扎钢筋的同时，眼睛就已经看到劳动的成果了。

前一个建筑工虽然卖力，其实跟牛马差不多，在乏味无奈中为工作打转，工作对他来讲是一种苦刑。后者在陶醉于工作的同时，看到了自己的劳动成果，因此工作是愉悦的。

记得伏尔泰曾说："没有一点热情，则将一事无成。"

美国石油大王洛克菲勒在信中告诉儿子："如果你视工作为一种负担，人生就是地狱；如果你视工作为一种乐趣，人生就是天堂。"

（三）经营好自己的长处

每个人都有自己的特点，有的人反应快，有的人知识多，有的人有气魄，有的人擅长说，有的人擅长写，有的人内向，有的人外向。因此，在找工作前，先给自己做个评估，对自己有个正确的认识。而选择职业与工作，不光要看特长，还要考虑兴趣及愿望，以及现在的资源和机会。明白自己的优势，比工作本身更重要。

1952 年，爱因斯坦曾收到祖国以色列当局的一封信，信中诚恳邀请他回去当总统。爱因斯坦是犹太人，若能当上犹太人的总统，换作一般人，自会倍感荣幸而欣然接受。出人意料的是，爱因斯坦竟然毫不犹豫地拒绝了。他说："我整个一生都在与客观物质打交道，既缺乏天生的才智，也缺乏经验来处理行政事务以及复杂的人际关系，所以本人不适合如此高官重任。"

这真是英明的决策。我们可以设想，如果爱因斯坦当了总统，那么，世界上就缺少了一个伟大的科学家，相对论也就出现不了了。

爱因斯坦依据自己客观条件不去当总统这一事实告诉我们：人生只有经营自己的长处，找准发挥自己优势的最佳位置，才能把自己的智慧和才能贡献给社会，造福人类。

（四）从忘我工作中获得快乐

无论是刚踏上工作岗位的年轻人，还是工作了多年的老员工，都无法保证每天都是在干自己喜爱的工作，即使你有跳槽的本领，也难以找到完全符合你兴趣的工作，而且"求职须知"告诉大家要适应工作，而不是让工作来适应你。因此，我们在面对自己不喜欢的工作时，也要保持一定的热情，让自己把工作与兴趣结合起来。

对待工作有两种截然不同的态度，多数人认为，所谓工作，就是一个人为了赚取薪水养家糊口而不得不做的事情；这类人，大多无法在工作中得到乐趣和意义感，因而有很多不满，情绪消极，对完成有挑战性的工作任务缺乏信心，态度悲观，容易放弃并且缺乏韧性。可这类人又没有跳槽或主动改变现状的能力，只能被动地"卡"在岗位上，做一天和尚撞一天钟，心理学上把这种状态叫"职业倦怠"。据有关部门调查，当今在各种行业里，有近80%的员工存在不同程度的职业倦怠，这不仅影响个人健康、生活乐趣，更会给工作带来消极影响。更可怕的是，"职业倦怠"像一种职场传染病，在同事间传播着负面情绪。这类人在工作中何谈人生的快乐和幸福呢？而另一些人则认为，工作是施展自己才能的岗位，是锻炼自己的熔炉，是实现自我价值的工具。

对待任何工作，正确的工作态度应是：耐心去做好这些单调的工作，以培养自己的心智和兴趣。在工作中用心去探索各种富有创意的方法。

其实，人的天赋和资质没有太大差别，关键在于坚持和努力，在这个岗位上干不好，到别的岗位也未必能干好。

幸福是建立在工作基础之上的，幸福的第一要素就是有所作为。

法国著名作家纪德说："获得幸福的秘诀，并不是为追求快乐而竭尽全力，而是在竭尽全力之中寻求快乐。"

全身心投入工作中，你会得到"忘我"的快乐。一个人的青春是在他不再追求时结束的；一个人的衰老是从他不再学习时开始的。因此要"追求"，要"学习"，"忙"才能有为，"忙"才能有乐。

在忙碌中享受生活，在忙碌中领悟生活的真谛，这就是有质量的生活。

七、人生快乐靠自己

人生得意不由天，人生快乐靠自己。

著名心理学家奥瑞利欧斯说："如果你对周围的任何事物都感到不舒服，那是你的感觉所造成的，并非事物本身如此。能够对感觉进行调整，你就可以在任何时候都振奋起来。"佛学也说，"境由心生"，"烦恼皆由心生"。所以，快乐与否完全由你自己决定。

要想成为一个快乐的人，最重要的一点就是随手关上身后的门，将过去的错误、失误统统忘掉，不要沉湎于懊恼、悔恨之中，更不要使过去的错误、失误成为今天的包袱。

（一）活着就要让自己快乐

人活着应该是为了充实自己，而不是为了迎合别人的意旨。没有自我的人，总是顾虑别人的看法，这是在为别人而活着，所以活得很累。比如有人觉得自己很矛盾：你老实巴交吧，会吃亏，被人轻视；你积极向上吧，不仅引来责难，还需步步小心；你与世无争吧，实在活得没劲。家庭之间、同事之间、上下级之间、新老朋友之间、男女之间、左邻右舍之间……天晓得会生出多少是是非非。你和新的女同胞有所接触，有人就说你居心不良；你到领导办公室去了一趟，有人背后说你是打小报告；你说话直言不讳，有人说你骄傲自满、目中无人；你埋头苦干，工作出色，人家就会说你为的是向上爬、有权欲野心……凡此种种，流言蜚语，无端责难，可以说是无处不在。所有这些，使你的大脑装满乱七八糟的东西，弄得你头昏眼花、心烦意乱，毫无快乐可言。

我们若想活得轻松、活得快乐，那就要改变自己、主宰自己。歌德说："每个人都应该坚持走自己开辟的道路，不被流言所吓倒，不受他人观点所牵制。"让所有的人都对自己满意，痛苦的只能是自己。

（二）懂得放弃才有快乐

生活在这个世界上，最难做到的无疑就是放下。

人们总认为拥有的东西越多，自己就会越快乐、越幸福。所以人们都在沿着追寻能获得更多东西的路走下去。当途中受到挫折时，我们就会产生忧郁、无奈、困惑，一切不快乐都和我们的图谋有关。我们之所以不快乐，是因为我们渴望拥有的东西太多了，或者太执着了。

比如，你爱上了一个人，而对方却不爱你，你的世界就萎缩在对方的感情上，成了你痛苦的源泉。有的甚至为此得了抑郁症，终生无法治愈。有时候，你明明知道一件难于实现的事，却想方设法、用尽心机去强求，结果却遭遇不断的挫折，弄得自己狼狈不堪。世界上有很多事，不是个人努力就能实现的，有的靠缘分，有的靠机遇，有的我们只能以看风景的心情去欣赏，自己不应该得的，不要强求，无法得到的就尽快放弃。

在这个世界上，为什么有的人活得轻松，而有的人活得沉重？前者是拿得起，放得下；而后者是拿得起，却放不下，所以沉重。

大肚能容天下之事，是一种极高的境界、一种超脱；但这种超脱，又需多年磨炼才能养成。

生活有时会逼迫你，让你不得不交出权力，不得不放弃机遇，甚至不得不抛弃爱情。你不可能什么都得到，所以，在生活中应该学会放弃。

苦苦地挽留夕阳的，是智力障碍者；久久地感伤春光的，是蠢人。什么也不愿放弃的人，常会失去更珍贵的东西。

只有放得下，才能将该拿得起的东西更好地把握住，只有这样，你的人生才会更加精彩。

一百多年前，林肯说："如果人心不平，对你印象恶劣，你就是用尽所有基督理论也很难使对方信服于你。想想那些专横跋扈的上司、刁蛮的二杆子、唠叨不休的妻子，我们都应当认识到这一点：人的思想不易改变。你不能强迫他人同意你的观点，但你完全有可能引导他们，只要你温和友善。"有一句颠扑不灭的古老真理："一滴蜂蜜要比一加仑的胆汁能招到更多的苍蝇。"人也是这样，如果你想赢得人心，首先要让他人相信你是最真诚的朋友。那样就像有一滴蜂蜜吸引住他的心，也就会有一条平坦大道通往他的理性。

生活快乐与否，完全取决于一个人对人、对事、对物的看法如何，因为生活是用思想造就的。我们若要培养快乐的心境，首先就必须拥有快乐的思想和行为，这样才能感到快乐。有一首歌开头几句是："我要快乐，但是除非能使你快乐，否则我就不会快乐……"歌词告诉我们，为自己找寻快乐最保险的方法是：奉献自己的爱心使别人快乐。

（三）快乐来自感恩

胸怀感恩之心，对生活没有抱怨，多一份感恩，就多一份快乐。感恩要有宽大的胸怀，把一切批评打击当作成长：感恩领导的批评、同事的意见、客户的不满、对手的打击，因为这一切都在为自己的成长和提升提供帮助。

感恩父母，因为他们给予我们生命，让我们健康成长；感恩师长，因为他们给予我们教诲，让我们懂得思考；感恩朋友，因为他们给予我们友爱，让我们在孤寂时看到温暖和阳光；更要感恩乐龄的长辈们，因为有他们的理解与包容、信任与支持，才使得我们不断成长与进步；感恩所有风雨中为我们辛劳的人，因为有了他们才使我们丰衣足食。

（四）快乐的密码

"快乐"一词在《现代汉语词典》中的解释是"感到幸福与满意"。快乐是我们的思想处于愉悦时刻的一种心理状态，是发自内心的。快乐不是节日的点缀，而是天天喜悦。快乐是你赠送给自己的最好礼物。当我们快乐的时候，可以想得更好、干得更好、感觉得更好，身体也更健康。科学研究证实，人在快乐的思维中，视觉、味觉、嗅觉和听觉都更灵敏。人进入快乐的思维或看到愉快的景象，视力可以立即得到改进；人在快乐的思维中记忆力大大增强，心情轻松、愉悦。

哈佛大学心理学研究了快乐与犯罪行为的关系后得出的结论是："快乐的人永不邪恶。"他们发现，大部分罪犯都是出身于不幸的家庭，或有一段不快乐的人生经历。

辛德勒博士说：不快乐是一切精神疾病的唯一原因，而快乐则是治疗这些疾病的唯一药方。

人类最快乐的事情就是想到有人需要自己，想到自己很重要，而且有能力帮助别人得到更多的快乐。

快乐不在未来而是现在。许多人现在不快乐，因为他们的欲望过高，总是企图按照一个难以实现的计划生活。他们现在不是在享受，而是在等待将来发生的事情。他们以为等自己找到理想工作以后、买下新房子以后、职务提升以后、孩子出国上名校以后、事业上有建树以后……就会快乐起来，这些人只能以失望告终。

所有的才干、知识、学历只是你在这个世界上的谋生手段，生命的终极意义其实仅是"快乐"二字。所以无论职位高低贵贱，每天都开心地微笑的人才是最聪明、最富有、最快乐的人。

第五节　生命的意义在于健康地活着

单纯的长寿难以衡量健康指标，健康的长寿更重要，生命质量才是晚年幸福生活的关键。世界卫生组织提出的"健康年龄"的概念就是："生得好，活得好，病得晚，死得快。"

长寿的前提是健康和高质量的生活，疾病缠身、举步维艰或浑身插满管子则生不如死，都与长寿的内涵相去甚远。失去活力的生命，在某种意义上就是失去了生存的价值。

一、活得长，更要活得健康

健康可以长寿，但长寿不一定就健康。最新的全球健康调查显示，同20世纪70年代相比，人类平均寿命延长了，但这多出来的岁月的素质不佳，更多人的晚年是在同病魔抗争。

在中国，很多人40多岁时已经跑不动，50多岁时腰都弯不下，60岁时有些人已经瘫在床上了，70岁时有些人已经痴呆……

寿命与健康寿命差距越大，对于晚年的担心就越多。老年医疗费用的增加和养老福利问题的严重性日益显现，更何况我们国家已经步入老龄化社会的行列。"健康地长寿"不仅是个人、家庭应该关注的问题，也是国家应该关注的问题。

寿命是指一个人从出生至死亡的一个物理生存期间，"健康寿命"则是指身体和精神都处于健康和正常状态，即无须日常护理而能独立生活的一个生存期间。世界卫生组织2012年发布的调查资料表明：美国国民的平均寿命为77岁，平均健康寿命为70岁，差异为7年；日本国民的平均寿命为82岁，平均健康寿命为74岁，差异为8年；而我国国民的平均寿命为71.8岁，高于66岁的世界平均寿命，但平均健康寿命却只有62.3岁，差异达9.5年，居世界81位。

我国老年人"长寿不健康"现象十分突出，失能老年人口已经突破3300万，是世界上失能老年人口最多的国家。据2014年6月16日由北京市疾控中心在国内首次发布的成人健康期望寿命研究结果称，18岁组人群的期望寿命62.22年，健康期望寿命为40.17年。这也就是说，一名18岁的北京人预期可以活到80岁，但在健康状态下仅能活到58岁左右，剩下的22年可能会陷入慢性疾病、老年痴呆、残疾等非健康状态，大多需要在病床上度过22年漫长的岁月。

据最新调查资料显示，我国老年病的平均患病时间是13年，这13年无论对于社会、家庭还是个人，都是一段漫长的时间。在这 13 年里，个人不但受尽疾病的折磨，痛苦不堪，还会花光个人一生的积蓄，甚至他的亲人也将因为为他治病而欠下巨额债务。

人到老年因为卧床无法自理的"长寿"并不值得羡慕，从这个层面上说：所谓"生得好，活得好，病得晚，死得快"是最佳生命状态，也是人生最理想的愿望。

如何优雅地老去，清朝文学家李渔就很得益于自己的顺手自然调理身心的医道，他强调："心和则百体皆和"，"行乐第一，止忧第二，调饮啜第三，节色欲第四，却病第五，疗病第六"。现代人认为，李渔的养生美学更接近幸福生存论，因而更合现代人的口味。

二、维护健康，是中青年的成功之路

21 世纪，就像中国的高铁，我们每个人都是高铁上的一个零件，不由自主地被驱动，疲于奔命。工作似乎永远干不完，加班成了常态，没有时间享受生活，结果是国人的健康状况日益走低。

时间就是金钱，已成为中青年的座右铭。这种疯狂的时间观念，使许多中青年（尤其是企业家和高知、白领）用青春换金钱，拿生命博将来，早早患上了疾病，提前耗尽了生命能量。就像一句充满智慧的西班牙谚语所说："匆忙的人先抵达坟墓。""过劳死"就是在慢性疲劳综合征基础上发展、恶化的结果。也许今天的社会需要这些"拼命三郎"，但更需要有着健康体魄、健全人格的"拼命三郎"。

人类发明了许多节省时间的工具，飞机、高铁、汽车、电话、电脑、网络、洗衣机等等，在生产上，机械化、自动化、流水作业，电器化、机器人代替了人工操作，可是科学越发达，人们却变得更加匆忙了。

时间的危机实际上是健康的危机，我们几乎每天都在为工作疯狂地忙碌着，没有时间与家人相处，共进晚餐，短信留言已成了许多家庭的沟通方式，孩子从学校回到空荡荡的家中，无论情感是喜悦还是愁闷，都无处诉说，我们总想着领导交办的事还未做完，自己该做的事无暇顾及，而生命中分分秒秒已填得满满的。最终却忽视了生命中最重要的——没有时间欣赏晨曦和晚霞，没有时间欣赏鸟语花香，更没有时间陪家人去公园走走，逛逛商场……

中年人活得"累"是不争的事实，研究幸福的权威专家、美国密歇根大学社会学教授英格尔哈特最新发布了研究结果：在对 52 个国家平均长达 17 年的持续性调查中，幸福指数在 40 个国家中有所增长，只在 12 个国家出现了下降。中国台湾和大陆在此期间幸福感百分数下降是最为严重的，其间中国人的生活满意度也排在负增长的倒数第 6 位。

中国人为什么活得这样累？为什么世界大多数国家幸福指数增长，而中国反而降低且进入最低的行列？为什么中国人在社会经济和物质生活财富积累大跨步前进、个人选择空间明显扩大、制约相对减少的情况下，幸福感却反而明显下降了呢？原因在于：

（一）持续的过劳和压力，是当代人健康的隐性杀手

中国人的压力为何如此之大？有学者指出：老牌资本主义国家用了 500 多年的时间完成了历史积累，其中原始积累长达 300 年，而在当今中国，我们在 30 年内完成。因此，最多、最快地获取物质资源，成为中国人背负的最大压力。

另一方面，中国人对于物质的热衷度大大高于其他国家，位居榜首，有71% 的劳动者表示，将根据自己拥有的钱、权来衡量个人的成功。

光宗耀祖的传统文化。在西方教育里，孩子从小就要学会尽一份社会责任。而在中国，要求孩子从小就要好好学习，长大光宗耀祖，这导致很多孩子成年后具有强烈的竞争意识。在学校成绩一定要前三名；毕业后要找有"钱"途的单位，工作后，要争当领导。这些压力带来的过劳总是如影随形。

（二）压力来自何方

调查显示，"工作""个人经济状况"和"来自老板"的压力排在前三位。其实，对压力的体验，人皆有之，不堪重负的学生、经常加班的员工、疲于应酬的高管、日夜操劳的私企老总、人困车乏的司机，在一线劳动岗位上工作的人……有人将压力的原因归结为以下几种：

太看重位子、总想着票子、倒腾着房子、眼盯着车子、眷顾着儿子、放不下架子、撕不开面子。

另据卫计委的一项调查，现代都市人的活动量仅仅为60年代的1/3。在这一切都"舒适"的背后，相伴而来的却是人越来越虚、越来越胖，心肺功能越来越差，肥胖、高血压、高血脂、高血糖、脂肪肝等"富贵病"越来越多。

前不久，世界卫生组织发表了一则报告，显示由于现代人懒于运动，四肢不勤，终日"坐"以待毙，从而造成每年200万人因懒惰而死。这里我要引用美国心脏病学之父怀特说的一句名言："对现代人生命的最大威胁不是交通事故，而是以车代步。"

其实，我们每个人的生命都不仅属于个人，更是属于家庭和社会的。我们善待生命，就是善待社会，保持生命的健康，就是给社会最大的贡献。如果要做"拼命三郎"，为权为财拼搏，导致英年早逝，即使留下显赫的功名、巨大的财富，但论生命，你却输了。

即使你经过拼搏使自己成了一个拥有权势的亿万富翁或人人羡慕的达官贵人，你就成功了吗？你可知一个亿万富翁或社会名流，又会有多少常人所没有的苦恼和孤独？因财富太多而衍生出来的压力和担心，因名望太大而失去了常人的自由，因居位过高而失去了天伦之乐甚至亲情和友情。

就满足人类生存的物质条件而言，亿万富翁与普通人生存的实际需要在量上都相差不多，无非就是衣食行住四大要素。从本质上看，天天山珍海味未必比粗茶淡饭更养生，高档的貂皮大衣未必比粗布棉衣更御寒，拥有豪宅别墅到晚上睡觉时也只能占一个床位，堆积如山的金银珠宝美元，你又能花多少？权势最高、金钱最多也无法使你健康长寿。

让我们潇洒地工作，快乐地享受生活，还心灵以轻松，还生命以真实，让我们的心灵在梦想的天空中自由地飞翔。

（三）压力的危害

持续的疲劳和压力，已成为当代人类健康的隐杀手，时刻威胁着毫无防备的人们。

压力是物理学的一个名词，后来人们用压力来表示人体承受的外部威胁。

在中国，无论哪个年龄段落，无论何种职业，如果你尚未具有适应压力的个性，那么，你的身心健康将面临威胁。

早在 1910 年，现代医学威廉·奥斯勒医生就写道："那些富有野心、拼命工作的人最有可能患上心脏病。"压力是当今最大的健康杀手，是导致疾病的主要原因，医学界发现：75% 以上的病人，其病因都与精神压力有关；65% 以下死亡的人中，有一半是慢性压力所致。

压力在短时间内一般不易造成明显的伤害，也难以引起人们的注意，但时间一长，日积月累的伤害就会造成人体多种器官的损害。

一是心跳会加快，呼吸会变得急促，血压也会随之升高，并导致高血压的发生。

二是肝脏会向血液中分泌葡萄糖，血糖水平会增高，并引起糖尿病。

三是血液中的胆固醇含量增加，胆固醇会在动脉沉积，导致心脏病和中风。

研究显示，当人体一旦感到压力，马上就会释放出 1400 多种不同的化学物质，这会影响感知与反应能力，还会导致身心系统紊乱，各种病毒都更容易乘虚而入。因而造成多种慢性病接踵而来，如睡眠障碍、头痛、背痛、高血压、心脏病、高胆固醇、糖尿病、胃溃疡、结肠炎、焦虑症、抑郁症、癌症猝死等许多疾病，在医院就诊的人中，有 80% 以上是压力所导致的。

人体在承受压力时，会做出复杂的应激反应，快速地消耗能量，甚至导致生命能量的枯竭。研究发现，面对压力反应过激的人，更容易过早地患上各种疾病，寿命也更短；面对压力反应较平静的人，大多生活得更健康，这是由于压力会引起体内炎症分子的水平大量升高，将内部的细胞癌化，同时会导致血管堵塞，更为严重的是，压力荷尔蒙——应激激素皮质醇会抑制免疫系统细胞，从而使我们更容易受到感染。

所有的慢性病都有心理因素的作用。压力会冲击到大脑的某些固定部位——首先是垂体和下丘脑，而后是神经和内分泌系统，继而血液的成分也会发生变化。然而这时人体却没有丝毫感觉，直到冲击到人体的其他重要器官，这样脑部的紧张就会逐渐转变成身体的疾病。

心理上的冲击与生理状况是紧密联系的，这使得人类的大脑不知不觉地成为"谋杀"器官的元凶。

癌症是压力作用的后果，事实上，患者只要听到医生说"癌症"这个词，患者就会感到无比大的压力，之后肿瘤扩大与转移的概率一定上升好几倍。癌症患者很多是被吓死的已被许多事实就证实。

1. 压力会伤害人体以下 7 个系统的健康

神经系统。受到压力后，肌肉会突然转变能量的来源，"击退"被察觉到的威胁。交感神经系统向肾上腺发出信号，释放肾上腺素、皮质醇等激素，这些激素会加快心率、升高血压、改变消化系统的活动、升高血糖。

骨骼肌系统。受到压力后的肌肉张力会增高，而肌肉长时期的收缩可以触发张力性头痛、偏头痛和各种骨骼肌的疼痛。

呼吸系统。压力让你呼吸费劲，进而引起精神恐慌。

心血管系统。在压力之下，我们的体内会分泌出压力激素，这种应激反应会逐渐损害我们的血管系统，导致高血压、各种炎症及血管损伤。英国心脏病基金会曾发表报告称，压力给人造成的紧张心理对心脏和血液循环系统会产生威胁，极大地增加了患心脏病危险。

内分泌系统。压力来临，大脑下丘脑发出信号，引起肾上腺皮质产生皮质醇。同时，肝脏会产生更多葡萄糖为身体提供额外的能量。压力消失后，你可能会觉得身体突然垮了下来，这是因为消耗了过多的葡萄糖。

胃肠道系统。压力会让你胃口大增，而后你会发生胃灼热或胃酸返流，你的胃还会产生恶心、呕吐，甚至疼痛的反应。

生殖系统。男性受到压力后，会影响生殖系统的正常功能，时间长了，这种压力导致的慢性应激会损害睾酮和精子的质量，引起阳痿。女性受到压力后，会引起月经失调或闭经。

2. 压力过大造成胆固醇升高

压力过大会影响人体脂肪代谢，导致血液中的低密度脂蛋白量升高以及罹患心脏病的概率增大。

压力可以引发血脂异常，改变脂蛋白的正常水平。血脂异常可导致低密度脂蛋白胆固醇、总胆固醇和甘油三酯增高，高密度脂蛋白胆固醇降低。

工作压力较大的人更易出现低密度脂蛋白含量偏高、高密度脂蛋白含量过低的情况，其血管也更易堵塞。

压力会影响人体清除过量胆固醇的能力，也可能引发炎症，导致胆固醇增加。另外，压力还会促使人体生成更多的脂肪酸和葡萄糖，这些物质需要肝脏生成和分泌出更多的低密度脂蛋白，将脂肪酸和葡萄糖运送到身体其他组织部位中。

3. 压力危害大脑

（1）压力会引发大脑化学变化，导致烦燥。法国研究人员发现一种酶，一旦受到压力诱发，就会攻击大脑海马区负责调解神经突触的分子，使其神经细胞间信息交流变少，进而导致烦躁情绪，失去社交能力，并使记忆力和理解力下降。

（2）慢性压力会导致大脑萎缩，降低脑容量，长期压力导致与情绪和认知功能障碍相关的大脑内侧前额叶皮层容易减小，进而伤害记忆和学习能力。即使短期压力也会导致与记忆有关的脑细胞之间的交流障碍。

（3）压力会触发大脑威胁反应，干扰记忆压力激素既妨碍大脑海马区正常活动，又增加负责情绪反应的大脑杏仁核区的活动。杏仁核区主要负责处理恐惧、感知威胁。该区域活动的增加，意味着我们处于应对潜在威胁的状态。它既限制接受新信息的能力，又导致情绪反应增强。

（4）压力导致衰老。研究表明，每一种导致大的压力的事件，都能让人衰老8岁；离婚、贫困和失业三种压力加在一起，可以使人衰老32岁。但如果能有效释放这些压力，则可以让人只衰老2岁。

（四）培养适应压力人生价值观

达尔文有名言："能够生存下来的，既不是最强壮的，也不是最聪明的，而是最能适应变化的物种。"如果你没有具有适应压力的个性，那你的身体健康将面临威胁。

研究发现，面对压力反应较平静的人大多生活得健康、快乐、长寿。

世界上最长寿的人是122岁的珍妮·查尔门特。她的长寿秘诀就在于：具有耐压的个性特征。她的座右铭是："如果你对某些事情无能为力，那就不要为它们担心忧虑。"许多长寿的老人几乎都有着相同的人生哲学，当他们在不利的境况下总能看到事情有利的一面。

适应压力的方法很多，诸如：不断调整自己的心态，变压力为动力；随遇而安，对无能为力的事情平静地接受；淡泊名利，知足常乐；积极乐观，宽容他人等等，在本书中多有讨论，不再评述，这里再介绍一种非常有效的缓解压力的办法。日本是全球压力最大的国家，人口密度大，国土资源贫乏，因此全民族都有一种极为深刻的忧患意识，他们在高压下拼命工作，被其他国家人称之为"经济动物"，日本全民族的持久的心灵压力可想而知。

可令医学界感到奇怪的是，日本国民的平均寿命是全球最高的，这是为什么？

原来日本人有一种非常好的生活习惯：他们每天都要泡热水澡，用热水泡澡有很大好处：一是泡澡时可以闭目养神，彻底放松自己的身心，舒缓一天的疲劳和压力；二是热水泡澡时全身汗腺和毛孔全部被打开，人体内的毒素会随着汗液排出体外；三是热水泡澡会使人体的血液循环加快，促进新陈代谢，使人心旷神怡，精神倍增；四是热水泡澡时人体的血管会因为接触热水而扩张，可增加血管的弹性，不易产生血管硬化、血压升高等情况，有利于防止中风的发生。舒适怡情的泡澡成了日本人舒缓压力的有效途径。

苹果公司创始人之一罗恩·韦恩，当年因意见不合退出苹果公司，以800美元的价格把10%的股票卖给了乔布斯和另一股东，如今这些股票市值大约350亿美元。不过韦恩并不后悔，他说乔布斯是"旋风"式的工作狂，如果他一直留在苹果公司工作，巨大的工作强度可能会使他没命活到现在。

现在，81岁的韦恩还活得好好的，而乔布斯早在56岁就被癌症夺去了生命。

乔布斯的临终遗言值得我们每一个人深思：

作为一个世界500强公司的总裁，我曾经叱咤商界，无往不胜，在别人眼里，我的人生当然是成功的典范。但是除了工作，我的乐趣并不多。到后来，财富于我已变成一种习惯的事实。正如我肥胖的身体——都是多余的东西组成。此刻，在病床上，我频繁地回忆起我自己的一生，发现曾经让我感到无限得意的所有社会名誉和财富，在即将到来的死亡面前已全部变得暗淡无光，毫无意义了。我也在深夜里多次反问自己，如果我生前的一切被死亡重新估价后，已经失去了价值，那么我现在最想要的是什么，即我一生的金钱和名誉都没能给我的是什么？有没有？黑暗中，我看着那些金属检测仪器发出的幽绿的光并听到吱吱的声响，似乎感到死神温热的呼吸正向我靠拢。现在我明白了，人的一生只要有够用的财富，就该去追求其他与财富无关的，应该是更重要的东西，也许是感情，也许是艺术，也许只是一个儿时的梦想。无休止的追求财富只会让人变得贪婪和无趣，变成一个变态的怪物——正如我一生的写照。上帝造人时，给我们以丰富的感官，是为了让我们去感受他预设在所有人心底的爱，而不是财富带来的虚幻。我生前赢得的所有财富我都无法带走，能带走的只有记忆中沉淀下来的纯真的感动以及和物质无关的爱和情感，它们无法否认也不会自己消失，它们才是人生真正的财富。

世界当然是欢迎乔布斯这样的人，有才华，肯拼命，为人类创造出巨大的价值。但作为我们个人，"健康地活着"，何尝不是另一种成功？生命的宽度和高度固然是衡量人生价值的一个标准，但长度和质量又何尝不是呢？

我们人生如何算作成功？可能你一生叱咤风云，但到了最后，你躺在病床上，话不能说，身不能动，口不能吃，而你平庸一生的同事，却携着老婆孩子在公园里遛弯儿——至少在此时此刻，他比你成功，而这一刻，才是我们最想拥有的结局。

"身体是革命的本钱"，这一妇孺皆知的简单道理，包含着最朴实、最深刻的真理。当代中青年们能不知道吗？但人性的弱点就在于在财权欲（功名利禄）的诱惑下，"知道，但做不到"；"明知山有虎，偏向虎山行"。因而导致这样或那样的慢性病，甚至英年早逝。

工作是永远做不完的，事情是永远做不完美的，欲望是永远没有尽头的，凡事一定要有个度，要适可而止，否则物极必反。

下面送给中青年四句真实的话：

1. 别将压力看成动力，透支身体，累坏自己。——特傻！

2. 别忘身体乃是本钱，没了健康，无法享用人生所有的乐趣。——特亏！

3. 别将名利看得太重，浮华过后最终都是过眼云烟。——特真！

4. 别以为官比百姓牛，都要退，最终都是百姓。——特准！

作为一个86岁的老年人，中青年时期，我也和大家一样在拼搏，退休前，我也由于"过劳"而"多病"，但医生没有治好我的病。我下决心学习健康知识并努力实践，弃药锻炼调整不良生活习惯，培养良好心态，使我恢复了健康，过上了晚年健康快乐幸福的生活。

三、老年人要为自己活着

岁月不会使人失去活力。自然界有四季之分，人生也有四季，少年是春天，青年是夏天，中年是秋天，老年是冬天。所不同的是，自然界的四季过后，会迎来一个新的春天，而人生的四季则只有一次。

自然界之四季，每个季节都是最美好的，而人生之四季，每个阶段都是最好的，正是："春有百花秋有月，夏有凉风冬有雪；若无闲事挂心头，都是人生好时节。"

按照世卫组织最新定义：65 岁以前算中年人，65~74 岁为年轻老人，75~90 岁才算真正的老年人，90~120 岁算高龄老年人。人的正常寿命应该是 120 岁，因此，人生应分为两个阶段，60 岁以前是第一个春天，60 岁以后是第二个春天，人生第二个春天，应比第一个春天更辉煌、更美满、更幸福。因为第二个春天，人的经验更丰富，知识更渊博，大多不再为衣食、为子女、为名利等操劳奔波。第二个春天要过得好，身体就需要健康。

（一）岁月不会使人失去活力

人人都怕老去，而人人又都将老去，这是谁也无法改变的事实，但是年老不等于衰老。年老是一种成熟，它使人变得睿智；而衰老是一种退化，它使人变得无能。

衰老从心开始，心不老，人就不会老。孔子说：保持青春的秘密，那就是："学而不知老之将至。"研究发现，健康老人的头脑，与年轻人一样富有活力。一位权威医学博士指出："一部分人的神经功能，在 60 多岁开始衰退，多数人是在 80 多岁明显衰退。但参加社会活动的老年人，精神功能不仅没有衰退，反而有所增强。"无数事实证明，许多从事创造性工作的人，大脑要比生理年龄年轻得多。有些 85 岁高龄的老人，神经传导速度竟然跟 20 多岁的年轻人差不多。一般来说，神经传导速度会随着年龄增长而降低，原因就在于这些原本平常的人，挖掘了自身的潜能，结果不仅成就了事业，也获得了持久的健康。事实上，最能反映一个人真实年龄的是他的心态。

美国作家塞缪尔·厄尔曼在他的一篇著名短文《青春》中有句非常经典的名言："青春，不是年华是心境。"皱纹是岁月的痕迹，却不是衰老的标志，人的衰老并不与岁月同步，尽管人们年事已高，但仍可活得生机勃勃。

美国哈佛大学生物学家洛信博士说："18 岁后，大脑细胞的数量将随着年龄的增加而逐渐减少。但每个人脑细胞死亡的速度不同，对脑细胞死亡较快的人来说，60 岁就可能变成痴呆，而对于脑细胞死亡较慢的人来说，80 岁仍然可以保持思维敏捷。事实上，大脑功能的衰退，大多是由于思想懒惰造成的。大脑如果不善于使用，就会逐渐丧失功能。"

（二）保持健康活力的秘诀

多年来，健康专家们一直在研究那些充满健康活力的寿星，结果发现：尽管他们的生活环境不同，人生经历各异，但却有一个共同点：那就是积极乐观的好心态。

在我们生活中不如意的事十居八九，解脱之道在于：淡泊、潇洒、从容、明智、平和、宽容。要学会做一个快乐积极的人、宽容大度的人、从容不迫的人、为他人所需的人。

老年人面临的最大威胁不是疾病，而是缺乏积极乐观的生活。没有什么比消极的生活更令人衰老多病，也没有什么比积极的生活更令人生机勃勃。我们的生活方式和生存环境，直接决定了我们衰老的速度，因此，只要我们合理照顾好自己的身体，就能延缓衰老的进程。

早在公元 1 世纪，罗马学者科尔涅利·采利斯就建议："一个人应当过各种各样的生活，城乡交替居住，常接触大自然。但要尽可能多地从事体力劳动，因为游手好闲会早衰……"美国老年医学研究结果表明，70 岁以上的男人如果每周从事锻炼或劳动的时间超过 3 小时，便会感到自己倍加年轻。因为，体力活动不仅能保持体力不衰和生活情趣，还可保持头脑清醒和创造力。科学研究认为，人体常用的部位老化得较晚。心理学家证实，脑力，特别是记忆力的减退，在很大程度上是因为缺乏精神刺激，而不是年龄作祟。生理学家们用超声波对各年龄段的人脑进行了长时间的研究后明确指出：为了不使脑老化，需要强化它的工作。事实表明，许多名著都是作者暮年之作，如诗人和思想家歌德83岁完成了他的名篇《浮士德》。文学巨匠萧伯纳、托尔斯泰等也都是尽人皆知的寿星与多产作家。

一位科学家说："谁不想老，谁就能不老，前提是你是否愿意保持健康的活力。"

（三）老有所享，快乐每一天

那么老年人应当怎样去"享老"呢？老年人最大的享老是健康并快乐地活着。要活得快乐，首先要老有所为，去做自己喜欢的事。科学家经过长期研究发现，无所事事是最容易诱发疾病的。因此，退休后，根据自己的爱好、特长和条件寻找自己有兴趣、喜欢的事，如学习健康保健知识并运用于自己的日常生活，选择几种适合自己的体育娱乐项目，如打乒乓球、散步、去公园参加集体歌咏活动、练书法、绘画、写作等等，不仅丰富自己的晚年生活，而且对健康大有作用。

（四）不做"中国式"父母

中国的家长是全世界最操劳的，从孩子出生、求学、就业到成家，一辈子为子女呕心沥血。最喜欢干涉的事情当属孩子的婚恋问题，一项民意调查显示，有76.5%的人认为父母过度干涉子女。

心理专家认为，典型的中国式父母对待子女多属于关爱型及不信任型，往往以自己的观念强加于子女，从而忽略了子女真正需要的是什么。在这种情况下，子女们的兴趣、爱好，甚至爱情是否情投意合等重要因素往往被剥夺。

许多父母总是以自己的经验去驾驭子女的生活，本意是尽量让子女生活得舒坦、幸福一些，其实，这种做法非常不利于子女成长，不仅给今后和谐的家庭生活埋下了隐患，而且把矛盾统统归结于父母，从而造成家庭危机。因此，做父母的在子女成年后，应该完全放手，让他们自己去选择生活。即使子女们遇到问题时，也要在尊重子女的基础上与之沟通，给予建议，但最终的决定权还是应交给子女。

纪伯伦有一首诗可以提醒我们：

你的儿女，其实不是你的儿女。

他们是生命对于自身渴望而诞生的孩子。

他们借助你来到这个世界，却非因你而来，

他们在你身旁，却并不属于你。

你可以给予他们的是你的爱，却不是你的想法，

因为他们有自己的思想。

你可以庇护的是他们的身体，却不是他们的灵魂，

因为他们的灵魂属于明天，属于你做梦也无法到达的明天。

（五）老人带孩子并非天经地义

在我生活的小区，有一对相依为命的老人过着平静而幸福的晚年生活。但不幸的是，住在东城的女儿生了一个男孩，要父亲去帮助照看，而住在西城的儿子又生了一个女孩，要母亲去帮助照料，就这样，把相依为命的老两口活活拆开两地分居，老人为了给子女带孩子，几个月也难得相聚，所以，每次见面时总是拥在一起哭得非常伤心，难忍相思之痛。

子女让父母带孩子，这在具有深厚家庭伦理观念的中国，往往被视为一种天经地义的事。不少子女在潜意识里也将带孩子视为老人的应尽义务，从而忽略了老人在带孩子过程中的诉求与感受，不仅缺乏对老人身心上的关爱，而且往往老人还因付出达不到子女期望值而招来"白眼"，甚至打骂。

由于长期来中国老人为子女付出太多，在"能帮则帮"的传统观念下让很多老年人的晚年生活缺乏自主性，以致让子女们习以为常，把老人的付出当成了义务。

时代在发展，中国已迈入老龄化社会，我们每个人或许都有必要反思，应当如何对待老年人？是一味索取还是感恩回报？因为我们今天对待老人的方式，就是明天你的子女对待你自己的方式。

（六）祖辈培养不出孙辈的逆商

当今，由于父母大多忙于工作，无力抚养自己的孩子，于是养育孩子的重

任大多落在祖辈身上。这种"只生不养"的"中国式"父母，让孩子从小缺失父母的亲子教育，而祖辈对孙辈的慈爱心是肯定培养不出孙辈的逆商。

我们随处见到，孩子一跌倒，赶忙去抱起来的一定是祖辈；上学、放学的路上，大都由爷爷奶奶接送；孩子的书包都是爷爷奶奶拿着；孩子每天要吃零食买玩具，爷爷奶奶一概满足；当孩子与同学或他人闹矛盾时，一些爷爷奶奶会不问青红皂白，一味祖护自己孩子，甚至当面辱骂其他孩子野蛮不讲理。

祖辈的隔代抚养，在孙辈身上倾注的爱最后往往成了害：因为，祖辈对孩子的无端溺爱，只能让孩子养成骄气和娇气，听不进不同意见、吃不得苦、挥霍浪费、目中无人、蛮横霸道，这种孩子很难融入社会、健康成长。

（七）不把儿孙惯成"啃老族"，留钱做什么？

我的一位朋友告诉我："我们老两口几十年省吃俭用节约下来的钱，到我孙子辈都花不完。"我们身边有太多这样的老人，从自己身上抠下每一分钱，都要存在银行留给子孙花。为他们今后过上好日子增加一些甘甜与色彩。在这种"中国式"父母的娇惯下，很多孩子也就很自然地被养成了"啃老族"。

"中国式"母爱的一个普遍弱点，就是重溺爱、轻理性；重奉献、轻（不）教育。只知道用金钱去"养子成龙"，不知道缺失教育会使"养子变虫"！

林则徐说过一段发人深省的话："子孙若如我，留钱做什么，贤而多财，则损其志；子孙不如我，留钱做什么，愚而多财，益增其过。"这话说得何其精辟又何其超脱！记得郑板桥给他儿子的一封信中写道："吃自己的饭，自己的事情自己干，靠天靠地靠祖宗，不是好汉！"我们民间也有"儿孙自有儿孙福，莫为儿孙做牛马"的警语。

今天能真正读懂并愿意践行上述这些话的又有多少人呢？想想看，拥有一座如金山的祖辈，又怎能甘心每天汗流浃背去沙中淘金呢？而带着老人有钱的心理去学习、去工作的人，所收获到的也必将是一个"啃老"的人生。

没有苦难，人生就像空船。优越的物质生活是葬送孩子的第一杀手，它只会滋生享乐主义、好逸恶劳、攀比之心等，温室里的花朵承受不了恶劣天气的侵袭。因此，穷养孩子是对孩子的最好投资。所谓"穷"养，就是重在培养其坚强的意志、品格和责任感，让他们变得能吃苦、独立、不怕挫折，能接受各种社会挑战，能独立承担力所能及的事。做一个自食其力的人。

（八）把握当下，活在今天

人生不能总为工作而忙，为财权打拼，为儿孙奉献。把握当下，就不要做"钱在银行，人在天堂"的悲情人物；"为今天而生"是老年人幸福生活的准则。重要的是，首先要过好属于自己的每个今天。既不懊恼过去，也不担忧未来。其次是要学会"遗忘"。遗忘经历的坎坷，遗忘个人的恩恩怨怨。过好每个今天，可以使人振奋、使人快乐。只有珍惜每一天，才能享受眼前福。

老年人如何善待自己，下面提十点建议：

1. 按照自己的条件，享受每一天，如果自己有经济条件，就多出去走走，看看美景，享受美食，充分利用社会给我们的回馈。

2. 我们为国家、为儿孙做贡献是无条件的，而索取就有条件了。别幻想儿孙会如何孝顺你，当你把最后的积蓄都为儿孙花完时，儿孙不会给你一分钱。

3. 没有希望就没有失望。只要能自理，就不要与儿女们住在一起，实在动不了了，进养老院也是不错的选择，不能把"幸福晚年"寄托在儿女身上。

4. "久病床前无孝子"不要在儿女面前总唠叨自己的困难和痛苦，否则，孩子们会烦你、讨厌你、躲着你。

5. 别把亲情看得太重，人到了老年没用的时候，亲友只会对你敬而远之。

6. 不要太感情化和人性化，不要自作多情地惦念别人，更不要轻易相信任何人，因为即使是你的影子，也会因黑夜离你而去。

7. 别轻易答应为别人做什么。有压力有负担的事情别去做，少为自己设置障碍。

8. "多一事不如少一事"，要学会放弃，要轻松打理好自己的事，对他人的事情都不要太痴心太投入。

9. 子女不在身边，虽然没那么热闹，但有了更多属于自己的空间，还不用为儿孙忙前忙后。

10. 最后，也是最重要的一条，只有你不成为身边人的包袱，长寿才有意义。反之，生命本身就会变成包袱。因此，老年人必须善待自己。

四、生活有目标，长寿之法宝

所谓生活目标，是指生活有明确的意义和指向感。指向感就是自己喜欢做的工作。目标不是负担，而是享受；有了目标，就意味着每天有那么多的时间在享受中，那是多么幸福的事情。

一位哲人说："人生的快乐就是在不断地进步中把一个有价值的目标变成现实。"成功依靠的是目标，明确的目标就是促使你不断努力的最大动力。有了目标，可以让你开动脑筋、思维活跃、精力充沛、积极向上。而生活没有目标的人，只能迷茫一生。

目标是激发生命的活力。目标能带领我们走向更充实、更精彩的人生旅途。一个人要对生活充满信念，把追求美好明天的理想作为自己设下的生活目标，凝聚成今天的实际行动，敢想敢做，终将实现自己的价值。

加拿大卡尔顿大学的研究人员发现，不管是哪个年龄段的人，若在生活中感觉自己有目标感，将有助于其活得更长，作为一个老年人，只要不服老，不怕老，生活有目标，总有很多事情可做。

研究表明，生活目标对幸福晚年影响深远：

一是有目标让人变得充实，不会因为退休后的失落感而颓废，避免心理危机的发生。

二是有目标会让生活紧张而充实，减少了空虚寂寞感乘虚而入的机会，使人心境愉悦充实，从而可以降低心脑血管疾病发生的概率。

三是提升生活幸福感，特别是当那些设定的目标——实现时，巨大的满足感会让人体会到自己的价值。

有目标现在就去做，因为你再也不会比现在年轻了！有了目标，执行要坚决，要有不达目的誓不罢休的精神，否则目标只是一纸空文。但要注意的是：对老年人而言，目标一定要切实可行，目标不一定要大，如学习健康知识，学习书法、绘画，去公园唱歌，养花种草等等都是很好的选择。

五、长寿的价值在于安乐地死去

给生命安详的终结没有痛苦，只有欢乐。

莎士比亚说，结束得完好，一切都美好。

花开花落，人生人死，是自然现象，是宇宙规律，是亘古不灭的真理。大自然创造生命，也让生命回归大自然。大千世界不断地新陈代谢，运动变化，旧的逝去，新的诞生，生生不息，循环往复；婴儿呱呱坠地，老者含笑离去，融入宇宙怀抱。人如果彻悟，会永远"没有痛苦，只有欢乐"。

一位哲人说："死亡乃是肉体生命的假日，是人生新的转折点。人不可能不死，所以我们应该欢迎它，就像白天的工作结束后，我们需要夜晚的睡眠一样，只不过死亡带给我们的是更为漫长的黑夜与白天。"

雨果说："死是什么呢？死就是江流入海，死就是落叶归根。死亡并不可怕，它不过是感觉的丧失，当我们活着时，死亡还没有到来，当我们死亡时，我们已经不在了。"

苏英国首相丘吉尔罹患绝症，有记者问他："你对死亡有什么看法？"丘吉尔若无其事地抽了一口雪茄说："酒吧关门时，我便离去"，表达了一种对生命的豁达与安详。

（一）临终时，才会看清生命的价值

一个临终的人，往往更能了解生命的真谛。因为明天永远不会再来，正因为如此，人们才会发现今天非同寻常的价值，从而使人明白该如何珍惜生命的过程，珍惜每一个当下。

当一个人接近死亡时，更容易理解放下的意义，因为人的本能是过于执着，执着于情感、执着于金钱、执着于权力、执着于享乐。只有当人放下对这些东西的执着时，才能毫无顾忌地全身心地投入生活，并从容地面对死亡，只有真正放下，才会远离悲剧和痛苦。

苹果公司创始人乔布斯在斯坦福大学做过一个精彩的演讲，他说："记住你即将死去。这是我一生中最重要的箴言，它帮我做出生命中那些重要的选

择，因为几乎现有的事情，包括荣誉、骄傲、对难堪和失败的恐惧，在死亡面前都会消失。它让我看清那些真正重要的东西，也让我不再担心失去某些东西。"

（二）死亡降临时并不痛苦

死亡永远都是一个令人恐惧和悲伤的字眼，死亡的过程在人们头脑中都是恐怖和痛苦的想象。其实死亡本身并没什么痛苦，所有的痛苦都来自对死亡的畏惧。死亡所代表的痛苦、悲哀和悲剧都不是死亡的状态，而是人们对它灾难化的想象，死亡过程给旁观者造成的痛苦，远远超过了临终者痛苦。因为所有动物都有一种保护性的生理机制，那些自然死亡的人当生命走近死亡的边缘时，这种保护机制就会开始起作用，在安详平静中将生命带到彼岸。美国第28任总统威尔逊体弱多病，但工作勤勉。弥留之际，看着身边看护人员手忙脚乱的样子，仍幽默地说："不要慌，我已经准备就绪。"

人人都要死亡，可死亡的方式不同，一种是自然的凋亡，一种是病理死亡。自然凋亡就是无痛无病、无疾而终，平安百岁，快乐轻松。

生如春花般绚烂，走如秋叶样静美。其实人离开这个世界，就像秋天的树叶一样，风一吹就掉落了，顺应自然的规律，这就是自然凋亡，也最好的结局。

（三）如何让亲人安详地离去？

死亡不是一个痛苦的过程，而是安详地走向彼岸的艺术。

理想的死亡应该是：没有痛苦，没有恐惧，没有孤独感，也没有输液。如果在临终之际，不采取延长生命的医疗措施，人就会像树木渐渐枯萎那样，自然平静地离去。但是，死在医院里的患者，不像死在家里那样安详，原因就在于直到生命的最后一刻，医生还在采取延长生命的各种医疗措施。

那么，在生命的最后几天、几小时，临终者的身体会出现什么样的变化？内心会想些什么？最需要的是什么？家人又该做些什么？不该做什么？怎样做才能让亲人舒适、安详地离去？

临终期一般为10~14天，有的则以小时计算。临终者的肉体和精神会出现一系列的变化，这时医生的工作应该从治疗转向减轻临终者的痛苦。这些变化可能会引起家人的恐慌，不知该如何应对才好，所以人们应该对临终者的表现有所了解。

临终者常处于脱水状态，体内循环的血液量骤减，皮肤又湿又冷，摸上去凉凉的。此时不要认为病人会感到冷，其实，此时毋需加盖被褥，否则，临终者会觉得太重，感到无法忍受。

呼吸衰竭使临终者喘气困难，但此时输氧已不能减轻病人的痛苦。正确的做法是：打开窗户，给病房引进足够的新鲜空气，也可使用吗啡或其他类似作用的麻醉剂。

吞咽困难使病人无法进食和饮水，此时不要给病人喂食，否则会造成呕吐，如果食物进入气管，还会导致窒息，使病人无法安静地离去。濒死的人一般不会感到饥饿。病人脱水会造成血液内的酮体积聚，从而产生一种止痛药的效应，使病人产生某种欣快感。这时候如果给病人输液，即使只输一点点葡萄糖，都会抵消这种欣快感，甚至使病人水肿、恶心和疼痛。

在生命的最后阶段，不少临终病人与家人的交流减少了，但病人心灵深处的活动增多了。有些病人在临终前一周进入昏睡状态，有的人在死前几小时进入昏睡状态，有的人在最后时刻还幸存清醒状态。一项对 100 位晚期癌症病人的调查显示：死前一周，有 56% 的病人是清醒的，44% 嗜睡，但没有一个处于无法交流的昏迷状态。当病人进入临终前最后 6 小时，清醒者仅占 8%，42% 处于嗜睡状态，50% 的人昏迷。所以家属应在病人清醒之时，抓紧时间与病人交流。如果错过了与亲人告别的机会，会造成永远无法弥补的遗憾。

听觉是最后消失的感觉，所以，不想让病人听到的话即便在最后也不该随便说出口，以免病人带着遗憾离去。

随着死亡的临近，病人的口腔肌肉变得松弛，当病人呼吸时，积聚在喉部或肺部的分泌物会发出咯咯的响声，医学上称之为死亡咆哮声。此时如果使用吸痰器不会有什么效果，还会给病人带来更大的痛苦。这时应将病人的身体转向一侧，将枕头垫高一些，或使用药物减少呼吸道分泌。

濒死的人在呼吸时还常常发出呜咽声，不过病人不一定感到痛苦，此时也可以用一些止痛剂，使病人继续与家属交流，让其安安静静地离去。

（四）对生离死别不要过度悲伤

在人漫长的一生中，每个人都必然要经历亲友的生离死别。长年的依存必然会产生难舍难分的感情，长辈与晚辈间、夫妻间、兄弟姐妹间、情人间、朋友间，都会很自然地产生亲情、友情、爱情以及各种相互间的依恋之情，这是人之常情。

然而，世上没有不散的筵席，人生最终归宿无一幸免都是走向死亡，亲友因离别而产生悲痛情绪是难免的，但我们在悲痛之余必须认识到：去世的人已经离我们而去，而活着的人还要继续生活下去，这是自然和生命的规律。

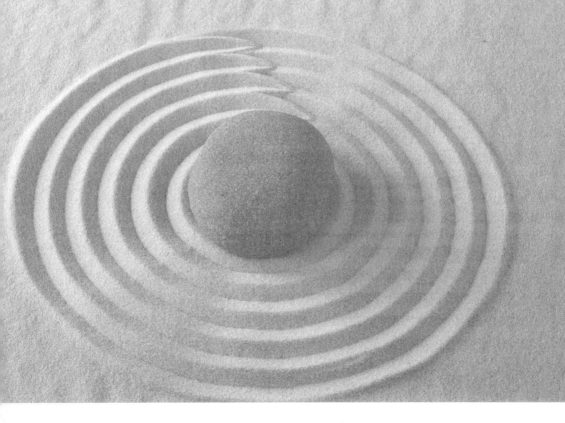

第二章

心理平衡

美国心理学家诺曼·卡斯说："虽然人类在抗击微生物的战斗中赢得了大大的胜利，但在获取心理宁静的斗争中正在输掉。"

著名健康教育家洪昭光指出："心理平衡的作用超过一切保健作用的总和。你可以别的都不注意，你只要注意心理平衡，就掌握了健康金钥匙。"

曾获诺贝尔医学奖的亚力西斯·柯瑞尔博士说："在这纷繁复杂的现代社会中，只有能够保持内心的平和宁静，才不会变成一个神经病。"然而，在当今社会，却有着太多的"精神病"。他们为了眼前的名利荣誉疯狂追求，他们的内心时常充满痛苦、悲伤、烦恼、失落等消极情绪，并且时常跌宕起伏，不能平静，痛苦异常。

所谓"心理"是指人的头脑反映客观现实的过程，一是指人的情绪、意识、思维、观念、知识等心理状态的总称；二是泛指人的思想、情感等的内心活动。所谓平衡就是一定要把握好自己的情绪不要"过度""过激"，无论何种情绪，如果达到了极致就会转化，就会失去平衡。人的情绪过度激动，犹如一颗"定时炸弹"，随时铸成大祸。心理学家发现，一个人拥有什么样的人生，取决于他持有怎样的心态。

保持心理平衡是对健康的最好投资，有了心理平衡，才有生理平衡；有了生理平衡，人体的神经系统、内分泌系统、免疫功能、各器官代谢功能才能达到最佳的协调状态，减少甚至消除疾病的发生。

保持心理平衡，关键在于防止"七情"过甚。所谓"七情"，是指喜、怒、忧、思、悲、恐、惊，即人的精神及心理活动状态。现代医学证实，"七情"过度，是人类致病的主要因素。号称人类四大杀手的疾病——癌症、心脑血管病、抑郁症、糖尿病，其发病的主要原因即为"七情"过甚所致。

人生成败的最重要因素就是健康的心态。

第一节　病由心生

苏联著名的生理学家胡夫兰德在《人生延寿法》一书中指出："一切对人的不利影响中，最能使人短命夭亡的就是不良的情绪和恶劣的心境。"俄国生理学家巴甫洛夫说："一切顽固沉重的忧郁和焦虑，足以给各种疾病大开方便之门。"

我们人体每天都会产生 3000 多个癌细胞，但为什么并不是人人都会得癌症呢？这是因为，在我们身体里面有一种"自然杀伤细胞"，它们的职责就是专门攻击、消灭癌细胞。研究者发现这样一个规律，如果一个人整天处在情绪低落中，"自然杀伤细胞"的威力就会下降 20％以上。也就是说，一个人如果整天心情不好，忧郁、焦虑……他对癌症的抵抗力就会大大降低。

世界卫生组织心理健康部主管萨拉西诺说："全球超过 90％的自杀案例和76％的慢性疾病都和心理疾病有关。"

医学界根据几十年来医疗实践的规律总结出约 80％的病是由心理因素造成的，只有 20％左右的疾病是因为细菌感染等外因和不内不外因所导致。由此可见，由心产生的种种不良情绪，才是万病的根源，病根的病根。

根据中医致病的原理，疾病不外于来自三个方面：

一是受外因"六淫"（风、寒、暑、湿、燥、火）以及具有传染性的疫疠邪气而发病，致病多见于伤害、中毒、热毒、寒暑的侵入，以及外来的细菌、病毒感染等所致。

从表面看，这类疾病似乎与一个人的精神情感、意识观念没有多大联系，但实际上外来细菌病毒的感染，与每个人自身的内部环境有着极大的关系。《黄帝内经·上古天真论》指出："正气内存，邪不可干，邪气所凑，其气必虚。"说明人体内部"正气"的盛衰与否，与各种疾病的发生有着密切关系，心态好，增强了抵抗力，病魔就被压下去了。当然，外因所致疾病由于病因比较明显，这类疾病基本上都能被药物治愈。

二是内因"七情"等情绪过度、过激或负向情绪持续过久而发病。这类疾病大多数是由于人类自身的心灵扭曲所造成的，这类疾病没有明确单一的致病原因，疾病的成因也错综复杂，致病进程又处于潜移默化的演变，导致医生无从确诊，无从下药，也无药可下。

三是由于饮食不当、生活失调、虫兽所伤而发病，这叫非内外因。

随着人类物质文明的进步，物质生活的丰富，预防医学的发展，外因和非内外因都得到了较好的防治，唯独"情绪过激"和"负面情绪"持久而导致的内因却愈演愈烈，成了威胁人类身心健康的最主要的因素。

这里我们需要正确理解"疾"和"病"是两种完全不同的概念。"疾"是外来的，"病"是内在的，想要除"疾"，要用外在的方法；想要祛"病"，就要用内化的方法，即尽量把心里的"结扣"解开。也就是说，想要治万病，最关键的就是要找到解心病的药。

据医学界临床统计，由于心理、情绪因素而造成的身心疾病，高达就诊病人总数的75%以上。可见当代威胁人类健康的主要因素，是人类自身的负面情绪和过激情绪。

心理因素导致生理疾病的医学原理是：消极心情作用于人体的肌肉、血液循环、自主神经和内分泌系统，从而破坏人体的免疫力，导致人体生病。心理疾病它所带来的对人体机能不利影响这一事实，已在全世界医学界及科学界得到普遍的认同。

调查发现，心理问题不仅在成年人中存在，而且在青少年中也相当严重，世界卫生组织近期公布的数据令人触目惊心，全球约有10亿人在经历各种心理疾病，据测算，全球每年有87万人自杀身亡……

我国15~34岁的死亡人群中，自杀是排在第一位的，我国每年有40万人以自杀方式结束生命；我国80%的身心疾病，如癌症、高血压、糖尿病、抑郁症等与心理压力有关；我国有53%以上的年轻企业家有不同程度的心理问题……

一位医学专家说得好："如果你能战胜自己的不良情绪，你将能战胜一切。"

第二节　不良情绪是罹患各种疾病的罪魁祸首

一位医学权威断言："过度劳累、阴冷潮湿的环境，营养的缺失、过度的懒惰和纵欲，都是人类健康的大敌，但是所有这些都不会比糟糕的情绪对人更为不利。很多人即使经历过恶劣的生存环境，都能活到高龄，但长期情绪不良的人，没有一个是长寿的。"

人的全身有60余种化合物起着神经传感器的作用，一旦你的情绪有了变化，它们就会把这些变化的信息一个接一个地传递给身体的各个部位。如恶劣的情绪通过人的大脑中枢神经系统活动进而影响到内分泌系统和免疫系统，从而直接导致肌体对疾病的抵抗能力的降低；恶劣的情绪能搅动气血，使人呼吸加快，造成"过度换气"。人体中大量的二氧化碳呼出了，血液中缺少二氧化碳，于是血管产生剧烈反应，这样会出现皮下发麻、指尖发麻，接着便可能是心跳加速、身体颤抖、头晕眼花、头痛，甚至昏厥。

美国医学家约翰·辛德勒根据他几十年的行医经历统计了一组数据，在常见疾病中，由不良情绪引发的，颈椎疼痛占75%，咽喉肿大占90%，头痛和头昏眼花占80%，疲劳占90%，胃胀占99%。这些症状的出现，都是因为人体气血的循环系统被恶劣情绪搅乱了。再从恶劣情绪影响内分泌系统后产生的毒素，脑垂体产生的荷尔蒙有的使血压升高，有的使肌肉僵硬，有的使神经痉挛，有的会影响肾功能，还有的影响其他内分泌腺的正常工作，继而产生更多的毒素。

另据研究，恶劣的情绪产生的毒素埋伏在我们身体的某个部位，就像地雷一样，随时都能引爆。如长期处于绝望的人比正常人患高血压的危险要高5倍；人在大发雷霆后两个小时内，心脏病发作的危险是平时的4.7倍，中风风险是平时的3.6倍。长期处于负面情绪不能自拔，对心血管等极其有害，如动脉硬化是导致心血管疾病的元凶；心脏病、糖尿病、帕金森综合征、癫痫、中风、癌症等都与抑郁的情绪有关；心胸狭隘，敌对情绪较强的人比正常人死亡率要高得多，人在生气时的生理反应是十分剧烈的，分泌物比任何情况下都复杂，如果哺乳的母亲生气后给孩子喂奶，就会在不同程度上影响婴儿的健康……

慢性的不良情绪，要比地震带来的突然惊吓危害更大。

一个人如果对什么事情都忧心忡忡，或者经常焦虑和沮丧，对他人充满敌意，很可能出现胸疼现象。胸疼使流进心脏的血液减少，从而导致心肌梗塞甚至死亡。

很多癌症病人是因为心里面窝了一口气出不来，心结导致气脉打结，气脉打结导致肿瘤发生；具有贪婪、阴险、狡诈行为的人最易得癌症；抑郁症患者不堪重负的心理压力，会促进血管絮状物的活动及细胞分裂素的分泌，而更严重的是会使血管形成栓塞。

这里我想重点讨论一下在恶劣情绪下带来的抑郁症：

抑郁症不仅会加重糖尿病、心脏病和癌症等诸多慢性病，甚至还会造成骨质疏松，因抑郁等负性情绪导致的疾病占了85％以上，它给整个身体的健康构成了巨大的威胁。

21世纪，抑郁成了人类第一号心理杀手。抑郁是一种常见的心理障碍，如果人们的抑郁、烦恼、焦虑等消极情绪不能得到很好的宣泄或解决，久之，就极易产生抑郁的心理和症状。

抑郁症主要表现为情绪低落、兴趣降低、悲观、思维迟钝、缺乏主动性、自责、饮食、睡眠差，担心自己患有各种疾病，总是感到全身多处不适，严重者可出现自杀念头和行为。可见抑郁不仅对人的身体造成危害极大，更是对人心理的一种摧残，没有任何一种心理疾病或精神病有如此高的自杀率。

被抑郁症困扰的人有很多，普通人如此，生活富裕的明星、企业家、高官也难逃此劫。如著名影星张国荣就是因为患抑郁症，最终在2003年4月1日跳楼，结束了自己的生命，这一跳虽让一切烦恼都了却，但是他的事业、他的人生、他的生命也从此终止，从而给家人留下无尽的痛苦与忧伤。

一项研究很有意义，一位心理学专家测量了两个演员的免疫功能变化，结果发现演员所扮演的角色也会直接影响免疫功能，喜剧演员免疫功能增强了，悲剧演员免疫功能下降。

不良情绪还会引起皮肤问题，很多皮肤疾患都是情绪引起的皮炎，当处于皮下的血管在情绪的影响下持续挤压时，这种皮炎可以发生在人体的任何部位。当血管缩紧时，一部分血清会从血管的薄壁挤压出去，在皮肤组织上聚集，这时皮肤会开始绷紧，然后发红，很快血清在压力之下穿过血管来到皮肤表层，这时就会出现由情绪导致的皮炎症状，如脱皮、结硬皮以及瘙痒等等。反复无常的荨麻疹、湿疹、痤疮、皮脂炎，都可能是长期不良情绪带来的后果。

不良情绪易诱发肾结石。工作压力大和生活压力较大的上班族，近半数易患肾结石。中医认为，肾结石的发生除了与湿热蓄积下焦有关，还与气火郁于下焦有关。如情志抑郁或恼怒伤肝，使肝经气滞，郁而化火，这些"火"长期郁积在肾内，像文火熬汤一样灼熬着肾内的液津，时间久了就结成石。

我国医学专家近期发现：清晨头痛与人的忧郁情绪密切相关。医学专家还发现，情绪对视力的影响也是很大的。而常患忧郁的人在 40 岁时就患老花眼；脾气暴躁的人还可使眼底动脉痉挛，严重者甚至会导致视力突然丧失。美国俄亥俄州立大学的心理学家说："情绪紧张的人伤口愈合速度要比其他人慢24％。"美国科学家还发现：少女处于青春期前如长期忧虑，其身高比其他少年平均要低 25~50 毫米。英国伦敦精神病研究所研究发现：在产后一年内患有忧郁症的妇女所生的子女在 4 岁时比其他孩子智力低下。

一个人能否掌握好自己的情绪，能否保持心理平衡，与其个人的思想、修养、人生观、价值观等有很大的关系。不良的情绪往往受到一些不愉快的情境和人际交往中所引发的反应，正视这些不愉快的体验，同时认识到不良情绪对身心的危害，主动去调适它，就能达到并维持心理平衡的状态。应用心理学之父威廉·尼姆斯说："能接受既成事实，就能克服随之而来的任何不幸。"

由此可见，健康的情绪，比如心态和平，从容淡定，乐天知命，心胸开阔，乐善好施，淡定和愉悦，都会刺激脑下垂体分泌最佳激素，这种激素的效力可能比世界上任何药物都更加有效。

第三节　心灵情感中的不良行为

在很大程度上来说，疾病是人类自身行为的产物，从疾病发生的因果关系看，行为是因，疾病是果。在人类的健康领域，与其关系最为直接的可以说是心灵情感中的疾病因素。

喜、怒、忧、思、悲、恐、惊是人类情感的七种基本情绪，贯穿每个人的一生，如果七情过旺或不足，则会伤害相应的脏腑功能而导致疾病。

人类是情感生命，一个人只要生活在这个世界上，可以说每个人的心灵，每时每刻都会受到各种不同情绪的支配和左右，比如高兴生欢喜、烦恼生忧愁、想念生思虑、气极生愤怒、欲绝生悲痛、害怕生惊慌、惊吓生恐惧。这是人之常情，无人可以幸免。

所以"七情致病说"，并不是要求人们消除七情，而是万事都要想得开，"有事不怕事，无事不找事"，对人生态度要始终保持积极乐观的心态，做到恬淡虚无、顺其自然、随遇而安。

要想远离疾病，保持生命的健康状态，必须要节制自己的七情。

一、喜——不要乐极生悲

人生的动力是快乐。健康的心态应该经常保持喜悦的心情，心怀喜悦，能使体内气机保持清升浊降的状态。

喜悦能缓和精神紧张，使人气和志达，心情舒畅，有益于健康。但凡高兴至极就变成了暴喜，甚至狂喜，从而使人心气涣散，神不守舍，甚至引起神志狂乱。《黄帝内经》讲，喜伤心，所有过度高兴、过于激动都伤心脏，心脏连着脑血管，不管什么类型的心脑疾病都和激动有关。

"范进中举"是人人皆知的一则故事，讲的就是狂喜生悲。范进是一位读书人，为了博取功名好光宗耀祖，他苦读了一辈子，然而时运不济，年年应试，可年年落榜，但他并不灰心，依然认真读书，坚持年年应试。范进的不懈努力终于有了收获，他晚年应试终于高中举人。当衙役将其中举的喜报送到范进手中，范进没料到自己真能高中，顿时乐极生癫。在我们现实生活中，有买彩票中了大奖而笑死的；有老年人搓麻将糊了个大满贯而乐死在座椅上的……

任何事情达到了极致就会转化。当一个人的情绪过分激动时，会使垂体——肾上腺系统紧张度上升，血中儿茶酚胺和皮质醇水平升高，引起心跳加快、收缩力加强、心肌耗氧加剧，从而引发心绞痛或心肌梗塞；还可诱发恶性心律失常，促使心脏停搏。同样，高血压病人的血压常常随着患者的精神兴奋而波动，大笑可引起血压的突然升高，极可能造成脑出血而危及生命。有脑血栓或蛛网膜下腔出血的病人，大笑可导致病情加重。人的情绪过度激动，犹如一颗"定时炸弹"，随时会酿成大祸。

二、愤怒——精神上的烈性毒药

愤怒是情志致病的魁首，对人体健康危害极大。怒为肝之志，"怒则气上"，气上于脑，可诱发头晕、头痛、呕血、厥逆、中风等。怒不可遏，暴跳如雷，轻则肝气横逆，重则血压陡然升高，甚至昏厥死亡。

人在发怒时大脑皮层会出现强烈的兴奋点，并向四周漫延，从而引起交感神经极度兴奋，肾上腺素分泌增加，心跳加快，呼吸急促，血压升高，各器官的正常生理功能受到干扰，极易诱发胃肠溃疡、高血压、冠心病、神经衰弱、精神病等疾病的发作或加剧。特别是老年人，暴怒犹如"烈性毒药"，随时会导致心绞痛、心肌梗塞及脑出血等严重疾病，甚至危及生命。美国科学家实验也进一步证实，人在紧张、愤怒时引起血流量和血管变化，动脉会进一步狭窄，血管直径缩小，导致血压升高，心脏负担加重。

愤怒还会引发激素分泌紊乱，内分泌系统功能失调，导致糖尿病和月经失调。

愤怒还会引起血脂水平升高，激活血小板，促进斑块破裂，诱发血栓形成，容易发生心肌梗塞和中风。交感神经过度兴奋更可引起窦性心动过速、期前收缩、心房颤动等室性心脏失常，这些都可能引起猝死。

传统医学认为，怒皆由气而生，气怒随时都可以酿成大祸，历史上由于切齿怒目而留下千古遗恨的故事很多。《三国演义》中的周瑜是一位文武英才，但好生气发怒，被诸葛亮"三气"之下，大怒而死。这是怒伤肝的写照。在现实生活中，暴怒之下铸成大错的事例更是屡见不鲜。

现实生活中，因冲动犯下的大罪比比皆是。冲动的负面力量是极为强大的，然而世上没有后悔药，一旦做出了伤害的事情，就会像烙印一样无法磨灭。研究表明，发泄会在大脑中产生某种化合物，使人获得短暂的快感。然而，人们很容易对这种快感产生依赖性，甚至故意寻找事端，以再次发泄。惯于发泄愤怒的人，在某些情况下会显示出远高于常人的攻击性。

其实，愤怒是一个人如何对待的问题，即使别人的言行的确构成了对你的某种利益伤害或侵犯，但这种伤害的程度无非是"名"和"利"等身外之物，且大多并不能直接伤害你的健康和安全。

防止发怒的最好办法是以"理"制情，以大度冷静的态度去观察客观事物，以豁达宽广的胸怀平心静气解决面对的问题，以理智克服感情冲动。孔子曰：发怒、生气是匹夫之勇，只会坏事。君子应加强德行修养，遇事做到能忍、善忍，以忍制怒。

心理学家认为，应对愤怒情绪的最佳办法不是发泄，而是学会转移注意力。大胆地选择精神愉快的事去做，如听听音乐、散散步，也可用郑板桥在难得糊涂中说的，"放一著，退一步，当下心安"，用在制怒上也是非常有效的。如果一个人能经常保持平和安详的心态，便能在生活、工作中无论遇到什么事情，都能明智地泰然处之，从而保持身心健康。由此可见，驾驭自己的情绪，是我们最重要的技能。

三、悲观——人生的绝路

医学研究发现，在悲观的情绪中，人体的交感神经系统分泌出大量的压力激素，使心跳加速、动脉收缩，进而导致心脏病发作时的症状，如心痛、气短和休克等，从而给身体带来多种慢性病的侵袭。

面对现实生活中的各种矛盾和压力，有些人不仅容易产生悲伤的负面情绪，更多的总是将悲伤放大，有的人悲伤过度，得了诸如抑郁症之类的疾病，更有些人亲手结束自己的生命。这些是既可怜又可悲的。人生有太多的不同，太多的不公平，容易悲伤的人，其心必然是脆弱的。

俗语说，家家有本难念的经。每个人都会遇到不同的挫折和打击，可以说在人生中，悲观的情绪笼罩着生命中的各个阶段，这是人生不可或缺的"调味品"。我们若只是死死抓住不如意的事情不放，那只会在悲伤的情绪里越陷越深，甚至无法自拔。

一位哲人说："悲观的人虽生犹死，乐观的人永生不老。"

人生在世，不如意事常八九。当面对一切不如意，当遇到挫折或坎坷，我们难免会产生悲伤的情绪，浸沉在悲伤的痛苦中不能自拔。其实，任何事情都会随着时间的流逝成为过去，无论是悲伤痛苦，还是忧郁难受，都会随风飘逝。

因此，当悲伤袭来时，不要让其占据我们的心灵，影响我们的生活，而是要懂得及时释放，让心灵恢复平静，以冷静的头脑、淡然的心态去战胜悲伤。倘若我们实在无能为力时，要懂得顺其自然，以一颗平常心去面对。因为，我们若想改变现实，首先必须改变自己；若想拥有快乐，那就必须去征服悲观、战胜悲观、远离悲观，健康和快乐就会回到你身边。

罗斯福是美国历史上身体残疾的总统，他在童年的时候，就患上了脊髓灰质炎，从而造成了瘸腿和参差不齐且突出的牙齿，那时的罗斯福也认为自己是天底下最不幸的孩子。但是他并没有让残疾的不幸长久地笼罩住自己的心，而是用坚强和拼搏的精神战胜了疾病，并成长为美国一位伟大的总统。

有一天罗斯福家里被盗了，不仅损失了许多钱财，还丢失了许多珍贵的东西。罗斯福的一位好友闻讯后连忙写信安慰他，劝他不要太悲伤，谁知罗斯福不但没有悲伤，还给朋友回信说："亲爱的朋友，非常感谢你的来信，我现在很好，一点也不难过。而且我还很庆幸，我必须得感谢上帝：首先，那个盗贼偷走的只是我的一部分东西，而不是全部家当；其实，他偷走的只是我的东西和钱，而没有拿走我的性命；最重要的也是最庆幸的是做贼的是他，而不是我。"

家里被盗，罗斯福却一点没有伤心，而是乐观地从被盗的不幸中寻找到了幸事，从而让自己的心情不受影响。

四、恐惧——最能使人夭亡的恶劣情绪

在一切对人体健康不利的因素中，最能使人短命夭亡的就是恶劣的情绪和紧张的心理。

一个人如果对某一事物产生恐惧，其大脑除了害怕外，呈空的状态。现代医学研究发现：当人突然受惊后，体内的肾上腺就会分泌出大量的肾上腺素，肾上腺素有人体应激"勇士"之称。它能使心跳加快，血液循环加速，为身体提供充足的血液供应，使肌肉快速伸缩以做出必要的应急行动。但分泌的肾上腺素过快会使血液循环系统如洪水泛滥一般冲击心脏，从而造成心肌纤维撕裂、

心脏出血导致心搏骤停死亡。

美国杰姆斯·克拉特教授在《生理心理学》一书中写道：曾有几个大学生在开玩笑中将一人的四肢捆绑起来，再把他的眼睛用黑布蒙上后抬到早已废弃的铁轨上，当此人听到由远而近的火车呼啸声后，突然惊叫一声便停止了呼吸。在海湾战争中，某国的"飞毛腿"导弹在开始攻击时虽然许多地区并没有被击中，但此地区因惊恐而死亡的人数却不少。

人在恐惧时为什么会被吓死？研究人员在对被吓死者的解剖中发现，被吓死的人心脏肌肉都有不同程度的损伤，并且心脏有大量出血的现象。这是由于人在受到意外的惊吓时，大脑会向肾上腺发出指令，使其分泌大量的儿茶酚胺（一种神经介质，包括肾上腺素和去甲上腺素），这种物质的大量分泌会使心跳突然加快，血压升高，心脏的耗氧量急剧增加，导致血液循环的速度突然加快，并对心脏产生冲击，使心脏肌肉受损而引起心脏出血，心搏骤停才导致死亡的。

"恐惧"伤肾，过度恐惧导致肾气失固。《黄帝内经》说：恐惧会导致肾精不足，精气不能上奉，使得心肺失其濡养。这时，人就会出现胸满腹胀，心神不安，夜不能寐等情况。肾主二便，老年人伤了肾会出现夜尿频繁，大小便不畅等症状。另外，肾主骨，老年人还会出现下肢酸软无力。

恐惧对消化系统的影响更大。所有忧愁、悲愤、痛苦、焦虑时，胃肠蠕动减慢，胃液分泌减少，胃肠机能受到严重干扰，使人不思饮食。中医中的"思伤脾"就是指精神受挫时就会影响消化。早在十九世纪有个名叫奥尔夫的医生，借助于仪器观察情绪对胃的影响。结果发现，人在恐惧时，胃黏膜充血发红，胃的运动增加，胃酸分泌增多；当人在忧愁或悲痛时，胃黏膜就变得苍白，胃运动减弱，胃酸分泌减少。如通过安慰改善其情绪时，胃的运动和分泌即恢复正常。

其实，人生最大的恐惧是死亡！世界上没有比死亡更能引起人的恐惧了。可我们每个人从出生来到人间那天开始，就开始一步步地走向死亡，这是个永恒不变的事实，也是一切生命的规律，是任何人都无法改变的自然法则。当我们真正了解这一点时，死亡还有那么可怕吗？如果一个人连死亡都不恐惧了，那还有什么事情值得恐惧呢？

五、焦虑——为疾病大开方便之门

俄国著名生理学家巴甫洛夫说："长期过度的抑郁和焦虑，给各种疾病大开了方便之门。"

现代社会对时间的利用越来越高效，但我们的健康状况却越来越糟糕，快节奏的生活方式引发的身心疾病，已经成为人类健康的主要杀手。

从心理学意义上说，所谓"焦虑"，就是在"求"与"得"之间的熬煎，有企盼才会有焦虑。焦虑情绪是受到某种刺激后产生的一种郁闷、伤感情绪。据调查，一个人思虑过度，终日闷闷不乐、忧心忡忡，精神上陷入痛苦的深渊，会导致肺功能低下，引起肺结核、肺炎、肾功能失常、尿血等症。

中医认为：悲哀忧虑则心动，心动则五脏六腑皆摇。五脏失调，六腑失畅，元神变戕，机体免疫能力明显减退，就会导致心理障碍和诱发各种身躯病变，严重的还会导致癌症或其他疑难杂症。

人际关系紧张，信任危机，从某种意义上说明陌生人社会的隔膜和冷漠给人们带来越来越大的无形压力，精神上的疏离和漂泊感让当代人无边地焦虑。

专家认为，当前民众中出现普遍的焦虑情绪，是因温饱之后，人们有了更高层次的需求，而这些需求尚未得到足够的尊重。

美国匹兹堡大学一项长期研究表明，焦虑会增加人们中风的风险，焦虑感越强，中风的风险就越大。另一项进行了 20 年的随访调查发现，有焦虑症的妇女，患心脏病的概率是其他妇女的 7 倍。科学家发现，60 岁以前得心脏病的人，绝大多数都是快节奏生活方式的人。当人们情绪紧张时，身体的某些部位的肌肉会变得僵硬，人们常见的头痛、颈椎痛、肩背疼等，都同长期紧张、焦虑情绪有关。研究发现，有 76% 的癌症患者在发病前一年内都有精神创伤或情绪过度紧张的情况。

现代医学研究发现，长期情绪焦虑的人罹患重病的概率高出常人一倍。焦虑对健康的伤害是抽烟的两倍。著名的医学家科瑞尔博士曾经发出这样的忠告："如果一个人不知道如何抗拒焦虑，他必将付出短命的代价。"就像西班牙一句充满智慧的谚语说："匆忙的人先抵达坟墓。"

焦虑时，首先要勇于面对，不逃避，相信再大的困难总会有终点。其次要学会分散注意力，如听音乐、找个同伴爬山等。如果焦虑感非常严重，就要看心理医生了。

告别焦虑，更是一个全民参与的过程，每个个体应努力做到四点：一是以行动改变，点滴从我做起；二是要理性客观地看待各类社会问题；三要学点心理学，学会放松心情；四要不抱怨，不盲从，培养积极心态。

其实，老问题和新问题，在当下社会同时存在，老的问题解决了，我们还在面对新的问题，在问题面前急不得，要用生活的淡定去面对这些问题。

六、嫉妒——心灵的肿瘤

嫉妒心理是一种难以启齿的内心情绪反映，是个人心理结构中"我"的位置过于膨胀的具体表现。嫉妒是通过肯定对方来折磨自己的一种不良心态。嫉妒的主要特征是：总怕别人比自己强，看到比自己优秀的人就表现不满、不悦甚至怨恨、恼怒等心理和情绪，并以多种形式表现出来，如疑惧、失望等等。嫉妒心极强的人，都是心胸狭窄、多疑多虑、自卑、内向、心理失衡、个性心理素质不良的人。如看到别人比自己强就生气，这在感情上人为地把对方推到了对立面，而且这种气是永远生不完的，最终受伤害的永远只能是自己，因为即使你已经很优秀、很富有、很有权势和名望，但你不可能事事处处都比他人强。心怀嫉妒的人，其内心一刻都不能安定，一个生活在大量"潜在敌人"中间，心灵哪里还有平静、安定可言？长期内心愤愤不平，终日只能在无穷的烦恼和痛苦中挣扎。嫉妒心理犹如心灵的肿瘤。

三国时期的东吴大将周瑜心胸很是狭窄，因为他看到诸葛亮比他有才华，便心生妒意，想设计害死诸葛亮。周瑜以军中缺箭为名，给吴王提议让诸葛亮十天之内造出十万支箭，并且立下军令状说，诸葛亮不能按时完成任务，就处死。

没想到，足智多谋的诸葛亮却胸有成竹地答应了。诸葛亮凭借着自己上知天文、下晓地理的才能，很快便通过"草船借箭"这条妙计得到了十万支箭，使周瑜的毒计落空。此后虽周瑜千方百计想害死诸葛亮，但是最终在一场战役中败给了诸葛亮而被活活气死，并发出"既生瑜，何生亮"的千古悲叹。其实，周瑜之死，不是被诸葛亮气死的，而完全是被自己内心的忌妒所害。

嫉妒心理的产生，在于极端的个人主义和利己主义思想作怪，它使人不能正确地认识客观事物和恰如其分地估价自我。其实，世界上不会有十全十美的人，也不会有十全十美的人生，他人的优点和自己的不足都是客观存在。如果每个人都能积极地加强思想意识的修炼，"心底无私天地宽"，心胸开阔，精神豁达，常以实事求是的态度看待他人和自己，严于律己，宽以待人，靠自己的努力去驾驭生活的风帆，那么，当你在人生旅途中逐渐克服缺点、完善自我以后，你就会发现，生活对每一个人来说都是公正的。

嫉妒情绪能使人体大脑皮层及下丘脑垂体促肾上腺皮质激素分泌增加，造成大脑功能紊乱，免疫机能失调，从而使自身免疫性疾病以及心血管、周期性偏头痛的发病率增加。医学家们还观察到，嫉妒心强的人常会出现诸如食欲不振、胃痛恶心、头痛背痛、心悸郁闷、神经性呕吐、过敏性结肠炎、痛经、早衰等现象。一项新的研究表明，嫉妒能让一个人视力降低，变得盲目。美国特拉华大学的两位心理学教授研究发现：人在产生嫉妒情绪时，他们的判断识别能力会明显下降，使其目光无法聚焦于正要寻找的目标，因此在选择时也会变得盲目。

七、生气——自毁健康的恶魔

有专家说，为什么绝大多数人活不到天年，其主要原因是：大约有50%的人是活活气死的，因为火气太大，寿命必然缩短。

一个人的心理状态对其健康状况起着至关重要的作用。心理状况怎样，就看你能否做到不生气。就总体来说，不生气就不生病，因为生气代表所有的负面情绪和过激情绪。

一些人在单位跟同事生气、跟领导生气，回到家又跟老婆、孩子生气、跟公婆生气；更有人为财、为情伤身，为权势名利弄得身败名裂。可是，当他们气绝身亡之后，财富、名利、权势、爱情都统统付诸东流。

现代医学认为，生气、发怒诱发高血压病、心肌梗塞、脑中风、消化性溃疡和胆囊炎等疾病。

"气"可以简单地分为两类：一类是情绪化的人，什么事只要一不顺心，心里就立马来"气"，而且遇事还特别爱激动。这种极端的情绪变化，最易触发长期潜伏在心脑血管中的各种隐患，直接引发脑梗塞、心肌梗塞等致命性疾病；另一类是生闷气，老是觉得自己的才能没有得到认可，如职务、待遇、住房、婚恋等，总有一口"恶气"郁结在自己的心里，日积月累，很可能转化成肝癌、肺癌等恶性肿瘤。

人生气若处在痛苦的压抑状态中时，生理反应是十分激烈的，机体会分泌某些毒性物质，破坏人体免疫力，使人易患感冒、腹泻、口腔溃疡等症，生气会造成血压骤升、心跳加快，对身体健康状况欠佳的人和老年人很容易出现脑出血、心脏病、心肌梗塞、中风及休克等重症发生。生气也是导致胃病的一个重要原因，目前的食道癌、肺癌、胃癌等都与生气和痛苦的抑郁情绪有关。

生气毒害大脑。人在生气的时候，会使大量血液涌向大脑，使脑血管的压力增高，这时血液中含有的毒素多而氧气少，对脑细胞的损害不亚于毒药，从而进一步加速了脑部的衰老。

美国心理学家爱尔马为研究心理状态对人体健康的影响，做了一系列的实验：人在心平气和时，呼出的气变成的"气水"是澄清透明的；悲痛时呼出的"气水"含有白色沉淀物；悔恨时呼出的"气水"有蛋白色的沉淀物；盛怒时呼出的"气水"有紫色的沉淀物。爱尔马把人在生气盛怒时呼出的"气水"注入白鼠体内，白鼠几分钟后即死去。人在气愤时大脑的思维容易混乱，这是大脑缺氧的表现。生气还会加快脑细胞的衰老，降低大脑功能。对高血压、脑动脉硬化患者来说，生气很容易导致脑出血，轻者引发偏瘫，重者很快死亡。

另外，生气还会诱发糖尿病。生气时，由于肝的疏泄功能失调，影响脾胃运化作用，导致胰岛素分泌过程不足引起的代谢紊乱造成糖尿病。

生气到底有多伤身？美国媒体有一综合相关研究报道，生气不仅会伤及心肝肺等人体重要组织器官，而且会增加癌症和猝死的概率，缩短预期寿命。

伤心脏：生气会导致心梗或急性冠脉综合征的发病危险增加 4.74 倍。

伤肝脏：生气会导致慢性丙肝病人病情加重。爱生气、充满敌意和轻中度抑郁人群易导致肝炎和肝损伤。

伤肺脏：年龄越大，越容易生气，肺功能也越差。生气时情绪激动过度，呼吸急促，甚至出现过度换气，造成肺泡持续扩张，得不到正常放松和休息，导致肺脏功能失常。

伤胃肠：生气会引起交感神经兴奋，导致胃肠血流量降低，蠕动减速，食欲不振，严重时还可引起胃溃疡。

皮肤愈合慢：脾气暴躁的人，身体自我修复能力更差，伤口愈合也更慢。生气会导致人体应激激素皮质醇的增加，皮质醇则会导致与人体组织修复密切相关的两种免疫细胞减少，进而导致皮肤愈合速度大减。

致癌：生气10分钟耗费的体能相当于3000米赛跑。长期生气导致的内分泌功能紊乱和人体的免疫系统功能低下，使得癌症更容易发生。

猝死：脾气暴怒的男性不仅容易发生中风，也容易发生猝死。生气会对心血管健康产生负面影响。暴怒时，肌肉中血流量高出正常水平，导致心脏供血减少，引发心肌缺血、心律不齐、大脑缺氧、气短甚至猝死。

折寿：调查发现，对他人敌视程度高，50岁前死亡的比率高达近20%。相比之下，"敌视度"最低的人50岁前死亡概率仅为5%。

这里还须特别指出，女人比男人更易生气，女人生气对健康的影响更大，至少伤害九大器官。皮肤：生气时大脑血液增加的毒素会刺激毛囊，引起毛囊炎症，出现色斑；伤子宫、乳腺：乳腺走脾胃经，子宫走肝经，下沉就伤子宫；甲状腺：老生气会使甲状腺功能亢进；大脑：生气使大量带毒素的血液涌向大脑，加快衰老；肺：女性生气时，情绪激动，呼吸急促而伤肺；胃：生气严重时会引起胃溃疡；心脏：生气时大量血液涌向大脑、面部，加重心脏负担；肝：生气时体内会分泌大量的儿茶酚胺，从而伤肝。另外，女人生气时，分泌物也比任何情况下都复杂，如果哺乳的母亲生气后给孩子喂奶，就会在不同程度上影响婴儿的健康。

每个人在生活中都难免遇到这样或那样一些不顺心的事，很难做到不生气，世上没有"后悔药"，同样也没有"消气药"，所以，消气还得靠自己。

世界卫生组织的调查显示，日本男性的平均寿命居世界之首，日本女性的平均寿命居世界第二。而日本人长寿的一个重要原因是日本人谦和有礼，能保持一颗平常心，在日常生活中很少生气。

八、攀比——心灵上的一把双刃剑

民间有一句俗语，"人比人，气死人"。这话说得一点都不过分。汉语里的"比"字最残忍，因为是两把匕首并肩走，左边的藏在鞘里，暗藏杀机，右边的明晃晃地亮出来，让人不寒而栗。

攀比是一把双刃剑，一方面它有激发个人奋斗的潜力，带来向上的动力；另一方面，比是贪婪之源，不仅容易比丢自己的幸福感，更容易产生嫉恨的邪念，甚至造成一些胆大妄为的违法行为。

盲目地拿自己的短处去碰撞别人的长处，用自己的弱势对抗别人的强项，没有原则、盲目地和他人比富有、比职位，只会使焦躁、激愤、嫉妒等情绪暴涨。一个有攀比心理的人，自始至终处于一种极度不安的矛盾之中。因其欲望永远都不可能满足，攀比只能使自己的心灵越来越扭曲，攀比的结果必然导致内心的不平，使人满腹牢骚、不思进取，甚至愤愤不平，使自己离平和的心态越来越远，更有甚者会铤而走险。

一个明智的人不是带着"红眼病"去和他人比较，而是通过观察别人的进步找出自己的不足奋勇直追，要用别人的智慧充实自己，不用别人的智慧贬低自己；要用别人的成功激励自己，不用别人的成功折磨自己；要用别人的错误提醒自己，不用别人的错误宽恕自己。当你树立正确的心态与人比较时，内心是平和的，用怀着接受的心态来观察，就能看到别人的优点，用以弥补自己的不足。

宋朝的范仲淹从政时活得很快乐。当他到了快要退休养老的年龄，他的子弟们劝他：您老一生为国家四处漂泊操劳，现在到了享清福的时候了，还不在洛阳修座大宅院，建个大花园，退下来后也好养老享清福。

范仲淹对子弟们说："我已经60多岁了，还能再活多少年？现在来修府第，那我何时才能住进去呀？再说，难道只有自己拥有园林才能快乐吗？不是的，你们看看洛阳那些士大夫修了那么多林园，他们的那个主人能常来这里游乐吗？他们所建的园林都空闲着，如果退休后我真来洛阳居住，我不是想去哪个园林游玩就去哪个园林游玩吗？何必要自己费神劳力去建造呢？"范仲淹身居要位，本可以和权贵们一样在洛阳营造府第、园林，可他不去和其他权贵们相比。居，有地方住就行；玩，别人已给他提供了场所。这就是范仲淹的快乐秘诀。

不与别人攀比，自己就会悠然自得；不把人生的目标定得太高，自己就会喜乐常在；不刻意追求完美，自己就会远离痛苦；不时刻苛求自己，自己就会活得自在；不每每吹毛求疵，自己就会轻轻松松。活得太累就会痛苦不堪。

九、孤独——可怕的"心灵毒药"

人人都可能有孤独的时候，但并非人人都能战胜自己的孤独。

一个孤独的人，不管你是已婚或未婚，也不管你是置身于人群，或者是独居一室，只要你对周围的一切缺乏了解，和你身外的世界无法沟通，你就会体会到孤独的滋味。孤独感是一种封闭心理的反映，是感到自身和外界隔绝或受到外界排斥所产生出来的孤伶苦闷的感觉。

孤独可分为两种类型，一种是人际性的孤独，大多是因为缺乏朋友、缺乏与他人交往的机会；另一种是情绪性的孤独，他们虽也有社会活动，但由于与他人缺乏真诚的沟通，使其在情感上无法获得满足而产生孤独。当今人们又总结出了把话藏在心里的"中国式孤独"。

美国俄亥俄州立大学一项报告称，孤独与寂寞不仅让人感到难过，还会降低人体免疫系统的功能；孤独感是一种长期压力源，会让人产生失落。研究显示，性格孤僻的人没有同伴倾诉，缺乏社会支持，精神压力大，容易深陷负面情绪，从而增加了炎症和心脑血管疾病危险。性格孤僻，不与他人交往，位列早亡特征第一位。

所谓"中国式孤独"，是指人们总是习惯于把想说的话埋藏在心里，而不直接表达出来。在很多场合下，我们说话习惯于"说半句藏半句"，给自己留点退路，但其内心深处，却是深深的孤独和被遗忘。这种日日被孤独感侵袭，只会觉得自己被抛弃，没有归属感，日渐苦闷、抑郁，甚至仇视社会，而做出一些极端行为。

其实，孤独一直伴随着我们每一个阶段，高考结束的失落，毕业后的惶恐，工作时的迷茫，离婚后的失落感，孩子长大后离开家庭……孤独几乎对所有的人都构成压力，导致意志消沉，机体素质下降。

孤独的人易患多种疾病。由于活动少，四肢懈怠，久而久之，精力和体力日益走下坡路，抵御疾病的能力也随之下降，就可能诱发多种疾病，如高血压、消化性溃疡、糖尿病、胆结石、神经官能症等。资料表明，孤独者由于平时心境较差，惰性很大，其心脏早衰 10~15 年，患心血管疾病的危险比一般人高出 1~1.35 倍。

孤独感会诱发痴呆。荷兰的一项研究发现，孤独感与老年痴呆症之间存在重要关联，感觉孤独的人罹患老年痴呆症的危险会增加 2 倍。孤独感是认知能力下降的一大信号，认知能力下降又会影响社交技能的发挥。多项早期研究发现，不爱社交或缺少人际交往，会增加患老年痴呆症的危险。

要战胜孤独，一要战胜自卑。因为总觉得自己不如别人，不敢跟别人接触，这是自卑心理造成的一种孤独状态。这犹如作茧自缚。只要你自信一点，钻出自织的"茧"，你就会发现跟别人交往并不是一件难事。二是与外界交流。独自生活并不意味着与世隔绝。当你单身生活无人可以倾诉时，可以给家人、朋友打个电话，约他们去看一场电影、逛一次公园或请人吃一餐饭。要知道，别人也跟你一样，需要友谊的温暖。三是享受自然，融入社会。一些习惯了孤独的人，懂得充分地享受孤独提供给他的闲暇时光，生活中有许许多多的活动都是充满了乐趣的，而孤独使你能够充分领略它们的美妙之处。这种福分，不是那些整天忙忙碌碌的人可以享受到的。一位羊倌说，他很快乐，因为他可以与野花攀谈，伴绿草起舞，与飞鸟对话，随白云飘荡。其实，人生的许多寂寞不在人的孤独，而在于心的寂寞。

许多有过痛苦经历的人都有这样的体会，当他们遭到厄运的袭击，而又不能对人倾诉时，他们会不由自主地走到郊外，走到江边，让阳光和清风吹拂，心情就会渐渐地开朗；有一个遭受感情抛弃的抑郁女孩说，当她孤独痛苦的时候，她常常跑到最热闹的大街上去，她觉得只要置身于不息的人流，就会忘掉自己的不幸。

要想从根本上克服内心的孤独感，最好给自己确立一些目标和培养某种爱好。一个懂得自己活着是为了什么的人，是不会感到孤独的。同样，一个活着而有所爱、有所追求的人，也是不会孤独的。

十、痛苦来自过高的欲望

痛苦是比出来的，烦恼是想出来的。一位哲人说得好："我们的痛苦不是问题本身带来的，而是我们对这些问题的看法造成的。"

有期望就必然有失望，无期望则无失望！这是事物的两个方面，期望越高则失望越大，如果你经常使自己的情绪陷入失望，就会演变成痛苦。而一个经常被痛苦的情绪笼罩的人，是很难拥有健康的。

痛苦使人情绪压抑、心灵扭曲、神经紧张，从而导致内分泌系统紊乱，甚至免疫功能抑制。

任何人都不可能超越社会而随心所欲地生活，不管你的地位有多高、身份有多显赫、权势有多大都无法超越。这就使我们经常处于自身的期望与现实情况（外部环境、条件）相矛盾的境遇，当我们的期望值与实际结果矛盾时，痛苦就会随之而来。倘若我们对每次发生的失望都过于在意的话，就会使自己经常处于失意和痛苦的情绪中。

十一、自卑——衰老的催化剂

一个有自卑感的人，经常轻视、否定自己，他们无论做什么都觉得自己这不行、那不行，与别人比总是有差距，对什么都没有坚持到底的信心，容易放弃，因而无论对生活还是工作都没有兴趣，更严重的可能会心灰意冷、万念俱消，失去进取的勇气。当遇到困难或挫折时，又会抱怨自己无能，负面情绪越来越多，让生活陷入一种持续低潮的深渊。

一个自卑的人，在与人的交往中处处小心谨慎，生怕说错话、做错事被人瞧不起，正确的意见不敢阐述，内心的想法不敢表达，受了委屈也不敢申辩。这类人往往自我封闭，不爱和人交流，性格孤僻。另外一种自卑的人，内心情绪比较脆弱，由于怀疑自己的能力，感觉自己不受重视，害怕受到伤害，容易表现出很强的敌对情绪，不能容忍不利于自己的事，容易发怒，经常对他人怀有不满。

自卑的人，大脑皮层长期处于抑制状态，中枢系统处于麻木状态，体内各个器官的生理功能得不到充分的调动，发挥它们应有的作用；同时内分泌系统的功能也因此而失去常态，有害激素随之分泌增多；免疫系统功能下降，抗病能力也随之下降，从而使人的生理过程发生改变，出现各种病症，如头痛、乏力、焦虑、反应迟钝、记忆力减退、食欲不振、早生白发、面容憔悴、皮肤多皱、性功能低下等，加速自己衰老的进程。

如果我们长期沉迷在自卑的阴影中，无异于给自己套上了无形的枷锁。那么如何避免掉进或走出自卑的泥潭呢？心理学家认为，树立自信是战胜自卑心理的根本方法：

合理评价自己：每个人都有自己的优点和长处，我们不能因为自己某一方面的不足或缺陷而怀疑自己的全部，我们不仅要看到自己的不如人处，还要看到自己的如人之处或过人之处。

适当表现自己：自卑感往往是在表现自己的过程中受到挫折，对自己的能力发生怀疑，因此要学会适当地表露自己的才能。无论做什么事情，都不能操之过急，要求过高。多做一些力所能及、把握较大的事情。这些事情即使微不足道，但只要坚持做下去就会取得一些小的成绩，自信心就会逐渐增强。

学会补偿自己：常言道："盲人尤聪"，就是说失明的人，耳朵特别灵，以听补言。人不仅具有生理上的补偿能力，还可以进行心理上、才能上的补偿。一是"以勤补拙"。明知自己在某些方面有缺陷，就下更大的努力去弥补。二是"扬长补短"。一个人总有他的长处和短处，而且人总有内在潜能可被挖掘。只要你以一颗平常心去对待就不难发现自己同样在许多方面比别人有优势。

扩大生活圈：多接触人和事，广交朋友。在交往中，学习他人的长处，不断提高自身存在的价值。

十二、多疑——自我伤害的毒药

多疑是指神经过敏、疑神疑鬼的消极心态。多疑的人不仅给自己的身心造成极大危害，给别人也造成一定的困扰和损害，严重时甚至造成不可挽回的局面。

多疑的人往往带着固有的成见，神经比较敏感，喜欢胡思乱想，经常会根据自己的臆想无中生有地制造一些事端来证明自己的想法，如没有根据地怀疑别人会对自己造成伤害、欺骗，甚至把别人的善意扭曲为恶意。这样的人很难有人缘，有时甚至跟许多人反目成仇。

三国时期的曹操因为多疑，错杀了许多无辜的生命，犯下了让后人不可宽恕的罪责。曹操常犯头痛病，请来华佗医治，华佗说要做开颅手术，曹操便认为华佗要借机杀他，便将华佗杀了。

另有一次，曹操被人追杀，逃到一农户家，农户家人热心地救了他的命，还准备杀猪招待曹操。曹操听到磨刀的声音后，便误以为要杀他，于是就杀光了这户农家的所有人。

精神病学家曾对多疑的人做过心理测试，发现这类人一旦发病，就会心跳加快、血压升高，内分泌出现混乱，大脑电波出现异位，患上不同程度的神经衰弱症、高血压症，严重者甚至发展成精神病；外在的表现如耿耿于怀、闷闷不乐、心情郁结、愁眉苦脸，情绪激动时还会做出反常举动。

十三、绝望——走向自我毁灭

绝望情绪对生命的危害极大，因为绝望是对自身心灵的长期煎熬，是对今后的人生失去希望的情绪表达。

就健康而言，一个对人生完全失去希望的人，是绝不可能拥有健康的，即使是躯体暂时还没有病变，其心灵的疾病已经"病入膏肓"。一个人如果由于某种原因，使自己陷入绝望的境地，一切都会变得毫无生气。在这种状态下，受其支配和统帅的脏器功能，很快就会因为情绪上的绝望而变得紊乱，躯体的病变很快就会发生。美国密歇根大学经4年的研究发现，长期处于绝望心态的人比正常人患高血压的危险要高5倍。人在大发雷霆后两小时内，心脏病发作的危险增加一倍以上。

当今社会，由于人们各种欲望的不断攀升，必然导致失望的增加。期望越高，失望越大，失望的长期积累就必然导致绝望。产生绝望情绪的患者，从某种程度上说往往已经演变成一种"习惯"，甚至"性格"，致使患者长期形成了消极厌世的心理，他们面对生活的艰辛、人生的失意、事业或爱情的挫折等等，有的人变得心灰意冷，更有人丧失了生的勇气。如近年来，一些大学生选择轻生，一些职场失意人轻生，患癌症、抑郁症、焦虑症的轻生……在中国每年死于自杀的就有 50 万人。

在现代医学词典里，凡有自杀倾向的人通常被称为"抑郁症"或"焦虑症患者"。医生所开的药物在一定程度上只能缓解患者的某些抑郁和焦虑情绪，药性一过，患者的绝望意识依旧。

在西方，心理医生的治疗，采取的方法多是耐心地倾听或苦口婆心的劝导。他们认为倾听可以有效地释放患者的紧张，给患者的情绪以宣泄，而针对性的劝导可以引导患者的意识逐渐正向化。从理论上讲，心理医生们的做法似乎有些道理，可是为什么同样没能取得应有的效果呢？

只要不怕挫折，敢于蹚过急流、踏平坎坷的人，就能达到理想的境界。

在本章第一节中讨论了"病由心生"，提出了"自制是世界上最强大的力量和财富""驾驭自己的情绪，是我们最重要的生存技能"，只有患者自己把"绝望"变为"希望"，生命才会走向精彩、走向辉煌。

在现实生活中，人可以什么都没有，唯独不能没有希望。富兰克林说："希望是生命的源泉，失去它，生命就会枯萎。"古今中外，那些拥有希望的人，都取得了事业的成功，步入了人生的辉煌。而那些丧失了希望、缺乏生活信心的人则使生命之花变得枯黄。

在逆境中，给自己希望，能激发继续追求的勇气，支撑自己坚持下去。

在绝境中，给自己希望，才能发挥一切追求的本能，不坐以待毙。南非总统曼德拉，因反对白人种族歧视，被关在只有 5 平米的小牢房里长达 27 年，为了理想、为了解救南非人民，在狱中他受尽折磨，仍天天坚持锻炼，出狱后终于当了南非总统。

在人的一生中，坎坎坷坷、曲曲折折的逆境，给自己希望，阴沉的天空才会放出阳光。一次失败，不代表永远失败，只有给自己希望，才能从失败的逆境中站起来，走向成功！

身残的人，给自己希望，同样能创造辉煌。音乐家贝多芬从小听觉就有缺陷，耳聋后仍然克服困难写出了优美的《第九交响曲》。

当有人问霍金对生命有什么感悟时，霍金说："无论命运有多坏，人总应有所作为。""生命不仅要不屈，更要抗争。""有生命就有希望，有了希望，生命才有意义。"

希望使人变得伟大，生命也因此变得精彩。无数事实向我们昭示：在人生的征途中，最重要的既不是财富也不是地位，而是在自己胸中像火焰一般熊熊燃起的信念，这就是希望。

一次，霍金演讲刚结束，一位女记者冲到演讲台前问霍金："病魔已将您永远固定在轮椅上，你不认为命运让你失去太多了吗？"

霍金的脸上充满了笑意，用他还能活动的 3 根手指，艰难地叩击键盘后，显示屏上出现了四行文字：

我的手指还能活动，

我的大脑还能思维，

我有终生追求的理想，

我有爱我和我爱的亲人和朋友。

在回答完那个女记者的提问后，他又艰难地打出了第五句话："对了，我还有一颗感恩的心！"全场的听众心灵震颤，掌声雷动，人们纷纷涌向台前，簇拥着这位非凡的科学家，向他表示由衷的敬意。

第四节　意识制造疾病

人类的意识是可以作用于躯体，甚至可以直接消除或者导致躯体病变。

人的意识是有能量的！消极的意识可以直接导致疾病，积极的意识可以直接调控并治愈疾病。

一、意识是无所不能的

一位哲学家说："意识可以把地狱造成天堂，也可以把天堂折腾成地狱。"

当今，从人类产生的各种疾病的原因看，我们的医学往往过于关注身体产生疾病的原因，而忽略精神因素所导致的疾病，更没有重视人的意识所直接制造的疾病。众所周知，医生看病判断人得病的依据是"症状"，人感觉不舒服了，才会去看医生，找出引起不适的原因，给予对症治疗，以消除身体的不适，所谓"症状"就是人体不舒服的感觉。身体有了病变导致不舒服，这是一种客观的感受，医生可以在临床通过各种医疗仪器检查中得到证实或确诊。

但一个人身体没有什么病变的症状，同样也会感觉不舒服，这极有可能仅仅是患者主观的感受，是意识制造出来的不舒服。

从心理学角度看，人有显意识和潜意识。人的意识就是眼、耳、鼻、舌、身五识，通过眼视、耳听、鼻嗅、舌尝体验等方法接收大量信息，形成自己的意识，构成自己的心态。而人的各种行为可以说无一不是在自身心灵的统帅下完成的。人的意识不仅能创造文明、创造物质，同样也能制造出大量的各种各样的症状。当你的意识作用于躯体，甚至可以直接消除或者引发躯体病变。积极的意识可有效调控并治愈疾病，消极的意识不仅可以直接导致疾病，甚至还可以制造出疾病的终结——死亡，尤其对某种突然降临的恐惧心理，潜意识可以轻而易举地制造出死亡来。

二、从安慰剂效应看潜意识的作用

近年来，安慰剂效应在现代医学中开始揭开人体自身潜在的自然自愈力对各种疾病的康复机理，并指出："无论吃药、打针，都只能暂时抑止患者病患部位的疼痛，唯有患者体内与生俱来的自然自愈力才能真正治好疾病！"

安慰剂效应的本身，实际上是在不断地向人类揭示疾病康复的自然机制，即人类的疾病是可以通过坚定的信念和良好的意识得以康复的事实。

德国波茨坦大学的一项心理学研究发现，如果患者真的相信药物会发生作用，那么即便在试用"假药"的情况下，也可以导致其大脑释放化学物质，大到跟使用真药一样的效果。这一研究从生理学角度进一步验证了医学上的安慰剂效应，即心理暗示对于病人有潜在的积极影响。

安慰剂效应的本身，实际上是在不断地向人类揭示疾病康复的自然机制，即人类的疾病是可以通过坚定的信念和良好的意识得以康复的事实。

三、用坚定的信念"想"出健康来

什么是"信念"？简言之，信念就是自己认为可以确信的看法。那么信念又是怎样帮助人们延年益寿的呢？

人的大脑就像电脑一样，录进什么就会输出什么，它会按照主人所想、所感觉的那样去支配活动。所以要经常对脑说：我很年轻、我很健康、我很快乐，用这样的心态去刺激大脑，就会让你更有朝气，生活得更幸福。积极乐观的生活态度对保持年轻的心态至关重要。由此可见，人类可以更多地依赖良好的精神、稳定的心理、积极的思维、乐观的感情、坚定的信念，通过想象消除疾病，"想"出健康来，从而达到治愈自己病患的目的。意识的物质基础是大脑。脑是生命的主宰，健康的根基，脑的盛衰决定人的一切。人体的伤痛是暂时的，容易愈合，而心灵的伤痛是最大、最痛、最深的，可以说，人生最关键、最宝贵、最有价值的东西是大脑。

《脑内革命》一书作者学者春山茂雄在序言中指出："只要心灵进行'利导思维'，体内制药厂就能制造有益于身体的药物。"也就是能促使大脑不断分泌脑内吗啡——β－内啡肽，从而能促使身体日趋健康，心情越来越愉快，精力越来越充沛，就会越活越年轻，甚至有返老还童之感。这是因为心情愉悦，在我们体内会产生出防止老化，提高自然治愈率出色的药理功效。事实也充分说明，我们体内确实有一个任何药物也无法取代的优秀制药厂。

书中又说："精神紧张是万病之源。"精神紧张能不断产生"弊导思想"，从而不断分泌出甲肾上腺素毒害自己的心、身，认为自己一切都完了，往往会导致"精神分裂症"和"神经衰弱症"。

信念是治愈癌症的神奇力量。

我们在生活中常常可以看到，有些人在被诊断为晚期癌症后，被医生告知可能只有几个月的生命，但他们竟然奇迹般地活了几年、几十年，甚至完全康复，连癌细胞也消失得无影无踪。是什么力量把他们从死神那里拽回来了呢？是信念！

所谓"信念治疗"，是指患者通过意念或想象力，用坚强、乐观的精神，深信自己一定能战胜病魔，从而消除紧张情绪，使精神完全放松，由此体内的生理生化状况也随之发生相应的改变。俗语说：药补不如食补，食补不如"神"补。神补使患者能够精神放松。

人体的自愈力，离不开信念。信念可以将各种期望转化为身体的生理变化。在身体治疗和精神治疗的许多方面，精神的作用是非常重要的。

心理学家研究证明，人的情绪因素与免疫功能有关密切的关系，积极的心理状态可以增强大脑皮层的功能，提高整个神经系统的活力，使自身的免疫功能和抗病能力大大提高。人的信心及信念能充分调动机体内的巨大潜能，通过调整、替代、补偿、重新组合等一系列的生理过程，使组织和细胞的功能与代谢趋于正常，从而建立起新的平衡。

国家著名肿瘤学家卡尔·西蒙顿博士在《重获健康》一书中写道："你是自己生命的主宰，你根本想象不到，你甚至可以控制癌症这类疾病的形成和发展。其实，通过内在的力量，你能够决定自己的生与死。"中国古代医学历来强调治人重于治病，治心重于治身。

尽管人类创造了各种治癌方法，但不管任何手术和药物，都无法替代精神信念的作用。现代医学实践已经证明，要想从疾病中获得康复，我们必须使自己的精神强大起来，坚强、乐观的精神和坚定的信念是最有效的治癌药物。来自生命的信念才是治愈癌症的强大力量。

世界卫生组织曾提出一个十分响亮的口号："人体健康的一半是心理健康。"而心理健康在很大程度上则来自个人的"信念"。

第五节　拥有好心态，做健康快乐人

心态能决定一个人的命运，心态会影响你的人生轨迹。愚人向远方寻找快乐，智者则在自己身旁培养快乐，生活中的每一个细节都蕴藏着快乐，只在于你如何感受。

一位哲人说："你的心态就是你真正的主人。"心态决定一个人的情绪，而情绪又决定一个人的人生。

在这个世界上，每个人的人生都不会一帆风顺，人生道路上充满了荆棘和坎坷。然而，我们却会看到，这个世界上存在两种人：一种人经常愁云满面、忧心忡忡；另有一种人却时时笑容满面，笑口常开。这是什么原因呢？这就是心态不同。心态好，心情就好；心态不好，心情就坏。也就是说，无论外部环境如何变化，只要我们的心态保持平和，就能谱写出快乐幸福的人生。

生活就像一杯水，痛苦是落入水中的泥沙。没有谁的生活始终充满幸福快乐，当痛苦折磨我们的心灵时，我们可以选择让心静下来，慢慢沉淀那些痛苦。如果总是不断地去搅和那些痛苦，痛苦就会充满我们的生活。所以，即使生活的水杯中落入了泥沙，我们也要努力让每一天都过得清澈。

日本作家村上春树提出一个词叫"小确幸"，即微小但确切的幸福，它是生活中小小的幸运与快乐，是内心的宽容与满足，是对人生的感恩与珍惜。当我们逐一将"小确幸"感知或记录，也就找到了最简单的幸福与快乐。

归根结底，保持一个好心态，让自己知足，给家人带来满足，这便是幸福快乐。"事能知足心长惬，人到无求品自高。"清代文人纪晓岚的老师陈伯崖写的这副自勉联，早在一百多年前就为幸福快乐做出了精确总结。

本节运用拥有好心态的实例，旨在帮助读者在工作和生活中保持良好的情绪，远离情绪病，做情绪的主人，拥有好心态，做健康快乐的人。

一、快乐不在于物质的多寡，而在于自己的心境

世界上许多事，本身并没有好坏之分，就看你怎么看待它。快乐是自找的，烦恼与痛苦也是自找的。一个人对一件事感觉快乐还是烦恼，并不完全取决于事物的本身，一个人的心境往往起着至关重要的作用。正如前美国总统林肯所说："人快乐的程度多是自己决定的。"北宋文学家苏辙说："天下之乐无穷，而以适意为悦。"世界名人卡耐基说："不要忘记，快乐并非取决你是什么人，或你拥有什么，它完全来自你的思想。"快乐的人，并非经常有快乐的事，而是拥有快乐的思想。宋代文豪苏东坡，一生命运坎坷，受排挤、遭诬陷、坐牢狱、

受辱骂、屡次被贬、穷困潦倒，但无论什么挫折，都不能把他困在愁苦之中，他以享受人生的态度生活，圆通地自我解脱，为自己送行，苦中作乐，始终保持快乐潇洒的心境。

21 世纪，人们正在印证着这样一个现实：收入不再是制约家庭幸福的最重要因素，也不是大富大贵或权倾朝野，而是包含更多非物质的因素，诸如健康、快乐、昂扬向上的好心态。

据一项大规模的研究，针对全世界 40 个国家、每个国家有 1000 名的受访者，以调查了解财富和生活满意度之间的关系。结果发现，在一些比较贫穷的国家中，财富的增加的确会提高人民的生活满意度，然而一旦国民生产总值超过人均 8000 美元之后，增加财富就不能再继续提高生活满意度了。也就是说，当穷到生活都成问题时，有钱会增加快乐幸福，然而一旦生活有了基本保障之后，再增加许多收入，也只能增加些微的幸福感，甚至完全没有影响。

另一项研究则发现，愈看重金钱的人会愈对他的收入感到不满，也连带对生活感到不满。所以说，没有钱的确容易让人痛苦，但有了钱也未必就能感到幸福，关键在你的心态，而非我们拥有的财富。

因此，一个人有了钱后，若只追求物质的享受，住豪宅、开名车，吃大餐，一开始会觉得很愉悦，然而这种快乐感持续不了多久。如果能更进一步理清生命的目标，并不断努力有所成长，才可能感到持久的满足感，而真正感受到幸福快乐。

追求愉悦很容易，享有满足感才是通往幸福之路的真正挑战。

二、多宽容，少计较，宽容的人最强大

能容忍别人的短处是风度，能欣赏别人的长处是气度。一位心理学专家说：人类要开拓健康之坦途，首先要学会宽容。

宽容不仅有益于身心健康，而且对事业成功、家庭和睦、拓展友谊都是极其重要的。

首先要宽容他人，欢迎他人的批评，不计较他人的态度，谅解他人的错误。如果你习惯宽容地对待周围的人和事，就不会因愤恨使自己终日情绪不佳，其

至为此失去心身健康。有些人总是耿耿于怀地回忆那些给他们带来的痛苦与难堪，他们的心灵被牢牢地束缚在对过去痛苦的回忆中，不能宽恕那些曾经给自己带来伤害的人，其实这种人是在用别人对自己的伤害来折磨自己。

其次应当宽容自己。对自己的各种错误言行，如已改正，就不要再用自责和悔恨来折磨自己。宽容他人和自己，虽然无法改变过去，但它能够影响现在。宽容可以让你将注意力放在自己的工作和生活上，而不是整天去计较别人的言行或自己的错误上。实际上，宽容本身就是一种爱和给予。给予曾经伤害过你的人的最好礼物，莫过于一份宽容之心。

学会宽容有助于缓解焦虑和抑郁，有研究表明，萌生"宽容的念头"，能降低患高血压和心脏病的风险。宽恕了别人，其实也就是治愈了自己。

美国的心理学家凯恩林·劳勤以宽容为课题进行了多项研究发现，能够原谅曾经背叛自己的人，血压有显著的下降。反之，拒绝宽恕他人者血压骤升，并且会增加高血压、冠心病等疾病的发作风险。另一项研究发现，宽容的人压力荷尔蒙浓质醇水平低。宽厚待人的血管病患者抑郁和焦虑的明显减少，由此导致的心血管疾病发作率显著降低。此外，宽容还能增强免疫力。

智者是宽容的。古人云："宰相肚里能撑船，将军额头跑得马。"古今中外，凡成大事者皆有包容他人的宽广胸怀。怀有一颗宽容的心，它体现的不仅仅是一种人品，更是一种睿智，一种坦荡，一种处世之道，是对生活的态度。著名画家毕加索对冒充他作品的假画毫不在乎，从不追究。对此，他风趣地说："作假画的人不是穷画家就是老朋友，那些毕加索假画能使许多人有饭而，而我也没吃亏啊。"宽容是一种仁爱的光芒，它既是对别人的释怀，自己也能从中体验到豁达大度的快乐。

人有什么样的心情，就有什么样的事业，事业的大小就看一个人的容量大小。

宽容需要一个人有海纳百川的宽广胸怀和上善若水的非凡气度。

清朝有个大学士叫张英，他父亲的房基起墙地与邻居起了纠纷，于是他写信给当官的儿子要打赢官司，张英回信写道：

千里家书只为墙，让他三尺又何妨。

万里长城今犹在，不见当年秦始皇。

张英的宽容精神感动了邻居，对方主动让出了三尺基地，这样形成了一条六尺大巷，成为世人美谈。

好心态，是照亮心灵的阳光。

有人曾批评林肯总统对待政敌的态度："你为什么总是试图让他们成为朋友呢？你应该想办法去打击他们，消灭他们才对。"

"我难道不是在消灭政敌吗？当我使他们成为我的朋友时，政敌就不存在了。"林肯总统温和地说。

宽容是修养的结晶，宽容是摆脱烦恼的良药；

宽容是一种人生的美德，宽容赋予人生的是理解和热爱；

宽容是一种伟大的襟怀，它显示出一个人的气度和力量；

宽容会使你"大肚能容天下难容之事"，不计较个人的恩怨得失；

宽容是爱心和坚强的展示。

三、淡泊不贪心，快乐享人生

"采菊东篱下，悠然见南山"是人人都向往的生活。然而，现代社会的高压力、快节奏不仅压得人们喘不过气来，有的人身心劳累，而有的人却能逍遥自在，其中的秘诀就是有无一颗淡定的心。

清朝著名养生家石成金的《长生秘诀》中，特别强调的一条重要经验就是"淡泊名利"。

淡泊是人生的最高境界，是彻底远离各种世俗烦恼和情感扭曲的积极进取，是一个人精神、心灵升华后的乐园。

淡泊就是将功名利禄看成是身外之物，不孜孜以求，不斤斤计较，得意淡然，失意坦然，总是谦和身平，心静如止水，正如诸葛亮所说的"非淡泊无以明志，非宁静无以致远"的心态、洪应明说的"宠辱不惊，闲看庭前花开花落；去留无意，漫随天外云卷云舒"的惬意。淡泊的人，体内阴阳平衡，气血通畅；淡泊的人，情绪安定，适应能力强，即使受到重大精神创伤或严重精神刺激，情绪反应也较小，而且恢复快。情绪稳定意味着中枢神经系统处于相对稳定的状态，人体的生理功能处于协调状态，免疫力就强，有利于身心健康。

淡泊要做到，不为名利所累，不攀比，不斤斤计较，不患得患失，遇事潇洒、大度，始终保持愉悦的心情和内心的满足感。

古今中外有很多大家在各自的领域中以淡泊的心态彻底抛弃了常人难以割舍的眼前利益，他们自己却感到十分充实，物质的贫乏并不影响他们精神的富有。正是这种对名利的淡泊，才能使他们义无反顾地去探索毫无利益可言的领域，忘我拼搏，乐在其中。

老子是中国哲学之父，其思想主张就是"无欲与知足"，无欲则刚，知足常乐。在他看来，罪恶没有比欲望更大，祸害没有比不知足更大，过失没有比贪婪更大。因而满足于知足，能够使你永远满足。

清代张之洞有副养生联写道：无求便是安身法，不饱真成祛病方。

西方有位哲人说过："欲望是永远填不满的沟壑。"在欲望的驱使下，贪官们一贪再贪，走上了犯罪的道路；普通人则为欲望之不能满足而痛苦挣扎，或为了蝇头小利日思暮想，甚至废寝忘食，折磨自己。

原因很简单，因为外面的世界实在太精彩而又太无奈了。精彩的世界带着强烈的诱惑，吸引着你去关注、去追求，名利欲企盼拥有更多的财富供你享受。由于欲望无止境，终其一生，忙忙碌碌，在欲海中升降沉浮，攀比、嫉妒之心扭曲了自己的心灵，受尽了心灵的折磨，疾病的煎熬。

清人有首《解人颐》诗，形象地反映了人的多层次需求和欲望无止尽的心态：

终日奔波只为饥，方才一饱便思衣。
衣食两般皆具足，又想娇容美貌妻。
娶得美妻生下子，恨无田地少根基。
买到田园多广阔，出入无船少马骑。
槽头扣了骡和马，叹无官职被人欺。
县丞主簿还嫌小，又要朝中挂紫衣。
作了皇帝求仙术，更想登天跨鹤飞。

若要世人心里足，除是南柯一梦西。

现代研究证明，如果人心存过高欲望，会使大脑神经长期处于紧张状态，心率加快，有损健康。

一项针对 90 岁以上长寿老人的调查结果表明：老年人长寿的原因与其淡泊名利、随遇而安、心胸豁达、衣食随缘、知足常乐、能忍自安的精神状态直接相关。

"不思八九，常想一二。"这是养心的药膳。让我们学会理解、学会宽容、学会感恩，释放我们的负面情绪，让心境变得平和成熟、变得淡泊宁静，坦然面对自己的失败，平静看待命运的不公，不抱怨生活，不苛求社会，以恕己之心恕人，以律人之心律己，人生不求圆满自然圆满。

魏晋南北朝时期著名文学家陶渊明由于不屑为"五斗米折腰"而弃官归隐后，一生过着简朴的生活，既不怨天尤人，也没想过身后留名，功名利禄在他的眼中只是过眼烟云。弃官归隐时，他就像一只脱笼而出的小鸟，重新回到大自然的怀抱。正是这种淡泊名利、安贫乐道的心态，使陶渊明的人生进入了另一种境界，实现了心灵平和。对于现代人来说，不可能都像陶渊明那样生活，但只要我们的内心远离名利、放弃对名利的追逐和一些不切实际的想法，脚踏实地地生活，就是一种淡泊的养生之道。

四、放下心灵重负，享受简单生活

一个人活着，对自己的需要最好是"以少为贵"。美国著名的哲学家、文学家梭罗说："我最大的本领就是需要极少。"

过简单生活：《论语》中所说："一箪食，一瓢饮，乐在其中"的生活理念，这种简单的生活能够让人平心静气，不为过多的欲望所累。

只有简单着，才能从容着，不奢求身外之物，内心就可享受充实富有。

当今，许多人在生活中，总感到焦虑，心情烦躁，似乎永远被各种各样的烦恼困扰着，轻松快乐的时刻极少。其实，不是生活中的烦恼太多，快乐太少，而是人们对许多事情过于执着，财富、地位、爱情、友情、亲情，哪一样都不愿放下。希望占有一切的欲望，才是人们饱受折磨的主要原因。直到生命再也无法承受时，才被迫放下，但为时已晚。

一位智者告诫人们："天地万物之理，皆始于从容，而卒于急促。"其实，无论对什么事，只要不急于达到过高目标，而是专注于当前正在做的事情，然后等待事情自然而然地发生，那生活就不会这样紧张、焦急和烦恼了。

人生最重要的并不在于获得，而在于能够放下。当我们放下足够多的时候，就会发现原来生命可以如此充实、轻松、快乐。

许多人难于享受到安宁的生活，是因为他们总在利害得失中穿梭，囿于浮华的宠辱，产生千般万般的妄想，进而不由自主迷失了自我，丢失掉那颗安宁的心。而当看破了功名利禄、胜负成败，就能达到时时宁静、处处安乐的境界，从而感到生命的真谛。

俗话说：境由心造。如果我们的心灵重荷累累，就不能体会到简单的奥妙，享受简单的幸福。因此，我们要学会简单生活，首先必须让自己的思想简单化，让自己的心态简单化，让自己的心灵简单化，少一些欲望，多一点自由；攀比少一点，多一点放弃，这才是简单生活的"高境界"。

五、知足常乐，人生天堂

人的情感总是希望有所得，以为拥有的东西越多，自己就会越快乐。因此，这人之情感迫使我们沿着追求获得的路走下去。可是，有一天我们突然惊觉，我们的抑郁、无聊、困惑、无奈，一切不快乐，都和我们的图谋有关。我们之所以不快乐，是因为我们渴望拥有的东西太多了，或者说太执着了。

学会放弃，这正是我们获得内心平衡和快乐的好方法。快乐有时需要我们自己去寻找、去创造。但最重要的是我们在生活、工作中要有一种平和、坦然的心态。

古希腊著名的哲学家苏格拉底年轻的时候很贫困，他不得不跟几个伙伴挤在一个七八平方米的屋子里。他的朋友来玩时，总是抱怨他的房子太小了，连站脚的地方都没有。但苏格拉底总是乐呵呵的。朋友问他："你和这么多人住在一起，如此的拥挤、难受，你还笑得出来？"

苏格拉底听了仍然笑着回答："这几个伙伴都是我的好伙伴，我们住在一起非常和睦，还可以随时交流思想和学识，难道不值得开心吗？"

几年后，同住的伙伴都先后搬了出去，只剩下苏格拉底一个人，他每天还是那样快乐，一次，一个邻居问道："小伙子，看你现在孤零零的一个人，赶快找个女朋友呀。"

苏格拉底笑着说："我虽然想找女朋友，目前还没有合适的，但是我并不孤单。有那么多书陪着我呢，书就是我的良师益友，所以我仍然很快乐！"

又过了几年，苏格拉底终于结婚有了家，他搬进了一层的化验室，因他没有钱，只能住在环境潮湿脏乱的最底层，且很不安全。有一次，朋友过来玩时就问："你家的环境这么差，你和妻子还是一副乐融融的样子，你们真的快乐吗？"

苏格拉底答："我们的确很快乐呀！住在一楼，办什么事都方便，不用爬楼梯，进门就是家，而且窗外可以种些花草蔬菜，还给生活增添了不少乐趣呢。"

又过了一年，住第七层的一个腿脚不好的邻居上下楼很困难，于是好心的苏格拉底就把一层让出来，搬到了七楼。邻居都说苏格拉底傻，住在最顶楼多不好呀。

但是苏格拉底又有一番说辞："住在顶楼挺好的，不仅通风，光线充足，而且经常爬楼梯还可以锻炼身体。"

苏格拉底的乐观心态，把"知足者常乐"这句人生哲理演绎得淋漓尽致。快乐不是别人给的，而是自己不断创造和发现的；生活中快乐无处不在，只要我们懂得知足，就会让快乐和幸福常伴着你。

其实，淡泊人生，知足常乐，无牵无挂，无欲无求，无忧无愁，无怨无悔，这样的生活，这样的境界，就是天堂，就是极乐世界！

六、难忍能忍，一忍万事成

在这万象纷呈、物流涌动、信息爆炸的大千世界，更多的刺激、更大的考验、更为严峻的挑战，不讲情面地扑面而来。金钱的吸引、物欲的诱惑……或使人激动，或使人浮躁，甚至或使人疯狂。在人的一生中，就是如此时时刻刻、一次又一次经受着"忍"的磨炼。"忍",能固己良知,自持尊严,完善自我,笑度人生;忍,能让心态更和平,情绪更稳定,日子更安定,身心更康乐。"不忍",则易丧失理性,自我膨胀,甚至泯灭人性,耻于为人。忍,福至;忍,祸消。

忍,为了追求更大的目标,可以克制自己当下的欲望,放弃眼前的诱惑,这种品质是必不可少的。

忍,说到底,要有大的心量,开阔的胸怀。心量愈大,容纳的福分也愈大。胸怀,是成事的品格,胸怀越开阔,事业越成功。所以故人有"一忍万事成""能忍自安,知足常乐"之说。

俗语说:小不忍,乱大谋,小忍才能大成。

忍耐需要修养,忍辱需要肚量。忍耐是一种境界,是一种力量。伟大的事业不是靠力气、速度完成的,而是靠性格、意志和力量完成的,忍耐可以赋予我们最强的意志和最大的力量。学会忍耐与坚守,学会妥协与吃亏,学会沉默与疼痛,就会开启我们成功之门、幸福之窗。

但在生活中,我们容易犯这样的错误:当遇到矛盾时,我们不懂得谦和与忍让;当面对名利和财富时,我们不愿意吃亏,总想占点小便宜;当遭遇到别人批评和指责时,我们又死要面子,不肯认错,据理力争。同业间、同事间展开竞争,甚至不择手段算计对方、设置障碍、布设陷阱。从此,生活中多了疲惫,少了愉悦;多了惶恐,少了舒心;多了病患,少了健康。所有这些只会激化矛盾,让事情变得更加棘手,最终给自己带来损害。

人生在世,逆境难免。看不顺眼的事,甚至是世人的几句闲言,邻里的一点摩擦,晚辈的随口顶撞,旁人的一双白眼,最好还是处之泰然,一忍为快,千万不要生气发怒。《老老恒言》在"戒怒"一节中说:"虽身值可怒,但当思事与身孰重,一转念间,可以涣然冰释。"俗话说:"忍得一时之气,免得百日之忧。"孙思邈在《千金方》中告诫人们:"养生之要,耳无妄听,口无妄言,身无妄动,心无妄念,皆有益于老人。"可见,忍能养身。据古籍记载:唐朝张公活到一百多岁,长寿经验就是一个"忍"字。

生命必须包含忍耐与等待,只有那些能够忍耐痛苦,善于在困境中等待的人,才会具有强韧的生命力。等待不是消极被动,它既是一种甘于糊涂的静守,又是一种审时度势的清醒,它是一种充满生命张力的状态。

　　人们总以为，必须面对问题，才能解决问题，但有时候避开问题似乎是更好的选择。如果你遇到的问题不是很严重，忽视它就可以了，因为它不值得你花费太多的精力；如果你遇到的问题很严重，也不要急于去解决，仓促应战不是明智之举。

　　当糟糕的问题发生时，不要过分敏感和情绪化，如果一时找不到更好的解决办法，可以暂时将事情放下，过一段时间，事情自身可能会发生变化，带给你更好的解决问题的时机。

　　在现实生活中，你不可能每次都获胜，每次都成功，重要的是，你要在被别人超过之后，仍能保持自信和自尊，始终如一地向自己的目标迈进。首先从学会忍耐小事做起，然后便能忍耐大事。一位学者说："谁要是能把忍耐和自制作为立身行事的准则，谁就会平安顺利地度过一生。"

　　晚清名将曾国藩，未求取功名前，去长沙读书。他的书桌就在窗前，后来有个叫展大宽的同学来了，因为来得晚，书桌只好安排在墙角。一天，展大宽突然冲着曾国藩大吼："亮光都是从窗子照进来的，你凭什么遮挡别人？"曾国藩一声不响地把桌子挪开。但展大宽仍不满意，第二天，他趁曾国藩不在，竟把自己的书桌挪到窗前，把曾国藩的书桌移到墙角。曾国藩看了没说一句话，之后他就一直在墙角的位置读书。后来曾国藩考中了举人，展大宽又来寻衅。他气呼呼地说："你读书的地方风水好，那本来是我的，结果让你给夺去了。"旁边的同学为曾国藩抱不平，问道："书桌的位置不是你呦二喝三的非要换过来的吗？"展大宽无理取闹地说："所以呀，他才夺了我的好风水！"同学们说："那好啊，你再搬回墙角吧，明年准能中举！"众人哄堂大笑，展大宽一脸狼狈，而曾国藩在旁，始终和颜悦色地听着，不置一词。

　　的确，曾国藩有大智，智在善忍！所以之后数十年的官场，都证明了他有过人胆识和高超的谋略。他的成功，最终归功于一个"忍"字。

　　没有对挫折的忍容力，就没有意志和耐力。忍和耐不可分离，忍是耐的基础，耐是忍的结果，有忍力才有耐力。

　　如果有一种自我约束的克制力，坚韧不拔的容忍力，刚毅顽强的坚持力，就是一个吓不退、压不垮、打不倒的硬汉子，是一个任凭风浪起，稳坐钓鱼台的人。

面对伤害微微一笑是涵养，面对嘲笑置之不理是宽容。

忍耐是一种能力，也是一种修养。人生很多时候都需要忍耐，忍耐误解，忍耐寂寞，忍耐清贫，忍耐失败，等等。"红尘白浪两茫茫，忍辱柔和是妙方；从来硬弩弦先断，每见钢刀口易伤。"忍耐力体现着一个人能屈能伸的胸怀。人生有巅峰也有低谷，那些在低谷中还能泰然处之的人，才是真正的智者和强者。

忍是仁人之气量，忍是君子之根本。有诗为证：

忍得淡泊可养神，忍得名利泰然心。

忍得语言免是非，忍得争斗消仇恨。

忍得辱骂不回声，他的恶口自安靖。

忍得人打不回手，他的毒手自没劲。

忍是吃亏可增福，忍得荒淫可立品。

不忍百福皆雪消，一忍万祸皆灰烬。

七、活在当下，享受平凡快乐生活

人的遗憾之处在于：他们急于成长，然后又哀叹失去的童年；他们以健康换取金钱，又想用金钱恢复健康；他们对未来焦虑不已，却又无视眼前的幸福。因此，他们既不活在当下，也不活在未来。他们活着仿佛从来不会死亡；临死前，又仿佛从来未活过。

其实，人生最美、最真实的生活就是此时此刻——那个永远不会再来的时刻。

居里夫人说："愿你们每天都愉快地生活，不要等到日子过去了才找出它们的可爱之处，也不要把所有特别合意的希望都放在未来。"我们要做现实主义者，因为没有人能生活在过去，也没有人能生活在未来。

相对今天，过去和未来都不是真实的。过去的已经过去，未来的还未到来。我们的人生如果只是虚幻的沉湎与想象，它便是愚蠢的。浪费生命去追寻或忧虑过去和未来各种事情，我们将变得焦虑不安、郁闷沮丧、了无希望。

活在当下，最重要的事情是你正在做的事情；

活在当下，最重要的时间是此时此刻；

活在当下，最重要的人是现在和你在一起的人。

活在当下，是告诫人们放下过去的烦恼，舍弃对未来的忧思，真真切切地活在今天，脚踏实地，好好把握现在，珍惜今天，专注于正在做的事情，从中得到快乐，让自己心里满足，感到幸福。

活在当下，关键是用心对待眼前的人，这样，幸福自然就会来找你。这时你会发现：快乐与幸福就在父母慈爱的目光中，在妻儿满足的笑颜里；在亲人的欢聚时，在朋友邻里的笑谈间；它是你健康的身体、年轻的心态；是你安宁的生活、踏实的内心，这些最最平凡普通的东西，恰恰就是你最想得到的快乐与幸福。

活在当下，是老年人幸福生活的准则。卡耐基在谈到消除烦恼时提出："人要生活在和别的日子完全隔绝的今日里。"也就是过好属于自己的每个今日。老年人如果懊恼过去、担忧未来，就无法轻松愉悦地度过晚年。而过好每个今天，却可以使人振奋，使人快乐。

莎士比亚说："聪明的人永远不会在那里为他们昔日的损失而悲伤，却会很高兴地去找出办法来弥补他们的创伤。"

生命中的每一天都是唯一的一天，未来就是由无数个今天组成的。如果我们不能抓住今天的幸福，就会失去明天的幸福，当然，也更不会有未来的幸福。所以，此时此刻才是最值得我们珍惜的时刻！

只有活在当下的人，他（她）们才能抓住眼前的时光，每天辛勤劳动，感受或享受人生的酸甜苦辣，使自己有了一个真实的人生，充实的人生。

八、多感恩，少怨恨

一个人要常怀感恩之心，要心存感恩之情，懂得感恩的人才会懂得珍惜生命，珍惜人生，珍惜生活中的点点滴滴。我们要感恩父母的养育，感恩老师的教诲……胸怀感恩，心境就会平静；胸怀感恩，学习工作就有了动力。没有怨恨，心情就会愉悦。认知变，情绪跟着变；情绪变，精力、体力和身心健康跟着变；健康变，运气和人生跟着变。

感恩可以润化和滋养我们的心灵，感恩可以丰富我们的生活。懂得感恩，才能学会珍惜；懂得感恩，才能真正品味到生活的幸福和快乐。

帮助别人，其实就等于帮助了自己。一个人在帮助别人时，无形之中就已经投资了感情，别人对于你的帮助会永远铭记在心田，只要一有机会，他们就会主动报偿你。

一个极其寒冷的夜晚，路边一间简陋的旅店迎来一对上了年纪的客人，不幸的是，这家小旅店早就客满了。"这已是我们寻找的第十六家旅店了，这鬼天气，到处客满，我们怎么办呢？"这对老夫妻望着店外阴冷的夜晚发愁地说。

旅店的小伙计不忍心这对老人出去受冻，便建议说："如果你们不嫌弃的话，今晚就住在我的床铺上吧，我自己在店堂里打个地铺。"老夫妻非常感激，第二天要照店价付客房费，小伙计坚决拒绝了。临走时，老夫妻似乎在开玩笑地说："你经营旅店的才能真够得上一家五星级酒店的总经理。"

"那感情好！起码收入多，可以养活我的老母亲。"说完，小伙计哈哈一笑。

两年后的一天，小伙计收到一封寄自纽约的来信，信中夹有一张往返纽约的双程机票，邀请他去拜访当年睡过他床铺的老夫妻。

小伙计来到繁华的大都市纽约，老夫妻把小伙计引到第五大街和三十四街交汇处，指着那儿的一幢摩天大楼说："这是一座专门为你兴建的五星级宾馆，现在我们正式邀请你来当总经理。"

年轻的小伙计因为一次小小的行善，竟然美梦成真。这就是著名的奥斯多利亚大饭店经理乔治·波菲特和他的恩人威廉先生一家的真实故事。

一个穷苦的大学生，为了缴纳学费，不得不自己打工赚钱。他找到一份做推销的工作，寒冬腊月，挨家挨户地敲门推销商品。一天下来，肚子饿得咕咕直叫，他摸了摸自己口袋竟是囊中空空。

于是他只好硬着头皮敲开一户人家的门，出来一位年轻貌美的女孩。他顿时失去了行乞的勇气，脸涨得通红，老半天他小声地说道："小姐，请给杯水喝吧。"女孩听了，转身走进屋子，端出来一大杯热腾腾的牛奶。

他惊讶地接过来，然后一口气喝完，问道："需要付多少钱？"

"不要一分钱的。"女孩用清脆的声音说，"母亲告诉我们做善事不要求回报。"

这位穷学生听了，什么话也没说，只是感激地点点头，但是他的心里已经暗暗记下了女孩的话。两年后，他终于毕业了，当了一名医生，行医救人，成了他一生的目标。

一天，医院送来了一个病危的女孩。然而，由于交不出手术费，医院拒绝给她治病。当他走过来一看，一眼就认出来是当年给他送奶喝的那个女孩。他心情激动，很快把女孩安排进入了急救室，尽自己全部的力量来救女孩。最终，女孩终于醒了过来。

当女孩和母亲相互搀扶着来到医生的办公室时，医生急忙走过来让他们坐下。女孩感谢医生的救命之恩，医生的眼里却噙着泪水连声说："是我应该感谢你们呀。你们恐怕不记得了，两年前的一个冬天，我敲开你家门，讨水喝，但你却给我拿出来一杯热腾腾的牛奶……"女孩两眼发亮，似乎回想起来。

女孩虽然已经脱离生命危险，但还需要住院观察，可女孩却执意要出院。当医生询问她时，女孩说："我们家交不起住院费。去年父亲公司生意不好，欠下很多债务，父亲喝酒后驾车出车祸去世了，家里就留下我们母女俩相依为命……"当医生了解到情况后，就说："你安心治病吧，一切治疗费用由我来出。"

一个月后，女孩的病终于痊愈。到了出院的时候，医院交代办理手续，并将出院的账单送到医生的手中签字。医生签完字后，账单就被转送到女孩的手中。

女孩不敢打开账单，因为她知道那是一个天大的数目，恐怕是她一辈子也无法还清的。最后她鼓起勇气打开后，上面的一行小字深深地吸引了她："一杯鲜奶已足以付清全部的住院医药费！"女孩顿时泪流满面……

女孩和医生无疑都是善良的、懂得感恩的，真可谓"滴水之恩当涌泉相报"，是女孩的善良教会了他懂得感恩，从而行医救人，一生做善事。

感恩，让人与人之间充满了爱，感恩让世界的每个角落充满温暖。

九、吃亏是福，不必抱怨

吃亏是福，很多人怀疑这句话的真实性，总觉得吃亏会损害自己，怎能是一种福？更有人觉得甘愿吃亏的人是"傻子"。其实不然，吃亏是一种先苦后甜的福气，当时吃亏是给未来积福，是一种以让为进的处世方略，是真实的智慧。

河南有一名村干部，专门写了一首"吃亏歌"：

当干部就应该能吃亏，能吃亏自然就少是非；

当干部就应该肯吃亏，肯吃亏才能有权威；

当干部就应该常吃亏，常吃亏才可能有所作为；

当干部就应该多吃亏，多吃亏才有人跟随；

能吃亏、肯吃亏、不断吃亏，工作才能往前推……

这名村干部的"吃亏歌"不仅应让很多从政人员深思，也是我们每一个普通人效仿的处世哲理。

吃亏是福，就看你在挫折面前是否平静，越平静灾难越小，积福越多。如果你在挫折面前怨天尤人，挫折和灾难只能越来越大。有修养的人，面对吃亏，认为是好事；让人骂，就是把未来的灾难解了。"吃苦是了苦，享福是消福。"人在得福之前，一定会遇到灾难；有些人整天抱怨这，抱怨那，什么都不如意，抱怨越多，灾难也越多；福报是灾难的化身。有人小时候享福太过，吃好的，穿好的，整天作威作福，长大了必然会受苦。

人有什么样的心情，就有什么样的事业，事业大小看一个人的容量多少。谁在吃亏面前心境平静，谁就得福。

吃亏是一门学问，是一种深刻的人生感悟。吃亏表面上看起来是一种妥协、一种忍让、一种软弱，甚至是一种消极的人生态度。但是当我们因为失去了眼前的一点小利益而感到不快后，冷静下来就会思考出一种智慧，领悟出一种道理，从工作中学习，从而向更大的成功迈进。人生中如果甘愿吃亏，就会磨炼出一身平和、容忍、谦逊的修养与情操，就会增加生命的坚韧度和竞争力，从而在人生阶梯上一路攀升。

当然，万事万物都有个度，我们要把握住"吃亏"的度，才会享受到福，才会得到长远的回报。吃亏需要付出勇气和代价，但是只要我们坚持，"福"就在我们的身旁。

宋朝有一名宰相叫吕端。当年，宋太宗在任命吕端为相时，朝中还有一位名臣也与吕端一样，办事精练，很有才能，他就是寇准。吕端担心自己被提拔丞相后，寇准心里会不服气，这样就会影响大臣之间的关系，更会影响朝政。于是吕端就让宋太宗重新下了一道指令，让寇准和自己轮流掌印，领班奏事，平起平坐，寇准最后心服口服，不仅情绪得到了平复，还主动跟吕端和睦相处，共同辅政。

后来，宋太宗对吕端说："以后，有什么事，你处理完了直接给我上报就行了。"但是吕端每次还是叫来寇准一起商量，从不专断。后来，吕端干脆把丞相的职位让给了寇准，自己去当参政知事。很多人觉得吕端的这种主动让权吃了大亏，但吕端满不在乎，依然自得其乐。在他的一生里，对于名利、财富从来都不计较，而是表现出淡然的态度，但真正涉及朝政大事，他又能非常负责而又聪明地做出决断。

吕端一辈子"吃亏"，不仅让自己在复杂多变的朝政中平安度过，还得到了宋太宗的赏识。他什么都没追求，却什么都得到了，而且一辈子活得快乐幸福。

"吃亏"是真正的高境界，是一种不动声色的涵养，也是一种悠然自得的处世哲学。

十、财权买不来健康，乐善好施是祛病良方

一个正直有修养的富人，尽自己的心意做些善事，其在这个世界上就是一个不可缺少的人，这样他就实现了自己生命的价值，并获得健康。

科学家在神经化学领域的研究中发现：当人心怀善念、积极思考时，人体内会分泌出令细胞健康的神经传导物质，免疫细胞也变得活跃，人就不容易生病，正念常存，人的免疫系统就强健；而当心存恶意、负面思考时，走的是相反的神经系统，即负向系统被激发启动，正向系统被抑制，身体机能的良性循环会被破坏。

现代研究表明，以善为本、思想境界高的人，情绪愉悦，中枢神经和内分泌系统调节正常，生物钟运转有条不紊，体内微生态环境稳定。

多项研究表明，一个乐善好施的人，心中会产生一种难以言喻的愉悦感和自豪感，进而降低压力激素水平，促进"有益激素"的分泌，能提高自己的免疫力，寿命显著延长。民谚曰：淡泊名利重慈善，仁者爱人仁者寿。

传说中的凯撒大帝临死的时候，要求把他的两只手放在棺材的外面，他的部属不明白他的用意，便请求说明。凯撒大帝深深地叹了一口气，有气无力地说："我称霸欧陆，雄霸一方，美女财富、权势地位，真可说是无与伦比，但是我还要追求、再追求，永不能对拥有的感到满足。而今，当我快要进棺材了，我要把两只手当在棺材外面，让那些看不开整天仍在为名利权势奔忙的人看看，我只是两手空空地进了棺材，我所追求的不过是一场梦幻而已！"

前不久，我在一篇文章中读到介绍比尔·盖茨，这位全世界最富有的人，打算在下一个 10 年中赚更多的钱，然后全部捐出去，10 年后，如果比尔·盖茨真能这样做，这位慈善家将会对这个世界产生多么大的影响。

通过金钱的力量，所有的人都可以对人类产生巨大的影响，如果有更多善良的人们愿意用他们的金钱为所有贫穷的人带来更多的利益，那么他们将能够比以往所拥有金钱时成就得更多。

当今流传着一条真实的自然法则："付出是它自然的回报。"付出是一种精神，不但帮助了他人，更重要的是还为付出的人创造了更多。不要担心付出，你所付出的一切都会带着利息一起回报你。

一位哲人说得好："为那些永远不能报答你的人做些事，你的每一天会过得更加完美。"无意识的善意为快乐传播，当你自己感到愉快时，你也就能和善地对待别人，如果你不能使人快乐，你自己也不会快乐。通过与别人一起分享你的财富，你将使这个世界更加美好。

人的一生，做什么也许并不重要，重要的是能否造福于更多的人。

一个人的幸福并不重要，让身边的人都幸福才是最大限度地实现了人生价值。

由此可见，一个人在经历过功成名就之后，放弃名利财富、报身慈善、回馈社会才能体会到真正的快乐。人要活得有意义，必须懂得与人分享自己的所得。只有舍得，才能快乐、才能放宽心、吃得好睡得香，才能健康。

相反，一个一心只为名利的人，便会不择手段排斥异己，投机钻营，巧取豪夺，甚至不惜兵戎相见，这种人其所做的种种丑行，只能带来可悲的下场。

第三章

平衡饮食，防治慢病

世界卫生组织告诉人们："人类的未来，在很大程度上依赖于他们打算吃什么！"

医学之父希波克拉底说："你的食物就是你的药，不当的食物可以致病，适当的食物可以治病。"

没有任何一种食物能够提供机体所需的全部能量和营养。因此，平衡膳食必须由多种食物组成，这样才能满足机体的各种营养需求，达到合理营养、促进健康的目的。

第一节　科学、合理、平衡饮食

"民以食为天，食以饮为先"，饮食是人类生活的最基本需求。但是，食物的世界浩如烟海，为此，吃对食物就成为人们日常生活中关注的焦点。中华民族的饮食文化历史悠久，随着经济的发展，生活条件的日益改善，人们已不仅仅满足于吃饱，而且要吃好、吃出质量、吃出品位、吃出健康。但如何才能做到吃"好"呢？好的概念是什么？实际上，"好"所指的范围非常广泛，它指均衡的营养、科学的饮食习惯、合理的饮食结构和良好的饮食卫生等。

老百姓常说："裤带长、寿命短"，世界卫生组织反复强调，超重和肥胖是包括糖尿病、心血管疾病、高血压和癌症等慢性病的主要风险因素。

除了吃，喝也是一大问题。在我国成年居民中，过量饮酒也是危害极大的一个不良习惯。

含糖饮料的消费，尤其是青少年和儿童已经成为城市甜饮料消费的主体，

72%的孩子都在饮用碳酸饮料。经常饮用含糖饮料，不但易引起肥胖，还会阻碍儿童发育、引起Ⅱ型糖尿病、增加骨折的概率。

40年前，中国根本没有那么多的高血压、高血脂、糖尿病、肥胖、脂肪肝、肾病、心脑血管病、肺癌等慢性病。

一、对付慢病井喷，需要膳食革命

"饮食者，人之命脉也。""饮食"的真正意义在于获取均衡营养，用以补充人体消耗的能量。所谓"营养"就是摄取、消化、吸收、利用、排泄以维持生命的整个过程。整个过程都好，营养才好。人类通过饮食获取均衡的营养，同时又能自行修复人体损伤，防治多种疾病。世界卫生组织告诉人们："人类的未来，在很大程度上依赖于他们打算吃什么！"

吃的是否合理，对人类健康至关重要。科学研究发现，吃得科学、吃得文明、吃得均衡必然给你带来健康；吃得不科学、不文明、不均衡必然百病缠身。

合理饮食的关键是合理，合什么理？合科学之理，而不是随心所欲，想吃什么就吃什么，想吃多少就吃多少。

合理营养是健康的物质基础，平衡膳食是合理营养的途径。当今世界，有三大膳食模式：

一是发达国家模式：以美国和西欧国家为代表，其特点是动物性食物摄入过多，呈现出"三高"膳食结构，即高蛋白、高脂肪、高热能。导致国民大量"富贵病"，如肥胖、高血压、冠心病、糖尿病、癌症等显著增加。

二是发展中国家模式：多见于东方发展中国家，其特点是：植物性食物摄入过多，蛋白质与热能摄入量不足，以致营养不良，体质日趋亚健康，劳动能力下降。

三是日本模式：它吸收了东、西方膳食的特点，取优去劣，既有东方膳食的传统特点，也有欧美国家膳食的长处，是比较合理的膳食结构类型。日本料理以生食、炖、煮为主，这种料理似乎"没滋没味"。日本人不是不爱美味，而是在长期营养指导下形成了良好的饮食习惯。

我国多数经济发达城市的民众，由于生活日益富裕，许多人正在模仿发达国家的膳食模式。

针对我国公民的饮食习惯以及膳食中存在的问题，前卫生部部长、中国工程院院士王陇德曾在《人民日报》上发表署名文章，指出："中国人需要一场膳食革命。"不合理的膳食对人的健康危害极大。当前，我国居民的膳食结构方面存在的主要问题，一是肉类及油脂消耗过多，在谷物消耗中精白米、面消费过多，五谷杂粮消耗偏低；二是钙、铁、维生素 A 等微量元素普遍摄入量不足；三是蔬菜的摄入量明显减少，绝大多数居民仍没有形成经常食用水果的习惯。在摄入食物的数量方面存在的主要问题是摄入的热量大大超过身体代谢所需要的热量，多余的热量被身体转化为脂肪储存起来，因而超重和肥胖的人数迅速增加。

二、均衡营养是健康的物质基础

怎样的膳食结构才是合理的、科学的？这是人类需要不断探索的课题。

在《素问·藏令法时论》中给人们设计了一张合理的食谱："五谷为养，五果为助，五畜为宜，五菜为充，气味全而服之，以补益精气。"这种以素为主、荤素搭配的杂食原则，古往今来一直受到中国人的高度重视。这也正是当今中国进行膳食革命需要遵循的原则。

合理膳食不必刻意，但不能随意。著名医学专家洪昭光教授总结了膳食结构的十字诀，即"一二三四五，红黄绿白黑"。一是每天喝一杯牛奶；二是每天吃 250g 的主食；三是每天三份高蛋白；四是牢记四句话——有粗有细，不甜不咸，三四五顿，七八分饱；五是每天吃 500g 蔬菜水果。红是每天一个西红柿或喝少量红葡萄酒；黄是含维生素 A 较多的黄色蔬菜瓜果；绿是绿茶和绿色蔬菜；白是燕麦粉和燕麦片；黑是指黑木耳、黑豆、香菇等。

中国营养学会推荐的居民每天每人平衡膳食制定的食物定量是：油脂（植物油）一天一人不超过 25 克（半两）；奶类、奶制品 100 克；豆类及豆制品 50克；畜禽肉类 50~100 克；鱼、虾类 50 克；蛋类 25~50 克；蔬菜 400~500 克；水果 100~200 克；谷类 300~500 克；食盐幼儿 4 克，成人 5~6 克，老年人4~5 克。

三、吃得过细、过丰，导致营养不良

许多疾病都是因为营养不良造成的。营养不良包括营养过剩和营养缺乏。所以吃得过多、吃得过少、吃得不对，都会影响身体健康。

许多人以为，现在的食物非常充足，绝大多数民众的物质生活富裕起来了，基本上不会有人缺乏营养。殊不知吃得好不等于吃得对，事实上，许多现代人都存在营养不良问题。

我们每个人的工作不同，生活的环境不同，年龄不同，身体消耗的能量当然也不同。因此，体内的营养需求也就不同。另外，随着年龄的增长，人的消化吸收能力也会发生变化，所有这些，使得我们的饮食习惯也应随之改变。但是，现实的情况是：重体力劳动者得不到应有的营养，而大多脑力劳动者，又吃得过精、过丰，形成营养过剩。

40年前，我们的日常饮食基本做到了粗细搭配，以粗粮为主，粗粮约占80%~90%，同时面粉和大米也没有现在这么精细；副食也真正做到了荤素搭配，以素为主，素食占到90%~95%；与此同时，人们的工作劳动强度也较大，机械化、自动化程度非常低，生活中体力劳动也比较多，上下班都靠步行或骑自行车，再加上繁重的家务劳动，这样，在能量摄入并不十分充足的情况下，完全实现了"吃动两平衡"的健康要求。

现在人们的饮食与40年前相比已经发生了巨大变化，食物供应超级丰富，鸡鸭鱼肉任意选购，大鱼大肉，肥甘厚补，精米白面、高脂肪、高蛋白、高热量占据我们饮食生活的全部，名为粗细搭配，实际上完全以细粮为主，达到80%~90%。荤素搭配，基本上以肉为主，占到60%~70%；工作劳动体力消耗少之又少，出门坐汽车、上楼坐电梯、在家坐沙发、家务有保姆，生活中体力消耗少之又少。"吃动两平衡"已经彻底失衡。

当今饮食内容最突出的问题是粮食加工过程中钙、铁、锌、硒、维生素的大量流失。完全违背了千百年来我们老祖宗告诫的："吃米带点糠，全家都健康，吃面带点麸，人人都延寿"的传统养生经验。精米白面虽然口感好，但仅仅是淀粉而已。

　　人体是由细胞组成的，人体的关键细胞正是以钙、铁、锌、硒、维生素为营养原料，如果只吃精米白面，人体的关键细胞就得不到足够的营养，关键细胞将处于饥饿状态，天长日久，这些细胞都饿死了，很多慢性病的发生就是与吃得过细有关。

　　具体地说米糠具有以下功效：

　　调节肠胃：米糠中富含膳食纤维，它可以稀释粪便中的毒素，有清洁肠道、促进消化道蠕动、增加肠胃的消化、增进食欲、保证其他营养物质的吸收、使皮肤光泽、不易滋生痘痘和斑点。

　　保护血管健康：米糠中的膳食纤维可加速人体内胆固醇的代谢，消除血管中的危险因素，维持血管的健康。对于长期受高血压、高血脂、高血糖等疾病困扰的人来说，适量食用米糠（糙米）有意想不到的效果。

　　提升免疫力：米糠可以有效地提高人体免疫力。

　　具有抗癌功效：米糠中含有一种预防和对抗癌症的物质，对抑制肿瘤的恶化和发展有一定的作用。

　　"青菜萝卜糙米饭，瓦壶天水菊花茶"，这是清代画家、文学家郑板桥在总结概括他的养生经验时，用寥寥十四个字为他的厨房撰写的一副对联。只有吃清淡饭菜、饮天然水，才能使人身心健康、延年益寿。这副对联，与今日一味追求山珍海味、琼浆玉液的达官贵人，是个明显的对比。

　　麦麸和胚芽里含有丰富的维生素 B、矿物质和纤维。另外，全谷物食品的外皮中大多含有人体需要的纤维素和各种维生素，对于调理消化系统、清除体内毒素、提高人体免疫力都有很大帮助。食用全麦和糙米不仅会减少体内的胆固醇含量，还能帮助调节血糖、控制体重。

　　下面再以胰岛细胞潜饥饿引发糖尿病为例：糖尿病是以血糖高、尿糖高为特征的。胰岛素是调节血糖最重要的内分泌激素，血糖高说明人体产生的胰岛素活性低了。胰岛素是由胰岛细胞产生的，胰岛细胞不能正常产生胰岛素是因为生产胰岛素需要钙、铁、锌、硒、维生素这些营养原料，但由于人们吃了过多的精米白面，在粮食加工过程中这些维生素大约丢失了 80%，所以无法给胰岛素提供足量胰岛细胞。

　　在目前条件下，胰岛细胞是这种待遇，人体其他关键细胞的潜饥饿状态也是大同小异。

比如，大脑细胞潜饥饿引发老年痴呆；心肌细胞潜饥饿引发心功能衰竭；肝细胞潜饥饿引发脂肪肝、肝硬化；肾细胞潜饥饿引发尿毒症；骨骼细胞潜饥饿引发骨质疏松，等等。当今许多慢性疾病都是由于细胞饥饿和生活方式不当所引起的，可是我们却浑然不知。

上面讨论了吃糙米、吃全麦粉对健康的作用，但令消费者无奈的是：当今在市场上出售的成品粮90%以上都是精米、精面，糙米和全麦粉几乎是凤毛麟角，在饭店和出售主食的店铺，也几乎全是白米饭和精粉馒头。

关于全民健康的这一大问题，是该引起有关部门重视的时候了。

四、吃盐多危害大

人类对盐的需求量极低，每天每餐儿童只需3~4克，老年人4~5克，成年人5~6克。

吃盐过多损害健康。

目前心脑血管疾病患者越来越多，这跟食用盐量过多有很大关系。高盐饮食不仅会导致心脏病和高血压，同时还能使血浆胆固醇升高，促进动脉粥样硬化。吃盐多容易诱发头痛，美国一项新研究发现，减少食盐摄入量能降低头痛概率。因为吃盐少可降低血压及血管压力；高浓度的食盐会破坏胃黏膜，使胃溃疡、胃炎、脑中风等发病率增加；食盐过多，进入人体的肾脏，使人精力不足，性功能下降；高盐会抑制呼吸道细胞的活性，抑制抗病能力，不仅如此，还会减少唾液，使口腔内溶菌酶减少，这样就增加了病毒和病菌在上呼吸道感染的机率，感冒就会乘虚而入，并可致哮喘以及其他呼吸道疾病的加重；高盐饮食还会加快骨钙的流失，容易使人患骨质疏松病；据医学专家研究，睡眠猝死也跟吃盐多有很大关系。

吃得咸还会引起血糖升高，诱发糖尿病：食盐促使血糖和胰岛素水平升高是钠离子通过刺激淀粉酶的活性而加速对淀粉的消化，或加速小肠对消化释出的葡萄糖吸收，使血糖水平迅速升高，高血糖则刺激胰岛素的分泌增加。

另外，吃得咸老得快。美国研究人员发现，摄入过多钠盐可能会加速细胞老化。吃盐过多，体内钠离子增加，就会导致面部细胞失水，从而造成皮肤老化，时间长了还会使皱纹增多，甚至会长出雀斑，面色黑黄，影响容貌。

食物的盐分，主要在菜肴之中，其次是咸菜，再就是腌制的鱼、肉、蛋等。所以，不能单纯计算做菜放了多少盐，咸菜、咸肉、酱油、腐乳、榨菜、豆瓣酱中盐量都很高，要改变高盐饮食习惯，咸菜也要少吃。

五、科学地吃好一日三餐

饮食要遵循多样、平衡、适度的原则。

所谓多样：人体必需的营养成分有 50 多种，在自然界中，没有任何一种食物能够具有全部营养素，只有吃多种多样的食物，才能满足身体的全部营养需要，包括谷物类、豆类、肉类、蔬菜、水果、菌类、海藻类、乳品类。有些人读了一点健康文章，就盲目节制饮食，这不吃，那不吃，这同样会给身体造成损害。

所谓平衡，就是人体所需营养素有一定的比例，其中，最重要的就是酸碱度的比例。我们所吃的食物中，碱性食物应占 80%，酸性食物占 20%。碱性食物包括：杂粮、豆类、蔬菜、水果、豆制品、乳制品、菌类和海藻类等；酸性食物包括：鸡、鱼、肉、蛋、精米、白面等。研究发现，都市人群 80% 呈现酸性体质。美国医学家、诺贝尔奖获得者雷文教授认为，酸性体质是百病之源。

所谓适度，就是吃得过多会导致肥胖和疾病，但如果吃得过少，也会引起健康问题。有些长期节食减肥的人，在体检时竟然也查出脂肪肝，这让许多人感到不解。人们都知道，脂肪肝是高脂肪饮食造成的，但是人们也许不知道，代谢紊乱也会引起脂肪肝。过度节食，必然引起体内代谢紊乱。可见，大吃大喝与少吃少喝都会使人体代谢失去平衡。

早吃好，中吃饱，晚吃少，这是一个铁的原则。早饭等于吃补药，是一天当中最重要的一餐，要认真吃好早餐。因为人体所需要的能量主要来自糖，早晨起床后，约 10 个小时没有进食任何东西，胃处于空虚状态，血糖降低，早餐就是为新的一天开始补足营养和能量，人们在上午的工作与学习任务相对较重，大脑的活动需要足够的能量与营养，如果脑细胞供能不足，血糖水平会继续下降，体内没有足够的血糖可供消耗，人就会感到倦怠、疲劳，反应迟钝、暴躁、易怒。营养学家调查表明，许多车祸的发生都与肇事者不吃早餐、血糖水平过低、反应迟钝有关，所以营养学家警告开车族，血糖过低时开车与酒后开车同样危险。另据以色列的一项研究发现，早餐如果吃得较丰富，热量达700卡左右，而晚餐少吃一点，热量尽量维持在200卡左右，不仅有助于减少患糖尿病、心脏病以及高脂血症等疾病的风险，而且有助于减肥。研究还发现，早餐较为丰富的女性，其胰岛素、血糖与甘油三酯浓度都较低。

那么如何吃好早餐呢？根据营养均衡的要求，食物可分成四类，即谷类（主食）、肉类、奶类和蔬菜水果类，如果早餐中以上四类都有，则称得上是营养充足且理想的早餐，若只有三类则是较好的早餐，若只有其中的两类或单纯的一类，则是较差的早餐。科学合理的早餐应该富含营养和水分，首先要有适量的蛋白质和脂肪，如鸡蛋、豆制品、瘦肉、花生等。这样不但可使食物在胃里停留时间较久，还能使人上午精力充沛。为什么还要吃一点蔬菜和水果呢？这不仅是为了补充水溶性维生素和纤维素，而且可以使食物酸碱平衡。

（一）不同人群的健康早餐

婴幼儿：婴幼儿正值生长发育的旺盛时期，应注重补充丰富的蛋白质和钙，尽量少吃含糖量多的食物，以防引起龋齿和肥胖。条件许可的话，幼儿的早餐以一杯牛奶、一个鸡蛋和一个小面包为佳。

青少年：青少年时期身体发育较快，是肌肉和骨骼生长的重要时期，需要补充足够的钙、铁、维生素C、维生素A等营养素，尤其是要保证摄入充足的热量，以满足脑力活动与体力活动的需要。青少年比较合理的早餐是100克谷类、一杯牛奶、一个鸡蛋、适量的新鲜水果或蔬菜。

中年人：人到中年生理功能逐渐减退，基础代谢率下降，较理想的早餐是：一个鸡蛋（或豆腐、酱肉）、一碗豆浆或一碗粥、少量干点（馒头、大饼、饼干和面包）、适量蔬菜。

老年人：老年人的新陈代谢已经明显衰退，但必需的营养成分不能减少，尤其是要保证钙的供应，以防止老年人骨质疏松的发生。老年人的早餐除了粥、面条、肉松和花生酱等既容易消化又营养丰富的食物外，适量的蔬菜和水果也是必不可少的。

如何吃好早餐？下面再向读者介绍《人民日报》刊登的最健康早餐标准：

早餐的最佳时间是 7~8 时，但由于南北方有时间差，加之季节不同，可因地制宜。

早餐是一日三餐中最重要的一餐，从医学角度来说，不吃早餐会导致多种慢性疾病。另外，早餐对控制一天的胃口是很重要的，如果不吃早餐，午餐和晚餐就会吃得过量，结果摄取的总热量比吃了早餐还多。

很多人可能有顾虑，早上时间紧，怎样才能吃得营养全面呢？其实，像馒头、豆沙包等主食可以冻在冰箱，早上微波炉热一下就能吃了。如果没时间烹调蔬菜，也可以随身带个水果。至于肉类，酱牛肉、卤鸡心等都是不错的选择，可以提前准备好。夹鸡肉片、西红柿和生菜的三明治就是一种营养很均衡的早餐食物，再加一杯牛奶和一小把杏仁，就更完美了。蔬菜馅包子、豆浆、水煮蛋外加一碗核桃芝麻糊则是一道很好的中式早餐。专家说，一份好的早餐应该符合以下五个标准：

1. 蛋、奶、豆类任选其二：食物中蛋白质的质和量、各种氨基酸的比例，关系到人体各种蛋白质的合成与组织更新。因此，早餐中最好要有奶类、蛋类、豆类中的两种，它们不仅能提供充足的蛋白质，还可延缓胃的排空速度，延长餐后的饱腹感。

2. 包含淀粉类主食：富含淀粉的食物在身体中都能转化为葡萄糖，而葡萄糖是人体最主要的能量来源。因此，馒头、面包、燕麦片、面条、包子、杂粮粥等淀粉类主食能保证一上午的工作效率，而且对胃有保护作用。

3. 适量吃点"油"：胆汁能促进脂肪的消化和吸收，而胆囊需要小肠内有高脂肪或高蛋白食物，才会分泌胆汁。因此，若早餐缺乏脂肪和蛋白质，胆囊就无法排出胆汁，久而久之，可能会诱发胆囊炎。因此，早餐应该吃点"油"，比如切几片肉佐餐，或者在菜中拌勺橄榄油，都是帮助胆汁排出的好方法。最方便的方法就是吃个鸡蛋。

4. 吃少量坚果：坚果中富含钾、钙、镁、铁、锌等矿物质，还有极其丰富的维生素 E，能够降低慢性病的危险。此外，坚果中的不饱和脂肪酸有利于心脏健康。因此，每天早晨吃一小把坚果，能让早餐的营养升级。

5. 要有水果蔬菜：早餐吃点果蔬可以提供丰富的维生素、矿物质、膳食纤维和天然抗氧化物，可保持身体健康、维持肠道正常功能。

不吃早餐的危害：

1. 增加糖尿病风险：美国内分泌学会在旧金山年会上宣布的一项新研究发现，不吃早餐会增加糖尿病危险。超重女性每天吃早餐可降低糖尿病危险。因为肥胖女性不吃早餐会导致胰岛素抵抗，如果想使血糖保持正常水平，就需要更多的胰岛素。

2. 损害心脏：美国一项最新研究发现，与吃早餐的人相比，经常不吃早餐的人心脏病发作或因冠心病死亡的风险要高27%。日本大阪大学和国立癌症研究中心共同完成的一项调查显示，不吃早餐的人发生脑出血的风险会增加约36%。这是因为，不吃早餐会引发人体应激反应，导致血压上升，从而增加了脑出血的风险。

3. 易患胃肠病：不吃早餐，对消化系统的危害首当其冲。正常情况下，前一天晚上吃的食物，经过6小时左右，就从胃里排空进入肠道，第二天早上，胃几乎是空的。若不吃早餐，胃酸及胃内的各种消化酶就会去"消化"胃黏膜层。长此以往，细胞分泌黏液的正常功能会被破坏，很容易造成胃及十二指肠溃疡、胃炎等胃肠疾病。

4. 易患胆结石：胆汁只有在进食的时候，才能促进其排空。若不吃早餐，就不能刺激胆汁排空，淤积了一个晚上的胆汁就有可能沉积，增加结石的风险。

5. 增大心血管疾病：长期不吃早餐，容易使低密度脂蛋白沉积于血管内壁，导致动脉硬化的发生。另外，科学家曾对长期不吃早餐的人群进行过详细研究，发现其患心肌梗塞等病症的概率也比正常进食早餐的人群高出许多。

6. 另外，不吃早餐还会降低工作效率，引起皮肤干燥、起皱和贫血。

（二）午餐吃七成饱

午餐是一天的"中间加油站"，也是下午精力充沛、提高工作效率的保证。另外，中午五脏功能处在最佳状态，是消化、吸收营养的最佳时段。在"日进三餐"的餐制中，午餐定为"正餐"，它应占全天摄食量的40%。午餐要做到种类齐全，谷类、蔬菜、肉类、豆制品搭配食用，保证质量。中午除主食之外，最好能吃 1~2 个西红柿、香蕉或猕猴桃。

（三）晚餐宜吃少

国人吃晚餐有四大坏习惯：

一是把晚餐看得太重。大多数上班族的早、午餐都在外凑合，在家的老人因为晚辈不在家，一个人懒得下厨也凑合着吃。到了晚上，一家团聚，人们通常会吃得较丰盛。

二是吃得太晚。调查显示，48.7%的人通常在晚上 7 点前吃晚餐，51.3%会在 7 点后。有些人因为临时加班等原因，晚餐时间不规律，久而久之会给胃肠道带来负担，容易发展成胃病。另外，晚餐吃得过晚，会增大结石病的发病率，人的排钙高峰期常在进餐后 4~5 小时，若晚餐过晚，当排钙高峰期来到时，人已上床入睡，尿液便潴留在输尿管、膀胱、尿道等尿路中，不能及时排出体外，致使尿中钙不断增加，容易沉积下来形成小晶体，久而久之，逐渐扩大成结石。

三是吃得太多、太油。其原因有三个，其一是晚上时间充裕，菜肴可以做得丰富些；其二是结束了一天的工作，晚餐时吃饭的心情更放松，吃得就往往多些；其三是很多人觉得早餐、午餐没吃好，希望晚上补回营养。这种倒置的用餐习惯，必会带来各种慢性疾病。

四是经常在外就餐。越来越多的人尤其是年轻人热衷于晚上在外就餐。一类是上班族应酬多，不得不安排在晚餐时间。因为午饭时间很短，上班族迅速吃完饭后要继续工作，难以腾出应酬时间。而且，应酬往往伴随着饮酒，中午饮酒会影响下午的工作质量和效率。另一类是年轻人，不会做饭或者懒得回家做饭，长期在外就餐，盐和油的摄入量很容易超标。时间久了，会引起血压、血脂水平异常，对血管内壁造成持续性伤害。

晚餐吃得过多，结果就是体重增加。大量的饮食使血液中的糖、脂肪、氨基酸含量升高，加上人们吃完晚饭后，习惯性地窝在沙发里看电视，消耗的能量低，多余的热能就会转化为自身的脂肪，从而导致发胖，提高了得糖尿病的概率。

另外，晚上人体新陈代谢率较低，吃得过多、过晚不利于消化吸收，肠胃被迫"加班"，还会对周围器官造成压迫，使大脑相应部位的细胞活跃。入睡后导致失眠、多梦，让人无精打采，昏昏沉沉，甚至导致记忆力衰退、神经衰弱等。

祖国医学十分重视食粥养生，老年人晚餐最好选用美味爽口又易吸收的食物，既有生津益气之功，又无滞气生疾之稀粥，是最佳的选择。汤面也是非常适合老年人食用的晚餐。

六、进食要慢

俗语说，若要身体康，饭菜嚼成浆。

人对食物的消化过程，是从口腔开始的。食物进入口腔后，首先经过牙齿把它们嚼碎成易于消化的食糜。口腔中有三对唾液腺：腮腺、颌下腺和舌下腺。这些腺体能分泌唾液，唾液中含有淀粉酶，可以促进食物中的淀粉分解，使之变成麦芽糖。

细嚼慢咽有益健康：咀嚼的作用不仅仅在于把食物嚼碎，而且是维持身体健康的关键，对于活化细胞和神经起着非常重要的作用。细嚼慢咽有助于唾液和胃液对食物的消化，从而增进人体对营养的吸收；英国《每日邮报》刊文称，40%的癌症与食物中的亚硝酸类化合物、化学合成剂等致癌物质有关。咀嚼越慢，唾液的消化作用越充分，唾液可以增加多种酶和氨基酸，致癌物（如黄曲霉素、亚硝酸盐等）在咀嚼的唾液里，三十秒内就失去了活性。咀嚼所产生的氨基酸，对提高人的免疫力也具有很强的作用，食物在充分咀嚼的过程中可以锻炼我们的咀嚼肌，使我们面部肌肉保持平衡，容颜不老，还可以锻炼牙齿的坚韧程度。细嚼慢咽的减肥作用也不容小觑，十个胖子九个吃得快，通过充分咀嚼食物，使胃在常规进食时刺激大脑产生饱胀感，减少对食物的摄入，从而达到减肥的功效。

具体地说，咀嚼有以下几个作用：

1. 多咀嚼能增强大脑思维能力：咀嚼食物时口腔中咀嚼肌的反复收缩运动促进脑部血液循环，加快脑组织的新陈代谢。研究发现，咀嚼功能与大脑中枢相互关联，咀嚼时通过颌关节运动，使脑血液循环畅通，加强大脑皮层的活化，从而预防脑老化和老年痴呆。

英国一所大学的研究发现，经常咀嚼能够增强记忆。研究人员认为，不断的咀嚼动作加快了心脏的运动，血液源源不断地输往脑部，脑细胞间信息往来频繁，由于刺激作用，脑分泌的激素增多，大脑的思维能力和工作效率显著提高，从而促进大脑活动，提高人的思维能力。据美国医学专家的研究统计，咀嚼少的儿童智商普遍低于咀嚼多的儿童。

2. 多咀嚼能预防糖尿病：咀嚼能促进胰岛素的分泌，可调节体内糖的代谢，有助于防治糖尿病。充分咀嚼食物，不仅可以按摩牙龈，锻炼颌骨和牙齿，有效地预防牙病，而且还可防治口臭、老年性便秘、老年性哮喘等疾病。

3. 多咀嚼使人年轻：医学研究发现，吃饭慢的时候，分泌的唾液中含有一种能使人保持年轻的物质——腮腺激素。它能强化肌肉、血管、结缔组织及骨、软骨和牙齿的活力。可是，随着年龄的增长，人到 30 岁左右，大量分泌腮腺激素的耳下腺开始萎缩。要活化它的功能，最有效、最简便的方法就是咀嚼。咀嚼可刺激耳下腺，从而保持腮腺激素的分泌。有了足够的腮腺激素，血管和皮肤等组织的弹性和活力就能得到保持，人即使上了年纪，也会红光满面，不乏青春之色。

4. 多咀嚼能增进视力：最近科学家发现，人们患近视普遍增多的原因之一是因为人们比过去更喜欢吃软的食物。日本科学家用三维模型比较了古代人、现代人、未来人的脸型变化，实验结果表明三个时代的人其下巴和眼睛周围的变化非常明显。古代人的下巴非常发达，反过来未来人的下巴变得越来越长，眼睛周围的骨骼突出。负责研究的堤幸贞美说："咀嚼的力量弱化，脸部骨骼的发育程度降低，就连眼窝也开始深陷。所以就很容易得近视眼。"

当人们吃较硬的食物时，颌面部的肌肉收缩力加强，通过牙齿传入中枢的冲动信号随之增强，中枢神经系统对随意动作的调控能力也有所加强。所以，喜硬食者，其视力、体质等状况都比较好。

要做到细嚼慢咽，不妨学习日本人吃饭的经验，日本推广：一口饭嚼 30~50 次，即半分钟，一顿饭吃半小时。这样，先入胃的食糜（已嚼得很烂）被吸收入血液，不仅提高了血液的浓度，而且增加了饱腹感。

慢食也是一种文明，是饮食文化的一种。慢食可以增加悠闲感，是最实际的"生活享受"，更重要的是慢食能促进健康长寿，几乎全球的人都愈来愈认识到"吃得快"的危害，美、英、德、法、意等国都有"慢食运动"，以抵御"吃得快"的危害。

七、少食延寿

所谓"少食"就是在保证营养需要的基础上少吃。现代科学证实，吃七分饱就可以保证营养摄入，只要长期坚持，不仅有助于控制体重，还有利于头脑保持清醒。那么，吃七分饱到底是怎样的感觉？吃到什么程度该放下筷子？

"七分饱只是一个感觉的概念，提醒人们不要吃得过量。"营养学家们认为："七分饱，只要有饱的感觉，就别吃了。""七分饱是一种因人而异的感觉，不是很好衡量，应该是感觉吃得差不多了，却还不想放下筷子，是一种似饱非饱的感觉。"再说具体一点，七分饱是这样一种感觉：胃里还没觉得满，但对食物的热情已有所下降，主动进食的速度也明显变慢，但习惯性地还想再吃一点；吃七分饱有一个标准，那就是如果吃饭时间相对规律、固定，这顿吃了七分饱，第二餐前是不会提前饥饿的。

吃"七分饱"真的能长寿。上海交通大学赵立平教授的几项研究成果，发表于英国《自然》杂志子刊。赵教授认为："一是节食可以调节肠道菌群，减少内毒素进入血液，进而改善代谢指标。二是节食能够显著增加有益于延长寿命的有益菌群，减少有害菌群，从而改善了与肥胖等代谢性疾病密切相关的炎症反应。三是吃得过多，大量没有消化的蛋白质、脂肪等食物残渣也都进入了肠道，会让能产生内毒素或引起炎症反应的有害菌群滋生，导致胰岛素抵抗和肥胖等。"

八分饱的感觉是：胃里觉得满了，但再吃几口也能接受；九分饱时，还能勉强吃几口，但每吃一口都感到是负担，觉得胃里已经胀满；十分饱时，就是一口都吃不下了，多吃一口都感到是一种痛苦。

专家表示，人们摸索自己七分饱的饭量，需要一个不断感受和调整的过程。

节食使你健康长寿，即使上了年纪再节食，我们仍然有可能在很大程度上保持青春活力。加利福尼亚大学研究发现，一只高龄老鼠只要连续四周限制进食，它的某些肝脏基因就会变得和衰老前一样充满活力。研究者用三种进食法观察老鼠的变化，发现正常进食量的老鼠随着年龄的增长，有 46 条肝脏基因发生变化，这种变化与炎症和身体组织无限激增相关，影响健康。在那些终生节食的老鼠中，这 46 条肝脏基因中的 27 条仍保持像年轻的基因一样活动，但最惊人的发现是，那些年岁大了才开始节食的老鼠也能从 70% 的基因变化中受益。

国外科学家研究认为，人体摄入的能量越大，器官组织的工作量就越大，产生的活性氧就越多，老化进程也就越快。所以，营养学家提出"限食益寿"的主张。概括地说，限食有以下好处：①保胃口；②防肥胖；③益脑，因饱食需更多的血液帮助消化，使大脑供血不足，导致动脉硬化；④抗衰延寿，据试验推测，人节食可增寿 36 年，老年人开始节食也可增寿 10 年；⑤益智，节食能使人聪明；⑥防癌；⑦增强免疫功能；⑧能修复人体细胞。

最新研究发现，人体存在长寿基因，能修复人体细胞，延缓老化，但这种基因只在空腹时才会工作。据此，营养专家总结了适合现代人的"空腹法"。一是肚子饿想吃东西时，请忍耐半小时再吃，这是为了让"生命力基因"开始工作；二是减少食量，空腹的时间就会延长，有利于"生命力基因"工作。

美国免疫学家奥福尔指出，限食可使机体免疫力在老龄时仍保持旺盛，使免疫中枢器官——胸腺的定时紊乱得以推迟。老年医学研究指出，降低体温能够长寿，而限食是使体温自然下降的有效办法。

因为进食量减少，胃肠道得到休息，身体的元气得以恢复，疾病自然痊愈。

八、过食是万病之源

很多疾病都是吃太饱撑出来的。由超重和肥胖引起的高血压、高血脂、高血糖、冠心病、脂肪肝等慢性病，因暴饮、暴食、贪吃这些不良习惯，正在我们的身体里埋下了多种慢性病的"种子"。

食量超过身体所需营养，不能达到"收支平衡"。吃得过饱，胰岛素的大量分泌诱发大脑产生纤维等细胞生成因子增加数万倍，促使毛细血管内皮和脂肪细胞增生。

饱食导致的疾病是多方面的：

脑动脉硬化：吃得过饱促使胰岛素大量分泌，诱发大脑产生纤维芽细胞生成因子增加数万倍，促使毛细血管内皮和脂肪细胞增生，脑动脉硬化。

肥胖：现代人常吃的高脂肪、高蛋白食物，消化起来比较困难，多余的"营养物质"堆积在体内，其后果就是肥胖和一系列"富贵病"。

引发心肌梗塞：饱餐后人体代谢需氧量大大增加，心脏必须加倍工作方能满足机体代谢的需要，从而使心脏的负荷水平也大大增加。同时，饱餐后，机体为了充分消化和吸收各种营养物质，一方面血液大量地向胃肠道分流，使其他组织血供相对减少；另一方面，消化液分泌明显增加，从而影响了冠状动脉的供血。另外，饱餐后，血脂水平骤增，血液黏稠度增大，从而引起血流速度缓慢，外周血管阻力增大，心脑负荷增加，同时血小板易聚集致血栓形成，容易堵塞冠脉。

胃病：吃得过饱所带来的直接危害就是胃肠道负担加重，消化不良。此外，人体胃黏膜上皮细胞寿命较短，每2~3天就需修复一次。如果上顿还未消化，下顿又填满胃部，胃始终处于饱胀状态，胃黏膜就不易得到修复的机会。胃大量分泌胃液，会破坏胃黏膜屏障，产生胃部炎症，出现消化不良症状，长此以往，还可能发生胃黏膜糜烂、胃溃疡等疾病。

肠道疾病科学家发现，脂肪堵塞在肠道里，会造成肠阻塞，大便黑色、带血。

疲劳：吃得过饱容易让人疲劳，昏昏欲睡。引起大脑反应迟钝，加速大脑的衰老。人们在吃饭后，身上的血液都跑到肠胃系统去"工作"了。

癌症：吃得太饱会造成抑制细胞癌化因子的活动能力降低，增加患癌概率。

阿尔茨海默症：有关专家发现，大约有30%~40%的阿尔茨海默症病人在青壮年时期都有长期饱食的习惯。

骨质疏松：长期饱食易使骨骼过分脱钙，患骨质疏松的概率会大大提高。

肾病：饮食过量会伤害人的泌尿系统，因为过多的非蛋白氮要从肾脏排出，势必加重肾脏负担。

急性胰腺炎：晚餐吃得过好过饱，如再饮酒过多，很容易诱发急性胰腺炎。

神经衰弱：晚餐过饱，鼓胀的胃肠会对周围器官造成压迫，使兴奋的"波浪"扩散到大脑皮质等部位，诱发神经衰弱。

大脑早衰：饱食后，胃肠道循环血容量增加，造成大脑血液供应相对不足，使脑细胞正常生理代谢受到影响，甚至还会引起冠心病病人心绞痛，诱发胆石症、胆囊炎、糖尿病等。

......

九、进食要讲顺序

民谚曰："饭前喝汤，胜似药方"，点明了汤与饭两种食品的先后顺序。饭前先喝几口汤，等于给消化道加了"润滑剂"，使随后进食的食物顺利下咽，防止干硬食品刺激胃肠黏膜，从而有益于胃肠对食物的消化与养分的吸收，并能在某种程度上减少食管炎、胃炎等疾病的发生。水果的主要成分是果糖，无须通过胃来消化，而是直接进入小肠被人体所吸收；米饭、面食、肉食等含淀粉及蛋白质成分的食物，需要在胃里停留一段时间。如果进餐时先吃饭、菜，再吃水果，消化速度慢的淀粉、蛋白质会阻碍消化快的水果，致使所有的食物一起搅和在胃中，水果在胃肠 37℃ 高温下，易发酵甚至腐败，引起胀气、便秘等症状，给消化道带来负面影响。因此，专家建议，人们就餐最好按照这样的顺序进行，即汤——蔬菜——米饭——肉类——半小时后再吃水果。

十、饮食中的几个相关问题

（一）隔夜菜风险到底有多大？

近日国家食品安全风险评估中心实验证明，隔夜菜固然没有新鲜菜好，但夸大为致癌不科学。

为什么说隔夜菜会致癌，很多人认为"凶手"是亚硝酸盐。蔬菜（特别是叶菜）含有硝酸盐，放置一夜，在细菌的作用下会转变成有毒的亚硝酸盐。但是国家食品安全风险评估中心的实验表明，隔夜菜中的亚硝酸盐比较少，根本谈不上超标。研究人员测定发现，菠菜等绿叶菜烹调后不翻动，放入 4℃ 冰箱，24 小时后亚硝酸盐仅从 3mg/kg 升到 7mg/kg。如果菜被翻动了，会导致细菌扩散，剩菜中的亚硝酸盐会略高一些，但仍很低，根本不会对人体构成威胁。

在隔夜菜风险问题上，人们仅注意了熟菜隔夜的风险，而忽略了生菜隔夜的风险。其实，新鲜的蔬菜存放久了，就会慢慢损失一些维生素。如菠菜在20℃时放置一天，维生素的损失就会高达84%，因此，不食用久存的蔬菜才是规避风险重要的一个环节。

在现实生活中，不少人（特别是老年人和上班族）图方便、贪便宜，喜欢在菜市场或在超市闭市之前买一大堆蔬菜，存放在家里吃上三五天，使原本新鲜的蔬菜日趋枯萎，直到发黄。其实，经常食用这样的蔬菜不但营养差，还会危及健康。因为储存一段时间后的蔬菜，硝酸盐极易被还原成亚硝酸盐。亚硝酸盐与人体内某些蛋白物质结合后，易导致人体正常细胞癌变，从而给人体健康带来危害。因此，不保存未加工的蔬菜不仅可减少亚硝酸盐的产生，更是减少维生素损害的重要一环。

（二）垃圾食品危害大

世界卫生组织规定的垃圾食品，如油炸类食品、烧烤类食品、碳酸磷酸饮料、冷冻甜食品、果脯类食品等却广受人们的喜爱。大量研究和实例都已证实，常吃各种垃圾食品对人体健康危害极大。

洋快餐是导致肥胖、心血管病的元凶。美国人摩根·斯普尔洛克以自己的身体做了一个实验：连续30天，他三餐只吃高蛋白、高热量、高脂肪的洋快餐食物，只喝洋快餐的饮料，而之后他以纪录片的形式，让大家亲眼见证了吃洋快餐对自己身体带来的变化。试验结束时，他的体重增加了12公斤，他的心脏开始有了异常。

洋快餐可"绑架"大脑。研究发现，人们之所以贪吃汉堡、奶昔、冰淇淋等食品，是因为这些食品中所含的一种饱和脂肪酸可以迅速"控制"大脑，让人产生没有吃够、吃饱的感觉，以致吃过之后还想再吃。

垃圾食品导致痴呆、脑萎缩。瑞典研究人员通过动物实验发现，被喂食9个月富含脂肪、糖、胆固醇的垃圾食品的老鼠表现出大脑神经纤维缠结的迹象，这与患老年痴呆症的人大脑中出现的变化相同，因为神经原纤维缠结大量见于老年性痴呆患者。

孕妇狂吃垃圾食品祸及后代。国外一项对动物最新研究证明，给一群怀孕老鼠吃太多的高脂饮食，不仅会给它们的后代带来健康风险，而且会对以后它们的孙辈产生不利影响，增加 60% 后代患乳腺癌的风险。研究人员认为，孕妇吃垃圾食品存在同样的隐患。

（三）挑选食品勿以外观、口味论优劣

选购蔬菜、水果和食品，切勿以美丑、口味为标准，外观"漂亮"的蔬果，大都是经过种植者或经销人员精心"打扮"出来的，最常用的办法是借助于农药，因为农药既杀虫又有肥料的效应，许多蔬果在农药的"滋养"下出落得光鲜亮丽，看上去赏心悦目，而吃下去则带来诸多的健康隐患。

研究发现，许多人不喜欢某些蔬菜的味道，其实这些不佳味道正是植物在长期进化过程中，为保护自身发展而形成的天然杀虫剂与其他化学成分，食用这些"化学物质"可以增强人体抵御癌症的实力，如苦味。太平洋上的岛国斐济，全国 60 多万人至今无一人遭受癌症之害，被誉为"无癌之国"，就得益于一种苦味食物——杏干。杏干中含有癌细胞的天敌——维生素 B_17，此种维生素的主要成分是氰化物、苯甲醛、葡萄糖等，它能有效地消灭癌组织，且不伤害人体正常细胞。

第二节　健康食物的分类及其功能

食物的世界浩如烟海，世界卫生组织从食物不同领域的视角出发，组织众多专家到多个国家调查、研究、考察，评出了 6 大类最佳健康食物，包括：饮料和汤食类、谷类、蔬菜类、动物性食物类和纯能量食物类，并于 2011 年进行了类别划分。对未进行类别划分的，依据世卫组织较前提出的最佳健康食物类名单列入。笔者吸取了 21 世纪中外有关研究机构和专家对饮食科学研究的最新成果对上列各类饮食品种的营养和保健功效等方面，逐一作了简明阐述，为读者选择最佳健康饮食提供了最新的科学依据。

现将世卫组织选出的最佳健康食物按排行榜分述如下：

第一类　饮料和汤食

饮食之养，以饮为先。饮化生津液而滋濡生理功能。饮化生血液、唾液、精液、阴液、汗液、尿液等。故，饮乃育养生机、强化生命之第一要素。

饮是生命之源、健康之本

世界卫生组织提出的最佳饮品包括茶、酸奶和豆浆；汤食为骨头汤、蘑菇汤和鸡汤。而未提及白开水。其实，在全球的饮品中，最具保健功效的应首推白开水，白开水是人类日常的基本饮品，由于白开水是纯天然的，所以常不被人们重视。越是纯天然的东西就越易被人们所忽略，就像我们不重视阳光、空气一样。因此，在讨论饮料时，笔者将白开水作为重点进行讨论。

人所食之营养物质，皆需依靠水这个"媒介"来完成消化、吸收、代谢、排泄等运化过程。所以，人体的各个组织器官，都需要水来调节和维持其生理功能。

水可以保持肌肤的柔润和韧性；水能帮助维持体温的恒定，润滑关节的活动。

水分布于细胞内、组织间，是体液的主要组成部分，是运送营养物质和代谢产物的载体。没有水则机体的各种代谢将无法进行，当机体缺水时，人体内的有毒物质不能及时排出体外，人体抵抗力下降，易患各种疾病；同时，尿液浓缩，代谢后的杂质沉积在肾盂中，日久易导致泌尿感染，甚至形成结石。

排尿、排便、出汗、呼气等都会耗损体内的水分，尤其是夏天，排汗量大大增加，更需要及时补充水分。

有研究显示：当体内缺水量占身体重量的1%时，会感到口渴，同时影响体温调节功能；缺少2%时，会产生压抑感，食欲减少；而缺少3%以上时，可能引起注意力不集中、头痛、烦躁，甚至晕厥，从而导致很多疾病。诸如：

大脑萎缩：人的脑部75%是水，缺水第一个影响到的就是脑，水分太少，会让人感到疲劳，反应迟钝。青少年的大脑在缺水状态下会出现萎缩现象，若是长期缺水，则有可能损伤认知能力。

便秘：人主要靠肠道吸收营养。一旦缺水，肠道后半部分的蠕动就会减缓，水分被肠道吸收，排泄物就会失去水这个润滑剂，堆积于体内，导致便秘。

尿路感染：尿液能够带走尿素、尿酸等多种体内"毒素"，也能帮助冲刷尿道，防止尿路感染和尿路结石。如果喝水太少，就会增加尿路感染的风险。

皮肤病：北方地区，很多人在干燥的秋、冬季会出现皮肤干痒等问题。这是由于空气干燥带走了皮肤表面的水分，皮肤的屏障功能减弱而致。

心脑血管疾病：充足的水分有利于营养素在体内的吸收和运送，可及时将代谢物排出，便于血液循环，有助于动脉的通畅，降低心血管堵塞率。美国科学院总结，当心脏供水不足时，血液循环会不顺畅，导致人体感到疲劳。而疲劳正是心脏病患者发病前常有的征兆。

对于人体来说，水是最好的防病"守护神"。它能预防高血压、脑出血、脑血栓、气喘、过敏、胃溃疡、抑郁在内的多种疾病，国外权威医学研究还发现，摄入水分充足的人，患癌症的概率能降低79%。

一、白开水——最佳健康饮料

有研究显示，如果6个月内只喝纯净的白开水，即使在不进行任何锻炼的情况下，体重能下降3.5公斤。约翰霍普金斯大学的研究者发现，只喝白开水会让人获得显著的健康功效，让长寿基因的功能启动起来。

我国水营养专家总结出饮用白开水有六大好处：

一是帮助大脑保持活力，提高记忆力；二是提高免疫力，帮助人体抗击有害细菌的侵害；三是抗抑郁症，喝水能刺激神经生成抗击抑郁的物质；四是抗失眠，水是制造天然睡眠调节剂的必需品；五是抗癌，使造血系统运转正常，有助于预防多种癌症；六是预防心脏和脑部血管堵塞。

人体的经络是能量通道，喝水少，身体缺水时，经络就会产生导电不良的现象，使气血滞塞，无法将身体所需的能量送达各器官组织，代谢物无法正常排出，导致气血不畅，生理混乱，以致体衰生病。

（一）烧开水的学问

很多家庭都用烧水壶烧水喝，冒气"打鸣"了就会关火，然后开喝。其实，我们喝的自来水都经过氯化消毒，加氯消毒后的自来水中含有卤代烃等有害物质，而要将有害物质降低到安全范围，科学烧开水不失为一个好方法：当水温刚刚达到100℃时，卤代烃和氯化的含量分别为每升含110微克和99微克，都超过国家标准；而沸腾3分钟后，这两种物质则分别迅速降为每升含9.2微克和8.3微克，在国家标准以内。如果让水继续沸煮，卤代烃和氯化的含量还会有所下降，但是，水中其他不挥发性物质的数量却会增长，同样对人体有害。因此，烧开水以沸腾3分钟左右为最佳。

烧水的正确方法：水烧至快开时（80℃~90℃）把盖子打开，等水开后再煮3分钟，然后熄火。再把烧开水器皿打开晾一会儿，让开水里的有害物质随着水蒸气跑掉，然后再装入保温瓶中备用。

在夏天可将烧开后的水，盖上盖让其冷却到室温，这种凉开水被科学家誉为"复活神水"。可改变分子结构，具有特异的生理效应，水中的氧气比一般自来水减少1/2，水的表面张力、密度、黏滞度等理化特性都发生了改变，近似生物活细胞中的水，因此容易透过细胞膜，具有奇妙的生物活性。

专家发现，反复煮沸或放置24小时以上的白开水亚硝酸盐含量是刚烧开时的113倍（亚硝酸盐在人体内可形成致癌的亚硝酸）。因此，健康饮水要现烧现喝，或只喝当天烧的水。

水碱对人体无害：自来水烧开后有一层白色沉淀物，也就是水碱。时间一长，烧水壶会留下一层水垢，这对人体是否有危害？对此，专家解释说，水碱就是碳酸钙、碳酸镁，是水中钙离子、镁离子在加热之后形成的沉淀物。实验证明，即使当水碱以固体沉淀物的状态进入到我们胃里，在胃酸的作用下，很快被分解成钙离子、镁离子，并不会进入身体而造成结石。这是因为水碱遇到酸性溶液，就能随之溶化。如果你的烧水壶里积存了水垢，用白醋浸泡即能洗刷干净。

现在很多居民家中都安装了软水机，对自来水进行了软化，软化后的自来水确实比较干净，水碱也少得多了。对此，专家指出：软水机只是抓住了老百姓的一种恐碱心理，其实完全没有必要太在意水碱，烧开的自来水软硬程度最适宜人饮用。即便有些水碱，也可以放心饮用。

但以下五种开水不宜饮用：一是在炉灶上沸腾了很长时间后的温吞水；二是装在热水瓶里已好几天，成了不新鲜的温开水；三是经过多次反复煮沸的残留开水；四是开水锅炉中隔夜重煮和未重煮的开水；五是蒸饭、蒸肉后的下脚水。反复烧沸过的开水中，所含的钙、镁、氯、重金属等微量成分增高了，会对人的肾脏产生不良影响。而存置时间长的温吞水中亚硝酸盐容易增多。

（二）如何科学饮用白开水

1. 饮水要讲平衡。《黄帝内经》有句养生名言："大饮则气逆。"意思是说：一次饮水太多，可使人体气机上逆，从而产生诸多疾病。现代医学认为，人在口渴时，如果一次饮水过多，可对身体造成伤害。这是因为，水进入人体后有3条出路，一是通过汗腺排泄，尤其是夏天或在剧烈运动后，大量饮水，可促使出汗过多，使体内的水电解质大量丢失，容易引起身体虚弱无力；二是通过泌尿系统排泄，一次大量地饮水会造成胃脘骤然扩张，挤压心脏而造成心脏负担，同时也会给肾脏带来过量负担；三是大量饮水进入血液中，血容量也随之增加，而负责推动血液循环的心脏，必须超负荷完成运送任务，从而影响心脏功能。过量饮水，还会骤然间冲淡血液，造成血液与身体细胞的氧气交换不能正常进行，从而影响到大脑功能，使脑细胞的活动迟钝，产生身体倦怠，对外界事物反应缓慢，头部昏昏沉沉，没有食欲等病症。

2. 上班族健康饮水法。这里介绍英国专家推荐的每日喝水时间表，可供参考：

6：30：经过一整夜的睡眠，身体开始缺水，此时补充250毫升的白开水，不但可以让水融入每个细胞，身体进行新陈代谢，还能帮助肝脏及肾脏排毒。

8：30：清晨从家赶到办公室，时间总是很仓促，情绪也会比较紧张，身体无形中会出现缺水现象。所以，到达办公室后，先别急着办公，先补充一杯至少250毫升的白开水。

11：00：在空调房或是暖气房工作一段时间后，一定要趁起身活动的时候喝一天中的第三杯水，以补充因环境流失的水分，同时还能帮助放松紧张的工作情绪。

12：50：用完午餐半小时后，喝一杯水不仅可以加强人体的消化功能，还能帮助维持良好身材。

15：00：喝一杯水，不仅可以补充流失的水分，还能保持头脑清醒。

17：30：下班离开办公室前，再喝一杯水。

22：00：睡前半小时至一小时内喝一杯水，不要一口气喝太多，以免起夜影响睡眠质量。

3. 适宜的饮水量。每天喝多少水可以满足需求？科学研究者给出了最新的答案：男性的饮水量应达到 1700 毫升，女性 1500 毫升，分别相当于 3.5 个和 3 个矿泉水瓶的水量。由于我国的饮食文化特点，从膳食的汤水中，大概摄入有 1200 毫升水，这样，使得男、女水分摄入总量分别达到 3000 毫升和 2700 毫升。

2011 年中国疾控中心营养与食品安全所的一项大城市饮水量调查结果显示：近 1/3 调查对象的饮水量没有达到每日 1200 毫升。可见，饮水不足是一些人的大问题。

4. 饮水要及时。大部分人会根据"渴不渴"来确定"喝不喝"，其实，当体内水的丢失量为体重的 1% 时，不会明显地感到口渴，但身体的机能已受到影响。尤其是老年人，口渴时中枢没有那么敏感，但机体已经严重缺水了。所以，老年人如果靠"渴不渴"来决定"喝不喝"，就很容易造成缺水。有些人经常会感到头痛、心情不好，这可能是由于饮水不及时造成的。所以，建议在手边放个水杯，随时喝几口。

合理的喝水方式是，每次 100~150 毫升，间隔 20~30 分钟，这样才能使心脏有规律、平稳地吸收进入体内的水分。运动后最好过几分钟，等心脏跳动稍微平稳后，再接着喝些温开水。室外工作者最好随身携带水杯，稍觉口渴就喝一些。

5. 人体最需喝水的三个时间段。从健康角度来说，人体在某些特定的时间最需要水，这有利于保持人体水分的平衡，极利健康。

一是清晨醒来就喝水。晨起一杯水可以刺激肠胃蠕动，预防习惯性便秘；空腹饮水能稀释胆汁，使带细菌的胆固醇结晶不易沉积，预防胆结石及胆囊炎；空腹饮水还可以稀释胃酸，并防止胆汁逆流入胃，减轻对胃的刺激，达到预防胃、十二指肠溃疡及慢性胃炎的作用。早晨醒来喝些水，可以很快产生尿意，促进体内毒素排出。另一方面，清晨补水特别容易被身体吸收并输送至全身，有助血液净化、循环，滋润肌肤，让皮肤看起来水嫩光泽。清晨喝水可以把前一晚吃进的盐分快速排出体外，预防高血压及心血管疾病；清晨喝水还有利于迅速稀释血液，从而降低血压，预防高血压、动脉硬化。

日本学者对早起喝一杯凉（温）开水作了研究后认为：人在通过一夜的睡眠后胃肠道已被排空，饮下这种活性水后，能被很快吸收并进入血液循环，稀释血液，从而对体内各器官组织进行一次"内洗涤"，可增强肝脏的排毒能力，促进新陈代谢，增加血红蛋白的含量，加强免疫功能，通过稀释血液和扩张血管降低血压，使体内脱氢酶活性提高，肌肉组织中乳酸减少，不易疲劳，改善微循环，预防脑出血和心肌梗塞。

晨起喝水可以在洗漱之前准备一杯白开水（最好是刚刚倒出来的，不要隔夜放置），洗漱完毕之后空腹小口慢慢喝下。

对于老年人来说，晨起后空腹喝杯凉白开，不仅能预防感冒，还能增强肝脏的解毒能力和消化道的排泄能力，促进新陈代谢。另据医学专家在对老年病防治调查中发现：65岁以上的老年人在5年时间里坚持每天清晨喝一杯温白开水，有80%的老年人表现出面色红润，精神饱满，牙齿不枯，每天能步行5公里，功效的神奇。

二是饭前饭后需饮水。饭前1小时饮水，可预防因食物消化需要大量消化液引起的血液黏稠度升高。饭后2.5小时以后饮水，可刺激肠胃功能，帮助消化，有利于排出体内积存的有毒物质。

三是晚睡前和半夜饮水降低脑血栓风险。晚间当人熟睡时，体内水分通过排尿、皮肤蒸发、出汗、呼气等不断丢失，血液黏稠度增高，容易造成血液中的水分不足。有引起脑梗塞或心肌梗塞的危险，特别是中老年人。睡前和半夜适当喝点温白开，可以缓解这一现象，从而降低发生脑血栓的风险。

除以上三个时间段需要多喝水外，身体不适也要多喝水：

肥胖者餐后半小时喝一些水：有些女性认为，不喝水可以减肥。医学专家明确指出，这是一个错误的做法，如果想减轻体重，但又不喝足够的水，身体的脂肪就不能进行代谢，其结果是体重反而会增加。体内的很多化学反应都是以水为介质进行的，身体的消化功能、内分泌功能都需要水，代谢产物中的毒性物质要依靠水来消除，适当饮水可避免肠胃功能的紊乱。

感冒：要喝比平时更多的水。感冒的时候，多喝水是最好的处方。因为当人感冒发烧的时候，人体出于自我保护机能的反应而自身降温，这时就会有出汗、呼吸急促、皮肤蒸发的水分增多等代谢加快，身体也会有渴的表现，这时就需要补充较多的水分。多喝水不仅促使出汗和排尿，而且有利于体温的调节，促使体内细菌、病毒迅速排泄。

咳嗽：多喝热水。咳嗽多痰，痰液难以咳出，很多人都感到憋气、难受，这时就要多喝热水。首先，热水可以起到稀释痰液、使痰易于咳出的作用；其次，饮水的增多增加了尿量，可以促进有害物质的迅速排泄；另外，还可以抚慰气管与支气管黏膜的充血和水肿，使咳嗽的频率降低。人就会感到舒服通畅得多。

胃疼：喝粥"水养护"。有胃病的人，或者感到胃不舒服，可以采取喝粥以"水养护"措施。热气腾腾的稀饭入口即化，很适合肠胃不适的人食用。

便秘：大口大口地喝水，吞咽动作快一些，这样，水能够尽快地到达结肠，刺激肠蠕动，促进排便。

烦躁：高频率喝水，当一个人痛苦烦躁时，肾上腺素就会飙升，但它如同其他毒物一样也可以排出体外，方法就是多喝水。

恶心：用盐水催吐，恶心有时候是吃了不洁食物的一种保护性反应，遇到这样的情况，可以准备一杯淡盐水，喝上几大口，促使污物吐出。

喝水的温度：以 20℃~25℃ 为宜。在这个温度下，水具有特异的生物活性。同时，这个温度和体液接近，喝进的水就能比较容易透过细胞膜进入细胞，促进新陈代谢，增强机体的免疫功能。

喝水要慢："咕咚咕咚"地牛饮，一杯水几口就吞下肚，不仅会给心脏带来不小的负担，而且一次喝水太多，易引起气胀，还会加速排尿。另外，喝水太快还会使胃猛然膨胀，导致胃黏膜受到伤害。喝水要慢，就是将喝进口腔的水先含再咽。具体地说，将每一口喝进的水，先在口腔内停留几秒钟，然后与口腔中所含的唾液一起缓慢咽下。这种喝水方法，在季节变化时，对预防流感和腹泻尤其有效。喝水慢还能使喝入口腔中的水温和体温保持一致，避免过凉、过热造成胃部不适。

喝水太快毁心脏。喝水太快，水分会快速进入血液，使血液变稀，血量增加。尤其对老年人或心脏不好的人来说，会出现胸闷、气短等症状，严重的可能导致心肌梗塞。

二、瓶装、桶装水不饮为佳

近年来，市场上出售的饮用水名目繁多，除碳酸饮料、功能饮料外，还有纯净水、太空水、矿泉水、矿物质水、离子水、可乐、橙汁等等，让人应接不暇。很多人被商家的广告牵着走，给健康带来极大隐患。

在我国，瓶装水消费正在以每年30%的速度递增……

一位上班族对笔者说："我一天要喝两三瓶瓶装水，这还不算外出、开会时喝的。瓶装水喝着、带着都方便。"

生活中像这位上班族一样每天喝瓶装水的人不在少数。《生命时报》进行的一项调查显示，平均每周喝3瓶以上瓶装水的人约有53%。在问及"在什么情况下会选择瓶装水"时，81.25%的人选择"外出逛街游玩时"，其次分别是在家、开会、上班时。大部分人选择瓶装水的原因就是"图方便"。

殊不知，瓶装水隐含两大隐患：

一是人们忽略了瓶装水在制作、运输、储存等环节上，都有可能导致新的污染。

从健康角度来说，喝瓶装水可能让人们"得不偿失"。美国环境工作促进协会曾对美国前10名最好品牌的瓶装水进行测试，结果发现了200多种污染物，包括细菌、工业化学物等。市场上45%的瓶装水水源并非如广告中所说，来自天然泉水或纯净水。国际食品包装协会常务副会长董金狮坦言：瓶装水所使用的聚酯瓶往往含有可能导致人体慢性中毒的物质，尤其是当瓶子在高温环境中，或开启后没即时喝掉，有害物质会渗入水中，危害健康。

另外，瓶装水会给环境带来沉重负担。

饮水机里的桶装水同样存在隐患。据一位营养专家透露，他从来不喝饮水机里的水，因为饮水机很少清洗，存在卫生隐患。国家卫生监测部门检测显示，桶装饮水机内的冷热水胆 3 个月不清洗就会大量繁殖细菌和病毒，如大肠菌群、粪链球菌、双歧杆菌、肠道病毒、大肠杆菌噬菌体、沙门氏菌属、葡萄球菌属等。此外，还有水生的真菌、放线菌和红线虫沉淀残渣、重金属，甚至滋生红虫，这些都能在长期不清洁的饮水机中滋生。

因此，家庭饮水机须一个月清洗一次；已开封的桶装水放置超过 15 天最好不要再饮用，因为长久与空气接触也会导致杂质、细菌丛生。

关于桶装水的饮用安全问题，暨南大学第一医院流行病学博士陈祖辉说："据相关机关调查后发现，桶装水开封 5 天后，卫生状况会急剧下降，第 7 天合格率只有 20%，到第 10 天，其菌落总数全部超标。因此，桶装水开封 5 天后，用热水壶烧开饮用为好，开封 10 天后，最好不再饮用。"

长期喝纯净水免疫功能下降：

世界水文化研究会会长李复兴教授指出："在喝水问题上，人们最大的误区就是认为喝的水越纯越好。"

通常情况下，人们所说的水是指纯净水，其中包括太空水和超纯水。纯净水是把水中的重金属、有机物、放射性物质、微生物等大部分去掉，而制成可以直接饮用的水，它的优点在于没有细菌、没有病毒、干净卫生，但大量、长期饮用会增加钙的缺失，带走人体内有用的微量元素，从而降低人体的免疫力。另外，由于人体的体液是微碱性，而纯净水呈弱酸性，如果长期饮用，身体内的环境将受到破坏。因此，纯净水只能偶尔饮用。对于老年人，特别是患有心血管病、糖尿病的老年人、儿童、孕妇更不宜长期饮用。

矿泉水是采用地下深处自然涌出或采集而来的、未受污染的地下矿物质水，通常含有一定量的矿物盐、微量元素或二氧化碳气体。但矿物质水是添加了矿物质的普通水，矿物质水中常见的添加成分与天然水中含有的矿物质本质上是不同的，而且这些成分含量较低，因此并不能补充人体每天所需的矿物质。

三、碳酸饮料，孩子们的甜蜜杀手

当今，好多年轻夫妇认为生活富裕了喝白开水太寒酸，得让孩子喝"可乐""雪碧""汽水"等碳酸饮料。

　　然而，据报道，台湾早在 1995 年开始，在中小学内正掀起一场喝白开水、不喝瓶装饮料运动。这是出于瓶装饮料含有对人体有害的物质，长期饮用对青少年健康极为不利，现在学生选择饮料的健康观点是，喝白开水最健康。

　　碳酸饮料的主要成分为糖、色素、甜味剂、磷酸、香料及碳酸水等，一般不含维生素，更没有蛋白质、脂肪等营养素。青少年经常喝这种碳酸饮料，不仅得不到生长发育所需的各种营养物质，而且还可能给身体健康带来多种危害。当今，碳酸饮料已被定义为"垃圾食品"。

　　喝碳酸饮料，特别是对青少年的危害是多方面的：

　　1. 饮可乐饮料会杀伤精子。美国哈佛大学医学院的专家们经对可乐饮料进行试验后得出结论：男子饮用可乐型饮料，精子会直接遭到杀伤，从而影响男子的生殖能力。受伤的精子和卵子结合，可能会导致胎儿畸形。女子怀孕，饮用可乐型饮料过多，可能对胎儿的大脑、心脏造成损害，同样会使胎儿畸形。

　　2. 可乐中的活性成分是磷酸，还有柠檬酸，可溶解骨质。如果将小骨头放入可乐杯内，两天后就不见骨头的踪影了。

　　专家指出，90% 的人体骨质量要靠年轻时积累，特别是在 16~25 岁这段时期，过量饮用碳酸饮料，必然会给将来罹患骨质疏松症埋下难以补救的隐患。

　　3. 增肥速度惊人。用饮料代替正常饮水，饮料中过多的糖分被人体吸收储存，非常容易引起肥胖。近日，据英国《镜报》报道，一美国男子为了证明摄入超量糖分对健康的影响，每天喝 10 罐可乐，连续一个月，不仅体重增加 10 余公斤，血压也从 129/77mmHg 升高到 145/96mmHg，只一个月就从肌肉男变成了啤酒肚。就拿市面上最常见的一款碳酸饮料来说，一瓶 500 毫升，含糖 56 克（相当于 14 块方糖），有的饮料的含糖量可能更多。也就是说，喝一瓶饮料，相当于一顿晚餐中主食所提供的能量了，除了能量和水，其他什么营养也不能提供给你。喝完饮料，必然会导致发胖。研究表明，每天喝 1 听以上含糖饮料者比极少喝饮料者发生代谢综合征的风险高 44%，发生肥胖的风险高 31%。而且大量的糖涌入血中，会对胰岛造成很大的负担，久而久之，不仅会导致肥胖，还会增加 II 型糖尿病的发病风险。

　　4. 影响消化功能。大量的二氧化碳对人体肠道内的有益菌会产生抑制作用，导致正常菌群失调，从而使消化功能受到破坏。胃肠内释放出大量的二氧化碳会引起腹胀，影响食欲，甚至造成肠胃功能紊乱，出现消化不良、恶心、呕吐、腹泻等。

5. 腐蚀牙齿。英国科学家最新发现，碳酸饮料是腐蚀少年儿童牙齿的罪魁祸首。研究报告显示：碳酸饮料多呈酸性，能够直接腐蚀牙釉质。碳酸饮料中的糖经过牙菌斑中致龋菌的作用会产酸，酸可使牙釉质脱钙，导致龋齿。澳大利亚一项研究发现，饮用碳酸饮料，严重威胁儿童牙齿健康，在饮用高酸度饮料30秒钟后，牙釉质就会遭到永久性伤害。

6.《美国心脏病学杂志》刊登一项新研究发现，饮用含糖甜饮料患高血压风险增7成。碳酸饮料中含有的各种添加剂、增味剂和有机酸等化学物质，是造成牙齿腐损的罪魁祸首。

另据美国《肝脏病学杂志》刊登的最新研究发现，每天喝含糖饮料（含咖啡因和脱咖啡因可乐、其他含糖碳酸饮料、混合果汁、柠檬水剂和其他非碳酸果汁饮料等）可增加非酒精性脂肪肝风险。

7. 不利精神健康。美国学者指出：可乐等饮料中含有的咖啡因是一种兴奋剂。喝了可乐等碳酸饮料后，精力充沛、情绪高昂，显得极度活跃，令少年儿童过度兴奋、注意力无法集中，出现"多动症"，上课不好好听讲，下课不好好做作业，瞎折腾。

8. 喝果汁增加中风风险。果汁等饮料里含有果糖，果糖转化成尿酸，增加痛风的发病危险。日本大阪大学的一项研究发现，女性每日喝含糖饮料，中风的风险增加80%。

9. 喝汽水增加患癌风险。汽水饮料中含有大量的磷，而摄入过多的磷会导致骨骼释放出钙与镁等有益骨骼健康的营养素，长期饮用汽水不仅会增加骨质疏松症的风险，还会增加患前列腺癌的风险。瑞典公布的一项医学研究显示，男性每天喝一瓶普通汽水或其他含糖汽水会增加患前列腺癌的风险，比一般人高出40%。

另有研究显示，常喝含糖汽水的人容易引发中风、心脏病，甚至导致死亡。美国食品专家称，每日饮汽水，死于心血管病的概率增加1/3。

10. 功能性饮料对心率、血压和精神状态有负面影响。所谓功能性饮料是指通过调整饮料中天然营养素的成分和含量比例，以适应某些特殊人群营养需要的饮品。这类饮料中的主要成分为牛磺酸、维生素 B_6、维生素 B_{12}、维生素 C 等。事实上，这些成分在我们的日常饮食中都能获取，无须额外补充。运动型饮料是功能性饮料中最常见的一种，受到很多人的青睐。运动型饮料的主要作用是及时补充水分和矿物质、维持体液正常平衡、迅速补充能量、维持血糖的稳定、改善和提高机体代谢调节能力。它只适合体育锻炼和体力劳动者大量出汗后饮用，其他人群不宜经常饮用，尤其是对于高血压患者和肾功能不全者，更应尽量少饮或不饮。

美国健康专家警告：能量饮料对心率、血压和精神状态会有负面影响。能量饮料的咖啡因含量，往往高过一杯浓咖啡。此外，能量饮料很少标示其所含的其他成分，比如：草药性兴奋剂瓜拉那、牛磺酸和其他草药、矿物质和维生素。这些成分与咖啡因相结合，会对心率、血压和精神状态产生较大影响，特别是在过度劳累或和酒精一起大量饮用的时候。

有调查显示：能量饮料会升高血压和加快心率，并引起其他严重的副作用，比如癫痫发作、心脏病爆发和猝死等也时有发生。

四、茶——万病之药

唐代大医学家陈藏器在《本草拾遗》一书中写道："诸药为各病之药，唯茶为万病之药。"

（一）茶的前世今生

茶是当今世界三大饮料之一，中国是茶的故乡。世界上最早的野生茶树生长在云南山区，后经四川、秦岭传向内地，并经印度等国传向世界。中国饮茶的历史已有 4000 多年。"茶之为饮，发乎神农氏，闻于鲁周公"便是古之写照。茶的药用，在数千年前就被我国发现。

《淮南子》称："神农尝百草之滋味，水泉之甘苦，令民知所避就。一日遇七十二毒，得茶而解之。"魏、晋、南北朝以前，茶叶一直被当作药用，并被收藏在中国第一部药典——《神农本草经》中。

茶叶在我国人民几千年的生活实践中，发挥的保健作用涉及方方面面。东汉有本书叫《增广本草》，里面有一段话："茶味苦，饮之使人益思"，就是喝了茶以后使人思维活跃。饮茶"轻身"的作用也很明显，尤其是乌龙茶，现在中国的台湾地区、日本妇女都喝乌龙茶减肥；茶有"明目"的功能，自然对保护眼睛是非常有好处的。有人眼睛得病就敷绿茶，用绿茶水洗眼睛，很快就好了，根本用不着抗生素。

东汉末年，河南南阳有一个非常有名的医生，中医界尊为医圣的张仲景，他写了著名的《伤寒杂病论》一书，在这本书里，他对茶的临床治疗效果有这样的记载："茶治便脓血甚效。"如果有人闹肚子，拉脓、拉血，喝茶就可以治好。唐代"药王"孙思邈写的《千金要方》等著作，也谈到了茶能治热毒下痢，就是因热毒引起的拉肚子，也可用茶治愈。茶还能治"腰痛难转"。

人们常说："隔夜茶，毒如蛇。"中央电视台《是真的吗》节目组对这一说法展开了调查，得出的结论是：隔夜茶是安全且可以饮用的。

首先，记者选取了人们常喝的三种茶叶：龙井、普洱和菊花茶。实验的第一天上午9点，记者冲泡了这三种茶叶，并将茶水放置。当晚9点，记者同样冲泡好了三杯茶水并放置。第二天上午9点，记者再次冲泡好了3杯新的茶水。此时，前一天上午9点钟冲泡的茶水已经过了24个小时，而前一天晚上9点冲泡的茶水也已经超过了12个小时。

国家高级品茶师楼国柱对这些隔夜茶的口感进行了专业的评定。楼先生认为，不论是放置12小时还是24小时的隔夜茶都没有变质。

检测数据显示，冲泡后普洱和菊花茶中，无论是现泡的新茶还是放置了12小时和24小时的茶，亚硝酸盐含量均低于0.2mg/L，但龙井放置12小时和24小时后的茶亚硝酸盐含量分别为0.25mg/L、0.26mg/L，略高于普洱和菊花茶。

楼国柱称："同样的一杯白开水和一杯茶水放置一个晚上，茶水里的亚硝酸盐的含量，比白开水还要少。因为茶叶里的茶多酚，还有一些维生素类的物质，起到了阻碍亚硝酸盐形成的作用，是一种天然的抗氧化剂。"

目前，全球有160多个国家和地区近30亿人喜爱饮茶。中国是第一产茶大国，但却并不是饮茶大国，据世界每年人均饮茶量排名的榜次是：土耳其、爱尔兰、英国、俄罗斯、摩洛哥、新西兰、埃及、波兰、日本、沙特阿拉伯、南非、荷兰、澳大利亚、智利、阿联酋、德国、中国香港、乌克兰。

茶是"万病之药"，中国人应多喝茶！

（二）茶叶的分类与名称

咱们国家的茶叶主要分为四大类：

第一类　绿茶

绿茶是未经发酵茶，通过杀青工艺，保持茶里的茶多酚成分不变，以"汤清叶绿、滋味收敛性强"为特点，市场上种类繁多。常见的有西湖龙井、洞庭碧螺春、黄山毛峰、信阳毛尖、日照绿茶等等。

绿茶性寒，适合体质偏热、胃火旺、精力充沛的人饮用。绿茶有很好的防辐射功效，非常适合常在电脑前工作的人饮用。

第二类　红茶

红茶是全发酵茶，祁红、滇红都属红茶。红茶里的茶多酚都氧化了，变成了茶色素，红茶不仅有抗癌作用，还可帮助胃肠消化，促进食欲。红茶中的咖啡碱成分，可以刺激大脑皮质来兴奋神经中枢，使思考力集中，让思维反应更敏锐，记忆力更强。咖啡碱对心血管系统同样具有兴奋作用，可加快血液循环，以利于新陈代谢，同时又可促进发汗和利尿，加速排泄乳酸（使肌肉感觉疲劳的物质）及其他体内废物质，达到消除疲劳的效果。

老年人每天喝一杯加入牛奶的红茶，可以减轻压力，对睡眠也很有帮助。方法是，将红茶放入茶壶，冲泡约5分钟后，把茶汤倒入杯中，然后放入适量牛奶，用奶量以调制成的奶茶呈桔红色、黄红色为佳，以适口为度。

第三类　乌龙茶（属青茶类）

乌龙茶包括铁观音、大红袍等等。乌龙茶是半发酵茶，茶多酚不及绿茶。高档乌龙茶茶叶周围一圈是红的，中间是绿的。乌龙茶茶叶周围被发酵了，但茶叶的中间部分没有发酵，它兼有绿茶和红茶的功效，所以乌龙茶是一种非常平衡的茶（绿茶有人饮后有其性寒凉之感，而红茶是暖胃的）。乌龙茶的多酚类物质具有抑制齿垢酵素产生的功效，可防止蛀牙的发生。乌龙茶还有较强的抗氧化作用，消除活性氧，抑制维生素C的消耗，保持肌肤细嫩美白。此外，乌龙茶具有促进分解血液中脂肪的功效，还能降低胆固醇的含量。

乌龙茶温热适中，各类人群都宜饮用，但不宜空腹饮用。另外，乌龙茶凉后从温性变寒性，对胃不利，所以乌龙茶宜热饮。

第四类　普洱茶

普洱茶原产于我国云南西双版纳及思茅一带，是以云南特有的大叶种晒青毛茶为原料，经过特殊的发酵工艺制作而成。普洱茶因其独特的陈香醇厚回甘的口味被现代人所青睐，乾隆皇帝嗜茶，并有"夏喝龙井，冬饮普洱"的习惯，可见普洱是冬日必备佳饮。

普洱茶属发酵茶，根据制法可分为生茶和熟茶。生茶是指没有经过人工发酵的普洱青茶，茶性较刺激，新制或陈放不久的生茶有强烈的涩味，属性偏凉。熟茶是指普洱茶在制作过程中经过渥堆发酵使茶性趋向温和，称为熟茶。熟茶在发酵过程中产生许多种有益菌群，菌群可以减少小肠对甘油三酯及糖的吸收、提高酵素分解腹部脂肪，同时还含有茶多酚、叶绿素等成分，具有减肥、降脂、暖胃等功效。在型制上又可分为散茶和紧压茶两类，成品后还可持续进行自然陈化过程，具有越陈越香的独特品质。

在《本草纲目》中就有对普洱茶的记载，前人认为普洱茶具有消食除毒、理气去胀、清热化痰、祛风醒酒等功效。随着经济、科技水平的发展，现代人认为普洱茶有以下三大作用较其他茶更为突出：

一是降血脂作用：普洱茶能有效降低血浆胆固醇和甘油三酯水平。

二是稳定血糖：普洱茶具有显著的抑制糖尿病相关生物酶的作用，有助于稳定血糖。

三是抗癌作用：普洱茶中富含多种抗癌微量营养素，对杀死癌细胞的作用极其强大，癌细胞在普洱茶的作用下，发生致死的突变，这些变化均可证明癌细胞在茶的作用下从变性趋向死亡。

喝普洱茶也有不利因素：普洱茶中含有单宁酸，饭后立即喝普洱茶，胃中没有消化的蛋白质会与单宁酸结合，形成不易消化的凝固物质，继而影响蛋白质的消化和吸收。普洱茶还会妨碍人体对铁元素的吸收，导致人体对铁的吸收率降低。长此以往，不仅影响消化功能，甚至还会引起缺铁性贫血。

因此，普洱茶宜在饭后 2 小时喝，不仅不影响营养物质的吸收，还有助于减肥降脂。这是因为不同成分的食物在胃里的排空时间是不同的，碳水化合物最快，约为 1 个小时；蛋白质次之，约为 2 个小时；脂肪最慢，约为 3 小时。在饭后 2 小时喝普洱茶，有助于加速胃排空的速度，使得脂肪没有太多的时间被吸收就排到了结肠，而结肠是无法吸收脂肪的，从而起到降脂目的。

中国茶的特色在于品种繁多。龙井的香郁、碧螺春的清甜、铁观音的醇厚、普洱的陈韵……然而，还有一些称谓奇特的茶叶品种同样别具风采，品质不凡，它们却"犹在深闺人未识"。

第五类　称谓奇特的茶叶

虫屎茶：虫屎茶可以说是似茶非茶，其历史可以追溯到明朝，李时珍《本草纲目》载："此茶装笼内，蛀虫也，取其屎用。"到了清朝乾隆年间，虫屎茶成了朝廷贡茶。

虫屎茶主要产于广西、湖南和贵州，以广西桂林和湖南城步县的较为出名。虽同为虫屎茶，但不同地区的做法略有不同。在湘西地区，谷雨前后，人们将采回的茶叶在沸水里烫过，捞起晾至约八成干。然后在一种特制的竹编茶篓底部垫上一层干芭蕉叶，把茶叶层层铺放在内，每铺放五寸厚左右，就均匀洒一层米汤水。然后将装满茶叶的茶篓，放置阁楼上发酵，大约两个月后，茶叶里就自然生长出一种当地人称为"茶虫"的乌黑发亮的小圆虫。茶虫以茶叶为食，待茶叶吃尽时，茶虫变成虫蛹，继而化为虫蛾飞走。人们用竹筛筛去茶虫吃剩的残叶枝梗，剩下的便是茶虫排泄的粪便，晒干即为虫屎茶。而在广西桂林，则将晒干的虫屎加入适当比例的蜂蜜与茶叶炒干即成虫屎茶。

虫屎茶，这个不太雅气的名字并不能掩盖它本身的魅力。虫屎茶汤色乌深，气味清香宜人，沁人心脾，味道略显甜，口味醇厚。

白鸡冠：白鸡冠作为武夷岩茶四大名枞（大红袍、白鸡冠、铁罗汉、水金龟）之一，因产量稀少，一直被蒙上一层神秘面纱。白鸡冠相传是宋代著名道教大师、武夷山止庵道观主持白玉蟾发现并培育的茶种。其茶有淡淡的玉米清甜味，条索较紧结，口感香高，回味极长。

白鸡冠茶汤的汤色橙黄明亮，口感特点是甘、醇、鲜、滑。甘是指入口后有一种甜滋滋、凉沁沁的味道；醇是指茶味的浓淡和茶汤的厚实；鲜是指茶汤清新、鲜美，如同鸡汤一般（研究发现，造成这种口感的原因是氨基酸含量为一般绿茶的 1 倍以上）；滑是指不用吞咽，茶汤已经"滑"进喉咙，一般来说，所有的好茶入口都很顺滑。

猴魁：猴魁创制于清光绪年间，主要产于安徽太平县太平湖畔猴坑一带。

猴魁的名字源于黄山当地的一个传说：一天，一位名叫王魁的山民去采茶，忽然闻到一股沁人心脾的清香，细细寻觅后发现在突兀峻岭的石缝间，长着几丛嫩绿的野茶。无奈山崖陡峭无法攀爬，王魁只得怏怏离去。后来，聪明的王魁想出一个办法，他训练了几只猴子，让猴子去攀岩采摘。因为这种茶叶是猴子采来的，于是人们便将这种茶取名为"猴魁"。

猴魁的茶质别具一格，它的香味十分独特。猴魁入杯用沸水浸泡，芽叶徐徐展开，舒放成朵，两叶抱一芽，或悬或沉，时聚时散，犹如黄山缭绕的云雾。饮一口猴魁，会有一股清甜滑过舌尖。品尝猴魁的享受难以言表。

雀舌：刘禹锡的诗句"添炉烹雀舌，洒水净龙须"，就提到过雀舌茶，说明在唐朝时雀舌就已经流行了。雀舌主要产于贵州、四川、浙江和江苏，最稀有的当属贵州雀舌，在明清时期成为朝廷贡茶。

雀舌得其名因其形似鸟雀的舌，扁平挺直微小。雀舌色泽绿润，香气清幽，汤色明亮，叶底嫩匀成朵。口感初尝略苦涩，而后醇厚甘甜，好似淡淡花香缠绕，绵绵若存。雀舌是稀有品种，其形、色、味，给人的感受与其他茶品全然不同。将雀舌泡开后，一芽两叶，叶片在杯中轻轻荡漾，叶瓣相互挟裹；茶汤为黄绿色，香气较淡，入口味略重，稍后齿颊却留有余甘。

白毛猴：福建政和县出产的一种茶，在历史上也颇有名气。清光绪年间，白毛猴因其既保健又能治病的特殊功效，远销世界各地，尤其风靡欧美。

此茶外形粗壮卷曲，白毫显现，犹如毛猴静伏，因此得名"白毛猴"。白毛猴茶以安溪金谷镇金山村石竹山的品质最优。生长在这里的茶树吸取了土壤中的多种矿物元素，并且获得了溪水的滋润，可谓集天地之精华。白毛猴的气味清香淡雅，汤水清绿泛黄，叶底嫩绿、完整、匀净、无杂，其味甚甘甜。

此外，还有一种富硒茶。因为有些地区的土壤中富含微量元素"硒"，所生产出来的茶叶自然也富含硒元素，故把这种茶叶称作富硒茶。硒在机体中有很强的抗氧化作用和抵抗重金属中毒的功能，能提高机体的免疫力，调节维生素A、C、E、K的吸收与消耗。动物的繁殖性能与硒有关，也是胎儿早期的脑发育所必需。所以，饮用富硒茶有益健康，但不宜过量，硒过量有毒。

（三）茶的保健功能

茶叶中含有机化学成分达 600 多种，无机矿物元素达 40 多种，茶叶中的有机化学成分和无机矿物元素含有许多营养成分和药效成分。有机化学成分主要有：茶多酚类、植物碱、蛋白质、氨基酸、维生素、果胶素、有机酸、脂多糖、糖类、酶类和色素等。

据国外医学研究报告证实，茶多酚具有以下保健功能：

癌症的克星：茶叶里的茶多酚有极强的清除有害自由基、阻止脂质过氧化的作用，提高机体的细胞免疫功能。抗氧化试验证实，一杯 300 毫升的茶水，其抗氧化功能相当于一瓶半的红葡萄酒、12 瓶白葡萄酒、12 杯啤酒、5 只洋葱、7 杯鲜橙汁。英美科学家称，茶多酚可以有效阻止艾滋病病毒在人体内的传播。有 4000 多篇权威部门发表的"茶叶抗癌"专题论文证明，茶多酚几乎是所有癌症的克星，特别是对子宫癌、皮肤癌、肺癌、结肠癌、前列腺癌、肝癌、乳腺癌等有独特疗效。

调节血压：茶多酚具有较强的抑制血管紧张素转换酶活性的作用，因而可以起到降低或保持血压稳定的作用。

防动脉硬化：动脉硬化的原因之一是由于人体内生成过氧化脂质，使血管壁低度脂蛋白过氧化，茶多酚有遏制过氧化脂质产生的作用，保持血管壁的弹性，使血管壁松弛，消除血管痉挛，增加血管的有效直径，通过血管舒张使血压下降，从而有效防止脑中风，减轻动脉硬化。

防血栓，血浆纤维蛋白质的增高可引起红细胞的感染，使得血液黏稠度增高，促进血栓的形成。茶多酚对红细胞变形能力具有保护和修复作用，且易与凝血酶形成复合物，阻止纤维蛋白质变成纤维蛋白。另外，茶多酚能有效抑制血浆及肝脏中胆固醇含量上升，促进脂类及胆汁酸排出体外，有效防止血栓的形成。

调节血糖，降低患糖尿病风险：《本草纲目》中记载着，粗老茶能治"消渴"，降低血糖。据专家介绍，茶叶店里出售的最便宜的粗老茶，也就是所谓最低等级的六级茶，这种茶里面茶多酚的含量是一级茶的两倍。把这种茶买回家后用凉开水浸泡（不能用开水和热水泡），喝着就见效。据说，日本国内的糖尿病人现在都在喝这种低等级的粗茶。

提高人体的综合免疫能力：茶多酚通过提高人体免疫球蛋白总量并使其维持在高水平，刺激抗体活性的变化，从而提高人的总体免疫能力，并可促进人体的自身调理功能，间接实现抑制或杀灭各种病原体、病菌和病毒的功效。医学实验已证实：茶多酚可抑制和杀灭链球菌、伤寒菌、百日咳杆菌、肺炎的双球菌、痢疾杆菌、葡萄球菌等细菌感染。抑制或降低白喉毒素、破伤风毒素的毒性，抗脊髓灰质炎病毒、流感病毒、腮腺炎病毒、麻疹病毒、疱疹病毒、艾滋病毒等对人体的伤害，抑制梅毒螺旋体及白色念球菌对人的感染等。红茶能防治流感。日本科学家用比一般的红茶茶汤浓度淡的红茶液在病毒感染区浸泡5秒，该病毒就失去了感染力。为此，研究人员指出，在流感高发季节，人们常饮红茶或坚持用红茶茶汤漱口可以预防流感。此外，茶多酚对哮喘等过敏性病症也有显著疗效。

延缓衰老：茶多酚是一种强有力的抗氧化物质，对细胞的突然变异有着很强的抑制作用。我国唐代白居易、刘禹锡，宋代苏东坡、陆游等都是古代的大文豪，他们都酷爱饮茶。其时，人的平均寿命在唐代为45岁，宋代为47岁，但刘禹锡活到70岁，白居易活到74岁，苏东坡活到65岁，陆游则活到85岁高龄。

预防帕金森：新加坡国立大学的研究人员历时12年对63257名45~75岁的新加坡华人进行跟踪调查，发现喝红茶的中老年人与没有喝红茶的中老年人相比，患帕金森氏症的概率降低了71%。新加坡国力脑神经医学院等单位研究人员认为，茶中的酶有助预防帕金森病。

助消化：茶多酚可以增强消化道的蠕动，因而也有助于食物的消化，预防消化器官疾病的发生。另外，茶多酚可以以薄膜状态附着在胃的伤口上，而对溃疡创面起到保护作用。茶多酚还对胃、肾、肝具有独特的化学净化作用。

预防阿尔茨海默症：茶多酚是一种抗氧化物质，可以清除人体内有害的自由基。日本一项研究发现，每天坚持喝2~3杯绿茶，人们罹患阿尔茨海默症的概率就能减少一半左右。

增强记忆力：茶叶里含有很高的茶氨酸，对加强记忆力、提高学习能力有很强的促进作用。茶叶里还有一种成分叫 γ–氨基丁酸，它对人脑的能量代谢过程发挥作用，从而使人耳聪目明。

固齿、防龋、消除口臭：茶多酚可以杀死齿缝中存在的乳酸菌及其他龋齿细菌，具有抑制葡萄糖聚合活性的作用，使葡萄糖不能在齿表聚合，不能在牙上着床，使龋齿形成的过程中断。残留于齿缝中的蛋白质食物是腐败细菌增殖的基质，茶多酚可以杀死此类细菌，因此具有清除口臭的作用。

治腹泻：患了腹泻，不妨用 5~10 克茶叶直接放入嘴里，嚼碎后咽下肚，腹泻就会停止。可以是绿茶，也可以是花茶。按照中医理论，茶叶具有收敛固涩的作用，现代研究认为茶有极强的抗菌作用，因此对细菌性腹泻具有抗菌止泻作用。

保持身材，控制体重：茶叶中的咖啡碱能促进胃液分泌，帮助消化，增强人体对脂肪的分解能力，腹部脂肪也得以减少，从而可以缩减腰围，控制体重。

茶水煮饭，好吃又防病：用茶水煮饭可以获得色、香、味俱佳的米饭。茶水煮饭还有去腻、洁口和防治疾病的好处。据《本草拾遗》记载，用茶水煮饭“久食令人瘦”，云南茶叶之乡临沧也流传着“好吃不过茶煮饭，好玩不过踩花山”的山歌民谣。

据营养学家研究，茶水煮饭能使茶和米饭的滋味相得益彰，茶叶的芳香能使米饭更加香甜可口，米饭的淀粉则可有效地抵消茶叶的苦涩和收敛性。茶水煮饭还具有四大保健功能，一是茶多酚可帮助软化血管、减少血脂、防治心血管病；二是茶多酚能阻断致癌物品亚硝胺在体内的合成，从而能防治消化道肿瘤；三是茶饭中的单宁酸具有防治中风的效果；四是茶饭中的氟化物是牙本质中不可或缺的物质，它能增强牙齿的坚韧性和抗酸能力，防止龋齿。

茶水煮饭的方法：一是先将茶叶 1~3 克，用 500~1000 克开水浸泡 5~10 分钟，取一小块洁净的纱布，将茶水过滤去渣后待用；二是将洗净的米放入锅中，将茶水倒入，使之高出米面 3 厘米左右，煮熟即可食用。

（四）不宜饮茶的人群

尽管饮茶有多种功效，但并不是所有的人都适合饮用。

孕妇、儿童不宜喝：浓茶中的咖啡因含量较多，会使孕妇心动过速，对胎儿会带来过分的刺激，对于儿童也是如此。

心动过速者不宜喝：心、肾功能减退的患者喝浓茶会加重心脏和肾脏的负担。

发热患者忌喝茶：茶叶中的咖啡因不但能使人体温升高，而且还会降低各种药物的药效。

胃溃疡患者慎饮茶：茶可引起胃酸分泌增加，对溃疡面的刺激加重，常饮浓茶会使病情恶化。但对轻症患者，可以在服药2小时后饮些淡茶、加糖红茶、加奶红茶等，这些茶有助于消炎和对胃黏膜的保护，对溃疡也有一定的保护作用。

醉酒后慎饮茶：很多人都认为茶水有醒酒作用，事实上，茶叶有兴奋神经中枢的作用，醉酒后喝浓茶会加重心脏负担。饮茶还会产生较强的利尿作用，使酒精中有毒的醛类尚未被机体分解就从肾脏排出，对肾脏有较大的刺激性，从而危害健康。对此，可待清醒后，进食水果或小口饮醋，可起到醒酒的作用。

贫血的人不宜喝茶：因为茶里的鞣酸可以促使铁的排出，不利健康，但如果在喝茶的同时吃几个大枣，问题就解决了，因为枣是含铁特别高的干果。

女性特殊生理期不宜饮茶：茶中所含的咖啡碱会使孕妇的心、肾负担过重，心跳加快，排尿频繁。咖啡碱还会被胎儿吸收，胎儿对咖啡碱的代谢速度较慢，对于胎儿的发育有负面影响。哺乳期饮茶会减少乳汁分泌，乳汁中所含的咖啡碱会使宝宝过度兴奋，甚至产生肠痉挛。经期饮浓茶会使人的基础代谢增高，引起痛经或经期延长。

失眠的人一般下午4点以后不要喝茶；长期感冒或胃寒的人也要少喝茶。吃药的时候别用茶水服药，因为茶中的许多生物化学成分会与药发生不良反应，影响药效。

（五）饮茶须知

按季节选茶：春夏季节应多喝绿茶。绿茶性寒，适合体质偏热、胃火旺、精力充沛的人饮用。绿茶还有生发作用，可以缓解春困。白茶性凉，适宜人群和绿茶相近。黄茶性寒，功效也与绿茶基本相同。夏天喝绿茶能清热解毒、降低血脂。秋天宜喝青茶，乌龙茶介于绿茶、红茶之间，茶性平和，而且不寒不温，秋天饮用可以兴奋精神，使人神清气爽。红茶属于温热性质的，能暖胃驱寒，也十分适宜秋季饮用。黑茶，尤其是熟普洱茶，茶性温和，可以生热暖胃，冬天饮用最为合适。

不同茶叶的最佳冲泡法：

绿茶：这类茶比较细嫩，不适合用刚煮沸的水泡，以80℃为宜，茶与水的比例以1∶50为佳，冲泡时间为2~3分钟，最好现泡现饮。如果冲泡温度过高或时间过长，多酚类物质就会被破坏，茶汤不但会变黄，其中的芳香物质也会挥发散失。冲泡绿茶最好用玻璃杯。冲泡时先用1/4的水把茶叶润一润，过20秒或半分钟再冲水饮用，泡绿茶一般不盖盖子。白茶、黄茶的冲泡方法与绿茶相似。

红茶：先用热水烫杯，再沸水冲泡。高水温浸泡能够促进有益成分溶出。用水量与绿茶相当，冲泡时间以3~5分钟为佳，高档工夫红条茶可冲泡3~4次，红碎茶则宜冲泡1~2次。红茶最好用玻璃杯冲泡，这样能欣赏到茶叶在水中的翻滚舒展。具体方法可使用中投法，先在杯中倒入大约1/10的热水烫杯，再投入3~5克茶叶，然后再沿玻璃杯壁倒水进行冲泡。泡红茶要盖上盖子，这样茶香会更浓郁。

乌龙茶：最好用专业的紫砂壶或盖碗，并且宜用100℃的沸水，乌龙茶的投叶量比较大，基本上是所用容器的一半或更多，泡后加盖。泡乌龙茶时边上要有个煮水壶，水开了马上冲，第一泡要倒掉，用倒掉的水可以把所有的杯子润一下，然后再倒入开水冲泡饮用。乌龙茶可冲泡多次，品质好的可冲泡7~8次，每次冲泡的时间由短到长，以2~5分钟为宜。

黑茶：在一定时间内越泡越香。以普洱茶为代表的黑茶，冲泡时也要用100℃的沸水。第一次冲泡黑茶，要用10~20秒钟快速洗茶，即先把茶叶放入杯中，倒入开水，过一会儿把水倒掉，再倒入开水，盖上杯盖。这样不仅滤去了茶叶的杂质，而且使泡出的茶汤更香醇。后续冲泡时间常为2~3分钟。普洱茶一般用专业的茶具来泡，紫砂壶、盖碗都可以，投放量一般是绿茶的两倍。

绿茶、白茶更适合冷开水泡：很多人认为，只有热水才能把茶叶的甘香泡出来，水如果不够烫，茶就不好喝。但韩国、日本等地却流行用冷开水泡茶。

最大程度保留营养物质。茶叶本身含有600多种营养物质，但经热水冲泡后，多种营养物质会瞬间被破坏而流失。近年来，许多研究都围绕如何既能保持茶的口感，又能最大程度保存茶的营养成分，冷泡茶由此被发现。

冷泡茶，顾名思义就是用常温开水或者冷开水泡茶。热水冲泡的茶营养损失多，保留较多的是咖啡因和茶碱等"提神"的物质。而冷泡茶既能保持茶的口感，又能最大程度保存茶的营养成分，包括儿茶素、茶多酚、茶色素、多糖等，且在两小时后营养物质释放得最多，而这些物质在抗氧化、降脂、降糖等方面贡献突出。

冷泡茶营养物质保存多，能有效抗氧化，预防心脑血管疾病。但并不是所有品种的茶叶都能用冷水泡。一般来说，发酵时间短的茶比较合适用冷水泡。红茶、黄茶为全发酵茶，黑茶、乌龙为半发酵茶，绿茶则完全不发酵，所以绿茶、白茶是比较适合用冷水泡的。但也有个例，比如青茶的毛尖并不发酵，也可以用冷水泡。

对于咖啡因、茶碱敏感的人，晚上如果喝茶，可用冷水泡茶，最大限度减少咖啡因析出。

适宜饮茶的时间：

餐前、餐后、餐中宜喝淡茶。认为饭前不能喝茶的人，是因为咖啡因对胃有刺激作用，容易引起胃酸过多。这种情况，是在茶太浓的情况下发生的。咖啡因的确对胃有刺激，对于有胃溃疡的人，尤其要注意空腹不能饮浓茶。不过，假如没有胃病，餐前喝点淡茶是有益的。国际研究发现，餐前30分钟喝一杯水，包括茶水，能够有效缓解饥饿感，降低一餐中的食量，对预防肥胖是有帮助的。在干渴的情况下，喝一杯茶还有利于消化液的分泌，对肠胃也有好处。

餐后喝茶，除了有碍铁吸收的顾虑，还有人担心会冲淡胃液，影响消化，其实，餐后喝淡茶，既不会升高血压，也不会引起肥胖。淡茶是最好的餐后饮料。可见，餐前、餐后、餐中喝淡茶，都是有利健康的。只是要注意，喝的量不要大，以胃里感觉舒服为好。

晚上喝茶则易使人难以入睡。对老年人来说，晚上不饮茶还有一层意思。人老肾气虚，夜尿频，而茶是利尿的，晚上喝了茶，夜里起得就更勤了。

不同茶叶的保质期：

我国对茶叶制定的保质期尚不十分明确。所以"保质期"就成了一个暧昧的话题，有的说是一年，有的说是半年，有的就干脆不在包装上标明保质期，直放到"茶味尽失"为止。实际上，目前国家从食品卫生标准为依据，对茶叶保持期也做了限定。

过了保质期，茶叶就失去了自身的品质和韵味。普洱茶是全发酵茶，没有制定标准。一般认为，普洱茶、黑茶，陈化的反而好一些，保质期可达 10~20 年。但这类茶要求有专门的贮藏室，温度宜保持在 25℃左右，湿度控制在 75% 左右。室内要通风，不与有异味物品一起存放，每隔 3 个月还要翻动茶叶一次。这些条件，一般饮茶爱好者很难做到。

武夷茶，隔年陈茶反而香气馥郁，滋味醇厚。

湖南的黑茶、湖北的茯砖茶、广西的六堡茶等，只要存放得当，不仅不会变质，反而会提高茶叶品质。

通常，密封包装的茶叶保质期是 12~24 个月不等。绿茶保质期在常温下一般为一年左右。散装茶叶保质期就更短，因为散装摆放在外的过程中会吸潮、吸异味，这样不仅使茶叶丧失原茶风味，也更容易变质。

五、酸奶

酸奶是世界卫生组织推荐的第四种健康饮品，也是国际上推崇的营养佳品，保健价值高于纯牛奶。适合各类人群食用，特别是对儿童，用酸奶代替部分纯牛奶，对于蛋白质、钙和 B 族维生素的摄入都没有不良影响，而且有促进营养吸收和提高抵抗力、增强体质的作用。

酸奶不仅具有柔滑的口感、独特的风味，而且可以改善胃肠道功能，促进钙、磷吸收。

（一）喝酸奶的保健功效

酸奶是由优质牛奶经过乳酸菌发酵而成的。乳酸对机体有益，能促进消化液分泌，起到增强消化、促进食欲、降低胆固醇的作用。酸奶富含多种酶，能有效维护细菌平衡。酸奶中含有乳酸及其他一些有机酸，如柠檬酸等有明显的杀菌和防腐作用，被誉为"黏膜清洗剂"。

预防膀胱癌：据《美国临床营养学杂志》报道，经常饮用酸奶者发生膀胱癌的概率很低。乳酸菌可以提高人体的免疫力，还可以抑制肠道中致病菌的生长，从而减少毒素的产生，降低肿瘤的发生。

缓解焦虑和压力：美国一项研究发现，酸奶在改变人体肠道菌群的同时，还有助于改善情绪，从而可以缓解焦虑和压力。

妇科良药：美国最新研究发现，食用由活性乳酸菌制成的酸奶，可使妇女的阴道分泌物保持酸性，从而起到一定的杀菌作用。

降低糖尿病风险：英国一项研究发现，常喝酸奶的人患 Ⅱ 型糖尿病的风险比其他人低约 1/4，其他低脂发酵乳制品也有类似作用。这是因为，酸奶等低脂发酵乳制品中不仅脂肪含量低，还有丰富的益生菌和维生素 K，它们可能会对糖尿病起到一定的预防作用。

预防牙周病：日本牙科研究人员发现，喝酸奶能显著改善牙周健康，防止牙龈萎缩和牙齿脱落。

促进头发生长：低脂酸奶富含的钙是促进头发生长的重要物质，钙摄取不足会导致头发变得粗糙干燥。低脂酸奶中的乳清蛋白和酪蛋白都是高质量的蛋白质。低脂酸奶还富含维生素 B_6，可预防头发变灰白和脱发。

清新口气有研究显示，有口臭的人，每天喝无糖酸奶，连喝 6 周，症状就会得到改善。这主要是酸奶中的益生菌在肠道发挥作用，酸奶中的维生素 D 也有杀灭胃肠内导致口臭细菌的作用。但含糖酸奶的杀菌效果会大为下降。

（二）喝酸奶的几个相关问题

一是酸奶可以和很多食物搭配起来食用，如米饭、面条、包子、馒头等。

二是酸奶具有一定的饱腹感，轻微饥饿时喝一杯酸奶可以有效缓解食欲，从而减少下一餐的进餐量。如果在饱餐后立即再喝酸奶，同样会有增加体重的风险。因此，喝酸奶的时间，一般来说在饭后 30 分钟到两个小时饮用效果最好。

三是冷天可以把酸奶放入 45℃左右的温水中慢慢加温后再喝，不仅不会杀死酸奶中的乳酸菌，反而会增加乳酸菌的活性，其特有的保健功能会更大。

婴儿忌食酸奶：3 个月内的婴儿，喝酸奶不仅无利反而有弊。因为婴儿体内代谢乳酸的酶系统尚不健全，服用酸奶后不易消化，且可能引起腹泻、呕吐症状。

酸奶要冷藏储存：酸奶买回家后，要尽快放在冰箱冷藏，以保持里面的乳酸菌活性。放置在常温下，乳酸菌的活性因温度高会大大增强，一般两三天内就能达到顶峰，这时酸奶在口感上表现为酸度异常，也就是喝起来非常酸。另外，酸奶开封后最好在 24 小时内喝完，时间太久，空气中的杂菌会进入酸奶，导致变质。

酸奶中的某些菌种及酸性物质对牙齿有一定的损害，喝完酸奶后应及时刷牙或漱口。

六、豆浆

相传 1900 多年前，西汉的淮南王刘安是个有名的孝子，他的老母亲身患重病无法进食，刘安就每天用泡好的黄豆磨成豆浆给母亲饮用。日复一日，老母亲的病竟然逐渐好转，豆浆也因此传入民间。《本草纲目》记载："豆浆，性平味甘，利气下水，制诸风热，解诸毒。"清代的《延年秘录》中也记载豆浆"长肌肤，益颜色，填骨髓，加气力，补虚能食"。

豆浆不仅在古代典籍中留下不少记录，也受到了现代营养学家的肯定，被称作是"植物奶""心脑血管保健饮品"。

1. 豆浆的营养价值

豆浆是"三低一无"的完胜饮料。首先，豆浆的脂肪含量为 16% ~18%。不属于高脂肪食品；其次，豆浆中饱和脂肪酸的含量很低，却富含不饱和脂肪酸，其中亚油酸和 α－亚麻酸被称之为必需脂肪酸，人体自身却不能合成，只能从饮食中摄取，亚油酸和 α－亚麻酸可以降低血浆中胆固醇的浓度，预防血脂升高和胆固醇在血管壁上的沉积；第三，豆浆具有"低糖、低热量、无胆固醇"的特点。

2. 豆浆的保健功效

甜豆浆具有延缓糖分释放的作用，它可以把人体内的血糖稳定在既不感觉饥饿，也不需要动用过多胰岛素的水平上。所以，当我们饿得头晕眼花时，一杯含糖 5% 的豆浆是很不错的选择。

喝豆浆预防多种慢性病：

（1）中国人最缺优质蛋白，豆浆的蛋白质利用率很高，可以达到80%以上。25克大豆的蛋白质等于50克瘦肉、300~400克鸡蛋、400克大米。豆浆中含有的大豆皂苷、大豆异黄酮、大豆低聚糖及其他多酚类物质等，具有抗氧化等作用，能抑制体内脂肪发生过氧化现象，还能防止动脉硬化、延缓衰老，对于预防多种慢性病均有帮助。

（2）预防癌症：豆浆里含有5种抗癌物质，其中特别是异黄酮可预防乳腺癌、直肠癌、结肠癌等。

（3）预防脂肪肝，可降低肝脏中有害脂肪20%的堆积。另外，甘油三酯（有害心脏健康的脂肪）也能得到相同程度的下降。豆浆含寡糖，100%能被吸收，还含有钾、钙、镁等，钙的含量高于牛奶。

（4）有助减肥：据报道，台湾的一位杨先生，坚持以每日午、晚餐前饮用无糖豆浆的方式减肥，持续12周后成功减重13公斤，整个人变得神清气爽，而且没有任何副作用。

豆浆为什么会有这么神奇的减肥功效呢？

第一，豆浆是一种低热量高蛋白的食物，一杯300毫升的豆浆只有42千卡的热量，而一杯300毫升的牛奶热量是150千卡，一杯300毫升的可乐热量是130千卡，一块肥瘦相间的猪肉足足有400千卡的热量。因此，饮用豆浆既不会摄入过多的热量，又补充了足够的蛋白质，用豆浆来代替每天饮食中的高热量食物是非常理想的。

第二，豆浆中富含膳食纤维，它能增加饱腹感，从而避免摄入过多的食物，同时能维护肠道健康，有助排便，还具有排毒的作用，可以说既养颜又减肥。

第三，何时喝，餐前30分钟饮用，可以让身体产生饱足感，减少进食欲望，有助减肥。

第四，喝多少，怎么喝：有条件的话，三餐前都可以喝一杯，早上实在来不及可以改为午餐和晚餐前喝，每次250毫升左右，1天700~800毫升较适宜。但需控制其他饮食的摄入量。

喝豆浆注意事项：

豆浆性偏寒，且在酶的作用下能产气，故消化不良、嗝气、腹胀、腹泻的人最好别喝。豆浆含嘌呤成分很高，有痛风症状的人、肾功能不全的人也不宜饮用。

豆浆不宜冲鸡蛋：豆浆冲鸡蛋会形成人体不易吸收的复合蛋白等物质，降低了豆浆和鸡蛋中的营养价值。

豆浆禁用暖瓶装：暖瓶内温湿的内环境有利于细菌繁殖，同时豆浆里的皂角素还能够溶解暖瓶里的水垢，饮用后不利健康。

豆浆要敞开锅盖煮沸饮用：豆类中含有胰蛋白酶抑制剂、皂角素和外源凝集素等不利于健康的物质，煮沸三分钟才能破坏这些物质。未煮透的豆浆会造成恶心、呕吐、腹胀、腹泻等不良后果。

常喝豆浆要注意补钙与锌：豆浆中不含维生素 A 和维生素 D，它的维生素 B_2 和维生素 B_6 含量也低，常喝豆浆的人可以通过其他方式多摄入上述营养元素，如多晒太阳，多做运动，每天吃一个鸡蛋。

第二类　汤食——最廉价的健康保险单

药补不如食补，食补不如汤补。

汤，是人们所吃的各种食物中最鲜美可口、最富有营养、最容易消化吸收的饮品。民谚曰："民以食为天，食以汤为先。"

汤蕴藏着丰富的营养物质，各种食物的营养成分在炖制过程中充分渗出，它含有蛋白质、维生素、氨基酸、钙、磷、铁、锌等人体必需的营养元素。同样是鸡，爆炒与熬汤的养人功效大相径庭。

有些人只喜欢吃菜不喝菜汤。事实上，菜汤的营养价值比菜高，因为蔬菜经过烹煮后，维生素等营养物质已经有 70% 溶解在菜汤里了。

喝汤是最廉价的健康保险单。体形瘦弱的人，餐前多喝一些含糖及高蛋白质的汤，有利于增强体质。孕妇和哺乳期妇女则应该多喝一些富含蛋白质、维生素和矿物质的汤，如瘦肉汤、蔬菜汤，可以给产妇增加营养，促进产后健康及形体的恢复。健康的人多喝汤，更能增强身体对疾病的抵抗力。爱运动、经常大量流汗的青少年，更需要喝汤来补充水分和盐分，欧美的青少年喜欢早餐喝一碗肉汤，这样可以摄入丰富的脂肪与氨基酸，避免在上午 10 时至 12 时出现饥饿感与低血糖症，从而保持旺盛的精力。

世界各国的汤文化：

喝汤也是世界各地民众的共同爱好，各个国家都有独特的"名汤"，如日本的海带酱汤，俄罗斯的罗宋汤；法国人说，餐桌上菜肴最多，没有汤犹如餐桌上没有女主人。中国的鸡汤更为老百姓所喜爱。

一、两种保健汤最营养

世界卫生组织提出：一是骨汤，二是菌汤。

骨头汤能起到抗衰老的作用。这是由于人体骨骼中最重要的是骨髓，血液中的红、白细胞等就是在骨髓中形成的，随着年龄的增加和机体的老化，骨髓制造红、白细胞的功能逐渐衰退，骨髓功能降低，直接影响到人体新陈代谢的能力，骨头汤中含有的胶原蛋白正好能增强人体制造血细胞的能力。所以对于中老年人来说，喝些骨头汤，可以减缓骨骼老化；同样，骨头汤也有利于青少年的骨骼生长。

俗话说"骨头的精髓在汤里"。生活中，大棒骨汤、排骨汤、鸭架子汤等各类骨头汤也确实到处可见。骨头炖汤比纯肉汤更有营养，也更利于接收。

骨汤的滋补功效是多方面的，如猪骨汤润肠胃、牛骨汤利关节、羊骨汤补肝肾、鸭架汤清虚热。

菌汤就是用蘑菇、香菇、草菇、平菇等制作的汤。蘑菇是"超级食品"，蘑菇有助于降低心脏病和癌症风险，蘑菇不含脂肪和糖，是食物纤维和五种 B 维生素和叶酸的重要来源。蘑菇含基本矿物质铜、磷、铁和硒，香菇中存在的抗病毒化学物质蘑菇多糖，可增强免疫系统，有助于降低血脂和减少饱和脂肪的有害影响，有潜在的抗肿瘤效果。

其实，喝汤不一定局限于骨头汤和菌汤，不同的汤有不同的特效，如鸡汤可以抗感冒、鱼汤可以防治哮喘、海带汤可以御寒、蔬菜汤可以抗污染……

二、如何科学喝汤

饭前喝汤，苗条健康。最近科学家提出一句科学的减肥法，叫作："饭前喝汤，苗条健康。"广东人就是最好的例子，广东人特别爱喝老火汤。饭前一喝汤，神经反射到脑部，脑内有食欲中枢，只要你饭前喝汤，就能使食欲中枢兴奋下降，食量就自动减少 1/3，而且吃饭变慢；如果没有汤，你可以拨点菜用开水一冲变成汤，先把它喝掉，立即就能使食欲下降；而饭后喝汤，越喝越胖。为什么呢？你吃饱饭，又加上很多汤汤菜菜，把胃撑得很大，自然就会发胖。

不同人群要科学喝汤。

胃肠不好怎么喝汤？对胃肠消化功能低下，甚至身体极度衰弱而又营养不良的人来说，鸡汤里含有最容易快速吸收的含氮物，能在最短的时间内让体能感觉振作。

除了鸡汤之外，粥汤也有类似的效果。它们虽然含氮物质少一点，但是含有可溶性的淀粉以及淀粉的碎片糊精，它们也有刺激胃酸分泌的效果。所以，胃肠功能低下的人用餐前先喝一小碗热乎乎的粥汤，也是个不错的选择。

饭中间喝很多汤，或者饭后再大量喝汤，对于胃下垂的人是不适宜的。因为这会让胃部更为沉重。同时，对胃液分泌不足的人也不合适，因为这样会稀释胃酸。

想减肥怎么喝汤？对于减肥者来说，目标是少吃食物。这时候也可以借助喝汤，只是汤的品种和时间需要调整。据研究，最佳的喝汤时间是餐前 20~30 分钟。因为这时摄入水分能够减少一餐中的"自主能量摄入"，也就是说，如果餐前半小时喝了汤，不管是茶水还是米汤，能略微减少后续正餐时的食量。

另有研究表明，边用餐边喝汤，虽然没少吃东西，却能够增加用餐后的饱腹感，让第二餐饿得晚一点。这也算得上是个好办法。

三高患者怎么喝汤？对高血压患者来说，"喝汤有利养生"的说法仅限于缺油少盐的汤，咸汤非常不利于血压的控制。

高血压患者更适合喝没有咸味的粥汤，比如小米粥汤、玉米片汤，其中含有较为丰富的钾，对于血压控制有利。

对糖尿病人来说，除了需要控制油和盐之外，还要考虑到汤对血糖的反应。粥汤并非绝对不可以喝，但只能是很稀的，最好不是大米粥的汤。因为较浓的粥汤中含有极易吸收的碳水化合物，会快速升高血糖。

哺乳妈妈怎么喝汤？女性怀孕期间身体已经自动储存了几公斤的脂肪，专门用于泌乳需要。所以，需要降低体重恢复腰身的哺乳妈妈，更适合喝去掉浮油的汤，值得推荐的是杂粮杂豆煮的粥汤，因为这些汤富含 B 族维生素，而且脂肪含量为零。

第三类 谷类——食物之本

谷物是食物之本，是人类能量的主要来源，是维持生命的基础食物。

一、玉米——最佳食品

我国玉米的种类有普通玉米、甜玉米、黑玉米、糯玉米等，是我国北方和西南山区及其他旱谷地区人民的主要粮食之一。

在世界卫生组织公布的最佳食品榜中，谷物类排第一的就是玉米。德国营养保健协会的一项研究也表明，在所有主食中，玉米的营养价值和保健作用是最高的；在美国，老玉米被称为"皇冠上的珍珠"。

营养价值：

玉米除了含有谷胱甘肽（一种抗癌因子，对预防肝癌、肺癌等有一定作用）、膳食纤维、碳水化合物、蛋白质、脂肪、矿物质、胡萝卜素外，还含有核黄素、维生素等营养物质。玉米中的维生素含量为稻米、小麦的 5~10 倍，其脂肪含量比精米、精面高 5~6 倍。

不同品种的玉米营养价值、保健功效各异。普通玉米富含膳食纤维，半纤维素、果胶及木质素等。

甜玉米的营养价值高于普通玉米，且具有清肝明目、保护视力的作用。

糯玉米富含锰、锌等微量元素较高，而这两种元素是目前膳食结构中所缺乏的，多吃糯玉米可以促进人体阳气生发。糯玉米易消化，适合胃肠不适的人食用。但糯玉米和甜玉米淀粉和糖含量高，糖尿病患者宜少吃。

黑玉米有补肾健脾、益气活血的作用。黑玉米富含赖氨酸，可以调节人体脂肪代谢，改善消化功能，促进钙吸收，促进儿童中枢神经发育。尤其是黑玉米中所含的黑色素，能有效地清除人体内的自由基，防止可见光和紫外线的辐射，防止不良色素沉积，护肤美容，使人青春常在。

黄玉米富含膳食纤维、纤维素、半纤维素、果胶及木质素等。

紫玉米含有 18 种氨基酸，并含有人体必需的 21 种微量元素和多种维生素以及天然色素。特别富含抗癌元素硒、增进智力的锌以及铁和钙等，而且口感极佳，既软又嫩，皮薄滑溜稍黏，还有一种特殊的清香。

玉米中含有 7 种"抗衰剂"。营养专家指出，在当今被证实的最有效的 50多种营养保健物质中，玉米含钙、谷胱甘肽、维生素、镁、硒、维生素 E 和脂肪酸最多。

鲜玉米的水分、活性物、维生素等各种营养成分比老玉米高很多，因为在贮存过程中，玉米的营养物质含量会快速下降。

保健功效：

当今，在世界 5 个著名长寿地区中，有 3 个地区的居民常年以玉米为主要食物。玉米有粮中第一药之称。具体地说，玉米有 8 大神奇功效。

1. 开胃宁心：玉米有利尿消肿、平肝利胆、健脾渗湿、调中开胃、益肺宁心、清湿热等功效，立秋时食用能祛秋燥。

2. 预防心脑血管疾病：玉米中的不饱和脂肪酸，尤其是亚油酸，它和玉米胚芽中的维生素 E 协同作用，可降低血液胆固醇浓度，防止其沉积于血管壁，因此，玉米对冠心病、动脉粥样硬化、糖尿病、白血病、高脂血症及高血压等都有一定的防治作用。

3. 明目：玉米含有类黄酮，对视网膜黄斑有一定作用，多吃玉米有明目作用。

4. 防癌、抗衰老：玉米中含有的谷胱甘肽，它在硒的参与下，生成谷胱甘肽氧化酶，其抗氧化作用比维生素 E 高 500 倍。这种成分具有恢复青春、延缓衰老并能抗癌的作用。

5. 美容、减肥：玉米胚芽中的维生素 E 还可促进人体细胞分裂，防止皮肤出现皱纹；玉米须有利尿作用，也有利于减肥。膨化后的玉米花体积很大，食后可消除肥胖人的饥饿感，但热量却很低，是减肥的好食品。

6. 调节荷尔蒙：玉米中富含的维生素 E 可通过生殖腺增加荷尔蒙的分泌，改善性能力，预防小产。

7. 健脑：玉米中含有大量的谷氨酸，能帮助和促进细胞进行呼吸，有健脑作用。

8.玉米须的保健作用：它对水肿、小便不畅、乳汁不通等作用显著。一般泡水当茶饮即可，如果想增强效果，可以用水煎后取浓汁，早晚两次喝下去。高血糖、高血压患者，或是小便不利、肾炎水肿、胆囊炎、胆结石、黄疸型肝炎、肝硬化腹水的人，可以常年饮用玉米须水。

老人宜吃鲜玉米：鲜玉米中含有大量的维生素 E。维生素 E 有促进细胞分裂、延迟细胞衰老、降低血清胆固醇、防止皮肤病变的功能，能推迟人体老化，减轻动脉硬化和脑功能衰退的症状。玉米中含有大量维生素 A，对防治老年人常见的干眼症、气管炎、皮肤干燥及神经麻痹等都有辅助疗效。

鲜玉米中富含赖氨酸，赖氨酸不仅是人体必需的营养成分，而且能控制脑肿瘤的生长，对防控癌症有一定作用。研究发现，多吃鲜玉米还可抑制抗癌药物对人体产生的副作用。

鲜玉米中富含纤维素多，常吃能使大便通畅，防治便秘和痔疮，还能减少胃肠病的发生，同时，对防治直肠癌、消除动脉中的胆固醇也有益处。

食用方法：

玉米的食用方法很多，最通常的吃法是玉米粥、玉米窝头、玉米羹、鲜玉米棒子、玉米炒菜等等，都是把玉米当成主、副食的做法，营养也不会流失。

玉米适合与大豆同食，因为玉米缺乏色氨酸，以玉米为主食易发生糙皮病，而大豆含色氨酸，二者搭配食用可获得营养互补的作用。比如，可将玉米面和大豆粉按照 3∶1 的比例混合，加水煮粥吃，简单、方便、营养好。

煮玉米粥要加点小苏打。小苏打可以帮助保留玉米中的维生素 B 和维生素 B_2，避免营养损失。

怎样煮出好吃的鲜玉米棒：

要煮出好吃的鲜玉米，这里面有窍门。将玉米最外侧厚皮剥掉，只留最内层两层薄皮，去除须子后洗净。放入锅中加清水没过玉米表面，大火煮开，加少许盐（能使玉米吃起来有丝丝甜味），盖上盖煮 8~10 分钟。

甜玉米（明黄色的）水开后煮 8 分钟，粘玉米（白色的）水开后煮 10 分钟，口感最理想。煮好后立即夹出，沥干水分。不要长时间浸泡在水中，否则玉米味就不浓了。吃不完的玉米用保鲜膜包好或装入食品袋中冷冻保存。

如果买路边的煮玉米吃，要当心香精玉米。

二、燕麦——蛋白质冠军

燕麦的营养价值和保健作用：

燕麦营养九成在皮。燕麦麸中富含膳食纤维，能促进胃蠕动及消化，可帮助老年人预防便秘，并有预防脑血管病的功效。燕麦的营养可谓独树一帜，其氨基酸含量均衡、蛋白质水平高，脂肪为聚不饱和脂肪，尤其以独有的"β－葡聚糖"最具价值，不可替代。临床研究发现，人体摄入β－葡聚糖后，会在肠壁上形成一层薄膜。由于有了这层膜的存在，导致肠壁吸收营养的速度大大减慢，而营养却没有丢失。这样带来的好处就是，正常的进餐不会在瞬间加大胰腺的负担。这对油脂摄入偏高的现代人，特别是糖尿病人来说，是极为有益的。

燕麦，也称莜麦、玉麦。燕麦又可分为有壳燕麦（皮燕麦）和无壳燕麦（裸燕麦）两种，是世界上公认的高营养杂粮之一，我国栽培的以无壳燕麦为主，平常我们食用的为裸燕麦，有"蛋白质冠军"之称。

1. 有降低胆固醇、降血脂、甘油三酯及β－脂蛋白的作用。

2. 调节血糖：燕麦能抑制饭后血糖浓度上升，调节胰岛素，为糖尿病人的最佳食品。

3. 改善便秘：燕麦纤维可缩短大便在大肠内的滞留时间，避免肠道吸收残余毒素，降低造成肠道病及肠癌的机率。

4. 控制体重：莜面能提供持续长久的能量，使胃饱和的感觉持续较长时间，从而减少用餐量，使人不易发胖。

5. 改善性功能：科学家发现，成年人体内睾丸激素水平随着年龄的增长而下降，因此一些中老年男子易出现性欲低下和勃起障碍等症状，而莜面能促使人体释放睾丸激素；莜面对激发女性性欲也很有帮助。

6. 其他保健作用：莜面所含的维生素 B_1、B_2，维生素 E 及叶酸等，可以改善血液循环，帮助消除疲劳，减轻心理压力，有利于人体的生长发育。莜面还能预防骨质疏松症，促进伤口愈合，以及防止发生贫血病等。

食用方法：

如何摄取燕麦麸皮？目前看来，快速补充β－葡聚糖的方法就是直接食用燕麦麸皮，但由于麸皮的口感不好，往往不被人们接受。考虑到燕麦麸皮的特殊营养价值，可将现代粉碎机加工技术引入进来，对燕麦麸皮进行超微粉碎。

经过超微粉碎后，燕麦麸总膳食纤维含量得以提高。相比于燕麦片，燕麦麸皮中的 β–葡聚糖纯度得到几十倍的提升，每天吃三四勺就能满足身体所需，而且完全不用担心摄取过多碳水化合物，因此被称为"膳食纤维中的贵族"。

燕麦可以用来煮粥，或者做成燕麦饭。需要提醒的是，市场上很多号称营养燕麦片的产品，虽然口感好，但含燕麦的比例很低，保健作用有限。

莜面应以蒸食为主，蒸熟打开锅盖会有一股独特的芳香扑鼻而来。莜面的制作方法多样，可搓、推、擀、卷，可以加工成"窝窝""饺子"等等，食用时可用蔬菜汤或肉汤做蘸料，亦可按个人口味以酸、辣、咸、甜自行调制。

三、荞麦——膳食纤维冠军

我国种植的主要有普通荞麦和鞑靼荞麦两种，前者称甜荞，后者称苦荞。

荞麦的营养价值和保健功效：

荞麦具有开胃宽肠、消肿化湿、消积导滞、清热解毒的作用。用于饮食积滞、湿热干注、赤白带下、热毒疮疖、无名肿毒等。

荞麦特别是苦荞，其营养价值居所有粮食之首，并含有其他粮食所缺乏的特种微量元素及药用成分，对现代"文明病"及几乎所有中老年心脑血管疾病均有预防和治疗功能。

荞麦富含 19 种氨基酸，荞麦含有丰富的维生素 E，有膳食纤维冠军之称，荞麦中特有的保健成分芦丁和槲皮素等有降低人体血脂和胆固醇、软化血管、保护视力和预防脑血管出血的作用。

荞麦的亚油酸是人体不能合成的，具有降低血液胆固醇、预防动脉硬化的作用；荞麦中含有较多的无机盐，特别是磷、铁和镁，是维持人体心血管和造血系统正常生理功能不可缺少的物质。多食荞麦能防治冠心病、降血脂和动脉粥样硬化等疾病。

荞麦中含有黄酮类物质，有抗菌、消炎、止咳、平喘、祛痰的作用。

荞麦降血糖。荞麦是防治糖尿病、控制餐后血糖上升药物中的主要成分。

食用方法：

现在市场上销售的荞麦食品主要是荞麦挂面，因为荞麦中不含面筋，没法用纯荞粉做成面条，市面上出售的荞麦挂面，其中荞麦含量极低。为食用较多荞麦，可自制荞麦馒头，可按荞面、白面 1：4 比例混合制作，也可将小米面、玉米面和荞麦面和在一起做成杂粮煎饼。

四、小米——养心安神

《本草纲目》有小米"治反胃热痢，煮粥食，益丹田，补虚损，开肠胃"的记载。小米对脾虚体弱的人来说是进补的上品，可补中益气，延年益寿。小米的膳食纤维含量在粗粮中偏低，口感细腻而容易消化，适合 6 个月后的婴幼儿食用。

在我国北方，妇女生育后用小米加红糖来调养身体。小米熬粥营养丰富，有"代产汤"之美称。

小米的营养价值和保健作用：

小米的营养比较均衡，由于不需精加工，小米保存了许多维生素和矿物质。小米所含的粗纤维比大米高 2~7 倍，小米中含有丰富的蛋白质、脂肪、淀粉、钙、磷和胡萝卜素。

小米具有防止消化不良、防止反胃、呕吐和滋阴养血的功效，可以使产妇虚寒的体质得到调养。

小米具有益肾气、补元气的功效。小米最大的特点是容易消化吸收，因此，小米有护胃的功效。据《本草纲目》记载：喝小米粥"可增强小肠功能，有养心安神之效"，因此，小米可作为镇静安眠的保健品来食用，对胃肠不好而导致的失眠，疗效甚佳。

小米宜与大豆或肉类食物混合食用。这是由于小米的氨基酸中缺乏赖氨酸，而大豆和肉类的氨基酸中富含赖氨酸，可以补充小米的不足。

小米适宜在常温、干燥的环境中用密闭容器储存。

相关食谱、食物搭配：小米可以和大米一起煮成"二米饭"。

小米杂粮粥：将小米、紫米、玉米渣、红豆、绿豆、花生豆、红枣一起煮熟至黏稠状即可。这种粥营养较全面，富含丰富的碳水化合物、蛋白质、脂肪、微量元素和维生素，尤适宜食欲欠佳、肠胃不好以及贫血的人食用。

五、糙米——提高免疫力

糙米是相对精白米而言的，稻谷经碾去谷壳后仍保留着外层组织的米为糙米。

糙米中米糠和胚芽部分含有丰富的维生素 B 和维生素 E，能提高人体免疫功能，促进血液循环，还能帮助人们消除沮丧烦躁的情绪，使人充满活力。糙米保留了大量膳食纤维，可促进肠道有益菌增殖，加速肠道蠕动，软化粪便，预防便秘和肠癌；其所含膳食纤维还能与胆汁中的胆固醇结合，有利于促进胆固醇的排出，适合高血脂症患者食用。

糙米中钾、镁、锌、铁、锰等微量元素含量较高，有利于预防心血管疾病和贫血症。同时，其所含锌、铬、锰、钒等微量元素有利于提高胰岛素的敏感性，对糖耐量受损的人很有帮助。常吃糙米对糖尿病患者和肥胖者特别有益。日本专家研究证明，糙米饭的血糖指数比白米饭低得多，在吃同样数量时具有更好的饱腹感，有利于控制食量，从而帮助肥胖者减肥。

糙米的营养价值之所以比精制大米高，是由于稻谷由谷壳、果皮、种皮、外胚乳、糊粉层、胚乳和胚等部分构成，因此糙米的营养价值明显优于精制大米。糙米中钙含量是精白米的 1.7 倍，铁含量是它的 2.75 倍，维生素 B_1 是它的 10 倍，维生素是它的 14 倍。

糙米质地紧密，煮起来比较费时，在煮糙米饭之前，可以将糙米淘洗后用冷水浸泡过夜，然后连同浸泡水一起煮，加水（比白米饭多 1 倍），大火煮沸，改中火，继续煮到水位跟米差不多高，然后倒入电饭锅中以正常方式煮熟即可。由于糙米不易消化，因此煮糙米饭时最好和白米搭配食用。

相关链接

（一）吃全谷杂粮的九大好处

21 世纪，大众越来越意识到吃杂粮的重要性，全世界的营养专家也都在提倡吃全谷杂粮。

全谷是指脱壳之后没有精制的粮食种子。大部分粗粮都属于全谷，比如小米、大黄米、各种糙米（包括普通糙米、黑米、紫米）、小麦粒等，也包括已经磨成粉或压扁压碎的粮食，比如燕麦片、全麦粉。莲子、芡实、薏米等营养成分和谷物相近，也可以作为全谷食用。只要不把种子外层的粗糙部分和谷胚部分去掉，保持种子原有的营养价值，都叫作全谷。

不过，有些粗粮并不属于全谷。比如玉米糁，它是粗粮，因为其中的玉米胚已经去掉，玉米种子表面的那层种皮也去掉了。还有一些食品虽然不属于谷物，但也可以当粮食吃，没有经过精磨，称为"杂粮"，比如红小豆、绿豆、芸豆等。此外，莲子、芡实、薏米等的营养成分和谷物相近，也可以视做全谷类食品。

选择以上各种食材进行搭配，有利于提高营养素的供应量，预防慢性疾病，延缓衰老进程。吃全谷杂粮，每天要吃大约50克，吃得越多，好处越明显。

1. 吃全谷杂粮能增加营养供应：在同等重量、同样能量的情况下，全谷可提供相当于白米3倍以上的维生素 B_1、B_2 和钾、镁等矿物质。如以精白面和全麦粒相比，维生素 B_1 含量只有全麦的 1/4。大米和小米相比，钾和铁的含量只有小米的 1/5。所以，吃全谷能让人们得到更多的营养素。胃肠不好的人千万不要因为粗粮"粗糙"的外表而拒绝吃粗粮，只要选择好种类，不但不会增加消化系统的负担，反而可以帮助吸收更多的营养素。比如小米、大黄米、高粱米、糙米、莲子等，煮粥吃更容易消化吸收。

2. 吃全谷杂粮能摄入更多的防病保健成分：全谷杂粮中不仅含有较多的膳食纤维和多种维生素，还含有更多的抗氧化物质。表皮红色、紫色、黑色的杂粮是花青素的好来源，而黄色的全谷杂粮含有类胡萝卜素，大麦和燕麦中还有丰富的 β-葡聚糖。这些物质有利于预防癌症、冠心病、帮助控制餐后血糖和血胆固醇、延缓眼睛衰老等。

3. 全谷杂粮纤维含量高，有助降低肠癌风险：在同等重量下，全谷杂粮可以提供更多的膳食纤维和抗性淀粉，对便秘者很有帮助，并且在大肠中能够促进有益菌的增殖，改善肠道微生态环境，有助于降低罹患肠癌的风险。

4. 吃全谷杂粮餐后血糖上升缓慢，糖尿病患者最宜吃：全谷豆类需要咀嚼，消化速度慢，餐后血糖就比较低，能减少胰岛素的需要量。糖尿病人宜选择以上各种杂粮豆、燕麦、大麦、糙米等混合制作的主食，餐后血糖就容易控制，也不用担心出现饥饿和低血糖的情况。

5. 吃全谷杂粮饱腹感强，喝粥也不饿：杂粮豆粥吃一碗就饱，很长时间不饿。吃全谷杂粮有助预防肥胖，吃全谷最多的人不容易饮食过量，随着年龄增长，发胖的危险也比较小。

6. 吃全谷杂粮能保障体力和思维能力：B 族维生素对于神经系统的高效工作和充沛体能都非常重要，特别是维生素 B_1。在膳食中，维生素 B_1 的最实用来源就是全谷、豆类和薯类。常吃杂粮的人精力充沛，不容易疲劳。

7. 吃全谷杂粮能帮助平衡激素水平：身体偏胖的女性更容易患上乳腺增生的子宫肌瘤，乳腺癌的风险也较大。而平日吃全谷杂粮较多的女性，对预防以上疾病有益。同时，吃全谷杂粮获得更多膳食纤维，也有利于减少膳食中胆固醇的利用率，避免雌激素等固醇类激素水平过高。一些轻度乳腺增生和经前期乳房胀痛严重的女性，在改吃全谷杂粮后，可以减轻甚至消除症状，逆转增生趋势。

8. 吃全谷杂粮能帮助改善皮肤质量：减少面部皮肤过多出油、生痘、干裂、脂溢性皮炎等情况，使皮肤逐渐变得光洁平滑。

（二）膳食纤维十大健体功效

长期以来，膳食纤维一直被认为是废弃物，因为它既不能为人体提供营养，又不能被人体消化利用，只能作为粪便残渣排出体外。然而，近年来医学家们发现，由于人们的饮食越来越精，膳食纤维越来越少，由此而产生的疾病也越来越多。在经过深入研究后，营养学家终于将膳食纤维与传统的六大营养素——蛋白质、脂肪、碳水化合物、维生素、无机盐和微量元素、水被并列称为"第七营养素"。

膳食纤维究竟有什么作用呢？

1. 减肥降脂：膳食纤维在胃部吸水膨胀后，体积增大，增容作用使人产生饱腹感，因而食欲下降，饭量减少，减肥而不反弹。同时，它还可以阻止肠道对脂肪、蛋白质、胆固醇等的吸收，食物中的膳食纤维越多，这种抑制吸收的减肥降脂作用越明显。

2. 控制血糖：膳食纤维不但能减少脂肪、胆固醇的吸收，还可以控制食物中糖的吸收速度，是一种天然的"碳水化合物阻滞剂"。最近的研究证明，高膳食纤维饮食有助于糖尿病人控制血糖，而低膳食纤维饮食会使血糖迅速上升，然后突然下降，造成血糖的异常波动，易发生头痛、饥饿、烦躁等症状，对患者病情非常不利。

3. 预防心脏病：多吃富含膳食纤维的食物（每天摄入 26 克）可降低女性患心脏病的危险，同时心肌梗塞的危险性也相对较低。

4. 预防肠癌：人体肠道中含有大量厌氧菌，这些细菌会将胆汁或脂肪酸转化为致癌物或辅助致癌物，有毒物质在肠道停留的时间越长，与肠壁接触的时间就越多，被肠壁血管吸收的机会也增加，从而引发结肠癌。膳食纤维可以有效缩短这些致癌物在肠道的停留时间，加快其排出速度，清洁肠道。

5. 补充植物雌激素：男女体内都能自动分泌雌激素，而膳食纤维中却含有我们需要的天然植物雌激素。体外实验证明，植物雌激素不论对雌激素依赖性癌细胞还是非雌激素依赖性癌细胞，都有抑制作用。

6. 降低胆固醇：膳食纤维能吸附、包裹胆固醇，不利于小肠吸收而降低人体胆固醇水平。服用植物雌激素 4 周，就能显著降低总胆固醇和低密度脂蛋白胆固醇的水平，从而可预防高脂血症。

7. 预防胆结石：胆结石的形成与胆汁中的胆固醇含量过高有关，而膳食纤维与胆固醇结合，促进胆汁的分泌、排泄，因而可预防胆结石的形成。

8. 治疗便秘：膳食纤维的增容作用能对大肠产生机械性刺激，促进肠蠕动，使大便变软，易于排出。

9. 预防痔疮：痔疮是因为大便秘结而使肛周血液长期阻滞淤积所引起的。由于膳食纤维具有良好的通便作用，可降低肛门周围的压力，使血流通畅，从而起到防治痔疮的作用。

10. 口腔保健：现代人由于食物越来越精，使用口腔牙齿、面部肌肉的机会越来越少，因此，牙齿脱落、龋齿出现的情况越来越多。而食物中的膳食纤维增加了咀嚼的机会，使牙齿和肌肉得到了锻炼，功能得以改善。

英国营养学家指出，人们每天至少应该摄入 35 克以上的膳食纤维，才能起到预防和保健的作用。国内营养学家建议，一个健康的成年人，每天的膳食纤维摄入量以 15~30 克为宜。按这个标准，每天只要吃到 400 克蔬菜、25 克杂豆或粗粮、100 克水果、300 克谷类即可满足需要。

常见的膳食纤维食品排行榜如下（每100克食品中膳食纤维含量。单位为克）：紫菜29.1，海带27.1，扁豆19.3，红小豆17.8，黄豆17.1，燕麦粉9.3，荷兰芹5.8，卷心菜5.2，松蘑4.7，鲜香菇4.1，菠菜3.5，糙米3.4，竹笋3.2，菜花2.6，胡萝卜2.4，韭菜2.0，橘子1.9，香蕉1.7，油菜1.4，草莓1.3。

第四类　蔬果类

蔬果是真正的最佳防癌食物，蔬果中的植化素含有多种抗癌成分，能抑制细胞从正常状态转变为癌细胞，每天吃足量的蔬果，癌症发生率可降低 2~3 倍。流行病学研究证实，如果一天进食 400 克蔬果，可有效降低三至四成的致癌率。当蔬果摄取量每天由 150 克增加到 400 克，肺癌发生危险会降低 50%。

蔬果含有丰富的维生素、膳食纤维和各种矿物质，是人类健康不可缺少的食物。

蔬果的营养成分是人体最理想的能量来源，各种不同的蔬果营养成分可分别进入人的脏腑、经脉、气血乃至四肢、骨骼、皮肤、头发等。蔬果对人体各部位的特殊作用具有重点选择性，只有合理食用，才是真正的健康之道。所以要了解蔬果的属性，根据自己的体质选择适宜自己食用的。

研究发现，与每天只吃一种蔬果的人相比每天至少吃 7 种蔬果的同龄人整体死亡风险要低 42%，癌症、心脏病和中风等疾病的风险也相对较低。英国国家医疗服务系统目前的建议是，每天每人摄入的蔬果不应少于 5 种，每种不低于 80 克。这一建议也基于世界卫生组织的指导意见。

蔬菜类

一、红薯——最佳抗癌食品

按我国的分类，红薯属主食类，这里按世卫组织的分类，归入蔬菜。市场上常见的红薯，有白薯、红薯和现在很流行的紫薯。

红薯，《本草纲目》《本草纲目拾遗》等古书记载，红薯有"补虚乏，益气力，健脾胃"的功效，使人"长寿少疾"。现代研究表明，红薯中含有大量膳食纤维，能帮助刺激肠胃蠕动和消化液的分泌，保护肠胃。

红薯之所以占据了蔬菜榜首，一是由于它含有丰富的赖氨酸和纤维素等营养成分，而且非常容易种植和烹调。

红薯是最佳抗癌蔬菜，有保护心脏、软化血管、通便等多种功能。日本曾经是患癌最多的国家，为了减少癌症，日本人培育出 20 种抗癌蔬菜，把红薯列为第一号抗癌食品。

营养价值：就总体而言，红薯的营养成分有蛋白质、糖类、淀粉、膳食纤维、胡萝卜素、维生素 A、B、C、E 以及钾、铁、铜、硒、钙等 10 余种微量元素和亚油酸等。红薯含有丰富的硒元素，有较强的抗氧化作用。

红薯是低脂肪、低热量食物，每 100 克含 0.2 克脂肪，产生 95 千卡热量。

功效：

抗癌：红薯富含胡萝卜素，能减少患癌风险。最近，美国费城医院从红薯中提取一种活性物质——去氢表雄酮，它能有效地抑制乳腺癌和结肠癌的发生。红薯曾荣获日本国家癌症研究中心公布的"抗癌蔬菜排行榜"榜首。

有益心脏：红薯富含钾、胡萝卜素、叶酸、维生素 B、C，有助于维持正常血压和心脏功能，降低血脂，预防动脉粥样硬化等心血管疾病。胡萝卜素还有保护视力、预防夜盲症、防止皮肤干燥等作用。

提高免疫力：红薯中所含的大量粘液蛋白，能防止肝脏和肾脏中的结缔组织萎缩，润滑消化道、呼吸道、关节腔和浆膜腔，防止疲劳，提高人体免疫力。红薯中含有丰富的赖氨酸，能促进人体发育。

抗衰老：红薯含有一种特殊的粘蛋白，具有保护人体生理功能和抗衰老的作用，能使动脉血管壁保持弹性与光滑，对呼吸道、消化道、关节腔和浆膜腔有很好的润滑作用，能防止肝脏中结缔组织萎缩。

降低中风风险：红薯是"高钾低钠"之王，据美国一项研究发现，红薯等富钾食物可将中风风险降低 20%。

抑制胆固醇：据日本东京大学研究发现，红薯抑制胆固醇的作用是其他食物的 10 倍。

防脑出血：红薯中所含的 β - 胡萝卜素和维生素 C，能抗血管氧化，增强血管弹性，防止脑血管破裂引发意外；所含的叶酸和维生素 B_6，有助于降低血液中的高半胱氨酸水平，从而预防脑出血。每日取中等大小红薯 2 个（约 400克），洗净后蒸熟食用，长期坚持，效果显著。

护关节、防治骨质疏松：红薯中含有丰富的粘蛋白，对养护关节有一定好处；钙、镁含量较多，利于控制血糖。

宽肠通便：红薯含有大量膳食纤维，蒸熟后可增加 40%，可促进肠道蠕动，通便排毒，预防便秘。日本营养管理师称，在膳食纤维基础上再摄取少许油分，润肠通便的效果更好。因此，红薯蒸熟后抹上少许初榨橄榄油，风味更佳，润肠效果也会更好。带皮吃红薯，吃了不胀气。很多人喜欢吃红薯，但是却不吃皮。其实，红薯的皮是很好的东西。植物的皮和肉是一对阴阳，红薯也不例外。红薯肉是"补"的，而红薯皮是"泄"的，也就是排毒的。红薯肉补脾胃，红薯皮助消化；红薯肉补气，红薯皮通气；红薯肉偏酸性，而红薯皮偏碱性。

控血糖：奥地利维也纳大学研究发现，Ⅱ型糖尿病患者食用白皮红薯提取物后，胰岛素敏感性得到改善，有利于控制血糖。

减肥健美：红薯是高营养、低热量、低脂肪食品中的佼佼者。富含膳食纤维和果胶而具有阻止糖分转化为脂肪的特殊功能；红薯还有抑制肌肤老化，预防雀斑和老年斑的产生。红薯中含有一种类似雌性激素的物质，能维持内分泌腺体的代谢，有助于保护皮肤，延缓衰老。

我国传统医学也认为，红薯有"补虚乏、益气力、健脾胃、强肾阴"的功效。但不同颜色的红薯，其营养成分也大有区别。

白皮白心红薯，对皮肤有保养作用。皮肤粗糙的人，常吃白皮白心的红薯，皮肤会逐渐变得润泽。

红皮红心的红薯，是补气、血的，脸色苍白的女孩坚持长期吃，可以帮助改善脸部气色。

紫皮红薯富含一般红薯所缺少的花青素。紫薯的颜色即来自花青素。花青素是天然强效的自由基清除剂，对 100 多种疾病有防治作用，其清除自由基的能力是维生素C的20倍、维生素E的50倍。花青素可透过血脑屏障清除自由基，从而保护大脑组织，同时能减少抗生素给人体带来的副作用。

紫薯富含多种维生素及硒、锌、铁等10多种矿物元素，其中维E含量为小麦的9.5倍，维C为苹果的10倍多。紫薯中大量的硒不仅对清除体内自由基有特殊贡献，还可抑制癌细胞的生长，增强机体免疫力。紫薯块茎中丰富的膳食纤维可促进肠胃蠕动，清除肠腔内的有毒物质。

常吃红薯藤，可降低血糖。红薯藤的嫩尖，炒着吃是很清香的，吃起来有点像空心菜。红薯藤是明目的，红薯藤炒猪肝能明目；红薯藤还有去热毒的作用，可以调理肠炎和皮肤红肿、毒疮。如果夏天吃了不干净的东西，肚子不太舒服，可以用红薯藤老秆煮水喝。红薯叶具有止血、降糖、解毒、防治夜盲症等保健功能，经常食用还有预防便秘的作用；此外，还能保持皮肤细腻、延缓衰老。皮肤长疮，可以用红薯叶子捣碎外敷来消肿排脓。

红薯叶的吃法很多。选鲜嫩的叶尖，开水烫熟后，用香油、酱油、醋、辣椒油、芥末、姜汁等调料，制成凉拌菜，其外观嫩绿，能令人胃口大开。还可将红薯叶同肉丝一起爆炒，食之清香甘甜，别有风味。此外，还可将红薯叶烧汤，或在熬粥时放入。红薯叶可与红薯同吃，有助于预防心血管疾病。

红薯不宜空腹食用，以免引起胃灼热等不适。

二、芦笋——保健抗癌

芦笋有鲜美芳香的风味，纤维柔软可口，能增进食欲，帮助消化。营养学家和素食界人士均认为它是健康食品和全面的抗癌食品。

营养价值：芦笋所含的蛋白质、碳水化合物、多种维生素和微量元素的质量均优于普通蔬菜，而热量和碳水化合物的含量都较低。

芦笋中含有适量维生素 B_1、B_2 和 B_3，绿色主茎比白色的含更多的维生素 A。

芦笋有清热利尿的作用，夏季食用可清凉降火，能消暑止渴。

经常食用芦笋，对心脏病、高血压、糖尿病、心动过速、疲劳症、肾炎、膀胱炎、胆结石、肝功能异常和肥胖均有防病功效。

芦笋中含有丰富的叶酸，大约5根芦笋就含有100多微克，达到每日叶酸需求量的 1/4。

芦笋可以促使细胞生长正常化，具有防止癌细胞扩散的作用，国际癌症病友协会研究认为，它对膀胱癌、肺癌、皮肤癌等有特殊疗效。

芦笋含有菊粉，能促进大肠内有益菌生长。

芦笋有显著增强胰岛素的作用。

重要提示：修剪芦笋底部，竖直存放在装有少量水的容器中可保鲜。

芦笋可先蒸一下，再切成斜片与鱼、鸡、猪肉同炒；也可切碎和鸡蛋炒，和其他蔬菜一起做汤。

三、圆白菜——防衰抗老

圆白菜又叫卷心菜、包心菜。现在市场上还有一种紫色的圆白菜叫紫甘蓝，营养功效基本上和普通圆白菜相同。

营养价值：圆白菜含有大量的维生素 C、维生素 B、维生素 K、维生素 V、碳水化合物及多种矿物质。

圆白菜富含硫元素，硫是构成人体结构的重要矿物元素，人体无论是指甲、头发、皮肤、内脏器官、结缔组织等都含有丰富含硫化物，可以毫不夸张地说，没有硫元素，就不可能有生命现象。

圆白菜中含有的有机硫化物，可保护人体抵御结肠癌、甲状腺癌、食道癌、胰腺癌等。研究发现，经常食用圆白菜的人，胃癌、食管癌及肺癌的发病率较低。圆白菜富含叶酸，它不仅是机体细胞生长和繁殖所必需的物质，又是制造红细胞不可缺少的物质。

保健功效：日本科学家认为，圆白菜的防衰老、抗氧化的效果与芦笋、菜花同样处在较高的水平。

圆白菜的营养价值与大白菜相差无几，其中维生素 C 的含量还要高出一倍左右。此外，圆白菜富含叶酸，怀孕的妇女及贫血患者应当多吃。圆白菜也是重要的美容食品。

圆白菜能提高人体免疫力。它含有微量元素铜，能减少人体产生亚硝胺；含有萝卜硫素，有抑制细胞突变的功效，从而降低人体患癌的概率。

新鲜的圆白菜中含有植物杀菌素，有抑菌消炎的作用，对咽喉疼痛、外伤肿痛、蚊叮虫咬、胃痛、牙痛有一定的抑制作用。

圆白菜中含有维生素 V，有保护肠胃黏膜的功效，能预防十二指肠或胃溃疡。另外，维生素 V 对因经常喝酒或宿醉引起的胃胀有一定的缓解作用。多吃圆白菜，还可增进食欲，促进消化，预防便秘。

圆白菜也是糖尿病和肥胖患者的理想食物。

圆白菜是钙的良好来源，钙含量达到同等重量牛奶的 60%，而且钙磷比例比较合适，有利骨骼和牙齿的健康；圆白菜含钾多含钠少，对心血管系统多有裨益，且容易让人心情愉悦；此外，新鲜的圆白菜能抑菌消炎，加速创面愈合。

醋熘圆白菜能让人更好地吸收其中的钙，如果与适量的肉一起烹调，补钙效果更佳。

圆白菜的选购、保存：优质圆白菜相当坚硬结实，外面的叶片呈绿色并且有光泽。但春季的新鲜圆白菜一般包得有一些松散，要选择水灵且柔软的。

切开的圆白菜容易从刀口处变质，从外层按顺序食用会保存较长时间。

为防止圆白菜干燥变质，可以用保鲜膜包好放入冰箱冷藏保存。

四、西兰花——蔬菜皇冠

西兰花是蔬菜中极罕见的食用花蕾的一种蔬菜，其颜色翠绿、口味好、营养价值高，而且一年四季都有，享有"蔬菜皇冠"之美誉。据日本研究，其营养价值名列第一。

营养价值：西兰花是一种营养成分比较全面的蔬菜，其矿物质成分比其他蔬菜更全面，钙、磷、铁、钾、锌、锰等含量都很丰富。

保健功效：根据国内外最新研究，西兰花具有以下保健功效。

补肾：西兰花性平味甘，有强肾壮骨、补脑填髓、健脾养胃、清肺润喉的功效。

增强免疫力：西兰花含有丰富的维生素 C，每 100 克西兰花维生素 A 高达 110 毫克，是番茄的 5 倍；维生素 A、维生素 C 能发挥抗氧化功能，从而增强机体对外界环境的应激能力，增强肝脏解毒能力，增强机体免疫力，提高人体对疾病的抵抗能力，维生素 C 还可解除有毒物质的毒性。

延缓皮肤衰老：维生素 A 能使皮肤保持弹性，并且能使皮肤具有抗损伤能力，可延缓皮肤衰老，西兰花中还含有二硫亚酮，可以降低形成黑色素的酶及阻止皮肤色素斑的形成，经常食用西兰花可滑润开胃，对肌肤有很好的美白效果。

有益骨骼健康：西兰花富含维生素 K。维生素 K 不但与凝血功能有关，还有益于骨骼健康。

防癌抗癌：早在 20 世纪 80 年代初，美国已发现西兰花具有预防和治疗肠癌的作用。

西兰花富含植物化学物质——异硫氰酸盐，能有效对抗乳腺癌和大肠癌。

英国东英吉利大学等机构研究报告说：西兰花中含有丰富萝卜硫素的化合物，它会遏制引发关节炎症的酶发挥作用，从而减缓软骨损伤并缓解关节疼痛，还具有抗癌、抗炎症等功效。

男人多吃西兰花防脱发：脱发多由雄激素分泌较多和遗传因素综合作用导致，西兰花有比较好的抗雄性激素的作用。

预防关节炎：最新研究发现，西兰花等十字花科蔬菜中富含的一种化合物可有效预防常见的关节炎，并减缓关节炎导致的软骨损伤。

预防心血管疾病：由于西兰花含有丰富的不饱和脂肪酸及其富含钾，通过调节细胞内外渗透压而起到预防心血管疾病的作用。西兰花含类黄酮最多，类黄酮除了防止感染，还是最好的血管清除剂，能阻止胆固醇氧化，防止血小板凝结，减少心脏病与中风危险，具有降低血清胆固醇、抗氧化、降血压、降血脂、抑制脂质过氧化、改善脑循环等作用，还能有效降低患高血压、动脉硬化等疾病的风险。

增强妇婴保健：叶酸为细胞再生所必需，孕期、哺乳期、红细胞被破坏或肠道吸收功能障碍者叶酸需求量更多。胎儿大脑发育需要的叶酸，比通常情况下的需要量高若干倍，西兰花是理想的叶酸补充食物，还是预防疝气的有效食品。

促进微量元素的吸收：西兰花是理想的补充铁的蔬菜。另外，西兰花的钙含量可以与牛奶相媲美。硒是人体必需的微量元素，但硒的有效吸收有赖于 β-胡萝卜素和维生素 E，而西兰花恰好富含这些成分。

预防糖尿病：西兰花是一种高纤维蔬菜，其中丰富的可溶性膳食纤维可帮助降低血脂，延缓血糖吸收，有效控制糖尿病的病情。

食用方法与保存：西兰花常常有残留的农药，且易生菜虫，吃之前，可将菜花放在盐水中浸泡几分钟，使菜虫跑出来，还有助于去除农药。菜花切好后不宜久放，在室温空气中放置 6 小时，抗癌成分的损失率达 75%。可用纸张或透气膜包住（纸张可用水喷湿），然后直立放入冰箱的冷藏室，大约可保鲜一周左右。西兰花不易保存，最好现吃现买。

美国伊利诺伊大学科学家研究发现，烹调西兰花最好的方法是将其隔水蒸 5 分钟，西兰花变成亮绿色的时候，其中黑芥子酶保持得最好，其抗癌作用最强。

西兰花特别适合凉拌和清炒。焯西兰花时间不宜过长，焯水后，应放在凉开水内过凉，捞出后沥净水再用；烧煮时间不宜过长，否则会破坏和损失防癌抗癌的营养成分。

西兰花在烹饪过程中可多加大蒜和香料。大蒜中富含有益心脏的活性成分，香料中则有大量抗氧化剂，同时香料还能减少西兰花中抗氧化剂的流失。

五、芹菜——天然降压药

芹菜富含维生素 K 和维生素 C、叶酸、钾，还含有降低胆固醇含量的生物活性化合物，以及具有抗癌功效的香豆素类化合物。最令人喜爱的是，芹菜的"百搭"味道使它成为超级佐菜。

营养价值：芹菜热量低，是钾的优质来源，芹菜中白色品种和发白的绿色品种维生素 A 的含量低于绿色品种。

很多人吃芹菜时只吃茎而扔掉叶子，其实，从营养学上说，芹菜叶比茎的营养要高出很多倍，还有抑制癌症的作用。

保健功能：芹菜含铁量较高，是缺铁性贫血患者的佳蔬。

芹菜中含有丰富的钾，是辅助治疗高血压病及其并发症的首选之品，对于血管硬化、神经衰弱患者亦有辅助治疗作用。芹菜汁还有降血糖作用。芹菜叶对癌症的抑制作用达 73%。

芹菜含有挥发性物质，别具芳香，能增强人的食欲。

经常吃芹菜，可以中和尿酸及体内的酸性物质，对防治痛风有较好的效果。芹菜中含有大量的粗纤维，可刺激胃肠蠕动，促进排便。

芹菜还是一种"助性蔬菜"，能促进人的性兴奋。

草本植物学家广泛使用芹菜治疗各种小疾病，最普通的是消除浮肿等，因为吃了芹菜叶柄和根能利尿，可促进人体组织内过量水分的排泄。

选购、保存和食用方法：质量最好的芹菜应该新鲜、干净，长短适中，肉厚、质密并且菜心结构完好，分枝脆。

将芹菜择洗干净，用保鲜膜包好放在冰箱冷藏，可存放 1~2 周，不过最好在新鲜时食用，以减少营养素的流失。

芹菜叶柄和茎可用热水焯后制成沙拉；可和各种肉、其他蔬菜一起炒、炖；还可做芹菜汁或者与其他蔬菜汁液混合食用。

六、茄子——改善血液循环

茄子是为数不多的紫色蔬菜之一，不仅味美价廉，而且营养丰富。

营养价值和保健功效：茄子含有较多的蛋白质、脂肪、糖类、无机盐和维生素，特别是茄子中所含的芦丁和皂甙，可降低血液中的胆固醇，提高微血管的抵抗力，防止小血管出血，对心脏有较好的保护作用。在国际上，有的国家还把食用茄子列为降胆固醇十二法之首。

食用茄子可增加消化液分泌以及增强消化道运动。

紫茄子富含维生素 E 和维生素 P，可软化微细血管，防止小血管出血，对高血压、动脉硬化、咯血、紫癜（皮下出血、瘀血）及维生素 C 缺乏病均有一定防治作用。此外，铁、钾的含量也较高。

茄子中含的龙葵素（茄碱），对癌症有一定抑制作用。

常吃茄子对痛经、慢性胃炎及肾炎水肿等也有治疗作用。

茄子有清热活血、消肿止痛之效，对内痔、便血有很好的疗效。

食用宜忌：茄子性凉，体弱胃寒者不宜多吃。老茄子，特别是秋后的老茄子有较多茄碱，对人体有害，食用后可能会造成茄碱中毒，出现恶心、呕吐、腹泻、肠绞痛、意识模糊、抽搐等症状，因此，不宜多吃。

保存和食用方法：一般情况下，茄子可在冰箱内冷藏保存一周。但贮存茄子前，切勿用水洗，因为茄子的表皮有一层很薄的蜡质层，具有阻断空气中微生物侵蚀的作用，若用水洗，破坏了这层保护膜，则茄子容易变质。

茄子烹调时尽量不去皮，否则会损失很多维生素。

油炸茄子会造成维生素 P 的大量损失，挂糊上浆后炸制能减少这种损失。

另外，茄子在烧或炒的过程中很容易吸油，造成人体摄入过多的油脂。有两个小窍门可以避免茄子"吃"油过多。一是在烧茄子前，先将茄子在蒸锅内蒸一下，然后再烧；二是炒茄子时先不放油，用小火干炒一下，等其中的水分被炒掉、茄肉变软之后，再用油烧制。

在食物搭配上，可将茄子、青椒洗净切成菱形小块，土豆去皮切成菱形薄片，放入配料炒熟即可，俗称地三鲜，此菜营养更全面。

七、甜菜——促进血液循环

甜菜是热带地区除甘蔗以外的一个主要糖料来源，其叶可作蔬菜食用。

甜菜营养丰富，含有粗蛋白、可溶性糖、粗脂肪、膳食纤维、维生素 C、烟酸等；含有钾、钠、磷、镁、铁、钙、锌、锰、铜等矿物质。

甜菜含有容易消化吸收的糖，可促进肠胃道的蠕动；食用甜菜对贫血、容颜暗淡无光、长黄褐斑、感冒发烧、病后体虚、体弱者很有帮助。

甜菜中的维生素 C 是抗氧化维生素之一，对清除自由基、防止自由基过高导致的一系列疾病有益。

另外，胃不适、胃黏膜不好，甜菜能明显促进和加强体内肠胃的蠕动，维护肝脏、胆囊、脾脏及肾脏的健康；甜菜中的膳食纤维可促进锌与其他矿物质的吸收，有助于肠胃获得均衡营养。

甜菜促进血液循环，对冠心病、动脉硬化、高血压、低血压、高胆固醇、心律不齐的患者有益。

甜菜根能保护血管。最新研究发现，甜菜根能让血管松弛、降低血压，并能改善心脏功能。

英国雷丁大学营养学家经过对比研究发现，常吃甜菜根让人患冠心病的可能性降低 23%，患中风的可能性下降 38%。

甜菜根富含膳食硝酸盐，当人们摄入这种物质后，它在血管壁内生成一氧化氮，使血管松弛，血流量增加，最终血压下降、血管功能改善。

此外，甜菜对视力不佳、老花眼、维生素 A 缺乏引起的各类眼疾有一定疗效。

八、胡萝卜——补肝明目

胡萝卜是世界上最主要的蔬菜之一，其对人体有多方面的保健功能，也是维生素 A 含量最丰富的蔬菜之一。

营养价值和保健功效：胡萝卜富含蛋白质、脂肪、糖类、膳食纤维、胡萝卜素等。

胡萝卜的奇妙功效在于当胡萝卜素进入人体消化道后，能增强人体的抗癌能力。这是因为经过消化的胡萝卜，可转化为维生素 A，而维生素 A 对眼睛和皮肤有保健功能，《本草纲目》上写的是养眼蔬菜，凡是眼睛看东西不清楚，就多吃胡萝卜，特别是夜盲症。美国研究者发现：胡萝卜素可以帮助因年龄增长而引起的视力疾病，如黄斑变性。此外，对胃癌、膀胱癌、结肠癌、乳腺癌等均有抑制作用。胡萝卜还含有维生素 C 和木质素等多种成分，同样具有抗癌功效。

胡萝卜健脾消食、补肝明目、润肠通便、降气止咳，还能辅助食疗小儿营养不良、麻疹、夜盲症、便秘、高血压、肠胃不适、饱闷气胀等症。

美国人认为胡萝卜是美容菜，养头发、养皮肤、养黏膜。常吃胡萝卜的人好似从里到外美容，而且防感冒。用胡萝卜做馅包饺子，好吃有营养。胡萝卜还不怕高温，多高的温度营养也不会流失。

此外，胡萝卜内含琥珀酸钾，有助于防止血管硬化，降低胆固醇，对防治高血压有一定效果。常吃胡萝卜还可使心脏病发病率降低 40%。女性进食胡萝卜可以降低卵巢癌的发病率，儿童食用可增强机体抗病能力。另外，它的芳香气味还能增进消化，并有杀菌作用。

选购、保存和食用方法：质量好的胡萝卜外表丰实、新鲜、光滑、形状好、色泽纯正。

保存胡萝卜以将其放入纸中包好，存放在阴暗处。放入冰箱冷藏时，要先擦去表皮水分，用保鲜膜（袋）包好存放。如果塑料袋中蒸发出水蒸气要尽快食用。

胡萝卜素一般在靠近其皮下的部位含量最多，所以在削胡萝卜皮时尽量削得薄一点，最好洗净连皮一块食用。

维生素 A 是脂溶性的，所以最好不要生吃，加入油类或者和肉类一同烹调吸收效果更好。

胡萝卜炖牛肉。用植物油把洋葱炒好，加入烧好的牛肉、葡萄酒和番茄等材料，再加入切好的胡萝卜，煮大约 20~30 分钟即可。胡萝卜与牛肉同炖，更利于营养成分的吸收。

醋酸会使胡萝卜素分解，因此，炒、炖胡萝卜时不宜放醋。

九、荠菜——健脾利尿

荠菜是人们喜爱食用的一种野菜，含有很多活性物质。现在城市里的人吃到的荠菜，大多是人工种植的，其口味和活性物质远不如野生荠菜。荠菜分大叶荠菜和小叶荠菜两种。大叶荠菜风味鲜美，但香气不够浓郁；小叶荠菜香味浓郁，味极鲜美。

营养价值和保健功效：荠菜的茎叶含蛋白质很高，氨基酸含量也相对较高，是人体补充氨基酸的首选蔬菜。荠菜还富含脂肪、粗纤维、糖类以及多种维生素和钾、钙、铁、锌等。

荠菜性味甘平，是野菜中的珍品，是药食同源的蔬菜。民谚曰："三月三，荠菜为灵丹。"荠菜的药用价值很高，具有健脾利尿、止血解毒、清热明目的功效。用于妇女崩漏、月经过多、尿血、吐血、咳血；热淋、水肿、小便不利、尿浊或妇女带下；肝热目昏、目赤、眩晕头痛。当今又用于高血压。《本草纲目》载其"明目、益胃"。《新编中药纲要》称其"凉血止血，清热利尿，对高血压、眼底出血、牙龈出血、肾炎水肿有效"。

高血压患者冬末春初吃点荠菜，有助于降低血压，还能增强机体免疫功能，健胃消食。现代药理研究证明，荠菜中所含的乙酰胆碱、谷甾醇和季胺化合物，不仅可以降低血液及肝脏里的胆固醇和甘油三酯的含量，还能扩张冠状血管，降低血压。

荠菜含有大量的粗纤维，可增强大肠蠕动，促进体内的油脂以及毒素排泄，增进新陈代谢。

荠菜止鼻血。荠菜具有凉血止血、清热利尿的功效。现代药理研究发现，荠菜中所含的荠菜酸，是有效的止血成分，能缩短出血及凝血时间，从而达到止血功效。流鼻血的当天可将荠菜150克洗净切成段，在开水中焯3分钟捞出来沥干水分，加入少许食盐、香油、醋，搅拌均即可食用，连续食用2天，可止泻肝火而消除流鼻血的病患。

荠菜多糖，有一定的生物活性。研究发现，荠菜中含有蔗糖、乳糖、葡萄糖苷和胞外多糖等营养成分。

荠菜食用方法多样，荤素烹调均可，如煮汤、凉拌，做饺子、馄饨、包子、春饼馅，也可做荠菜豆腐羹等，清香可口，风味独特，柔嫩鲜香。

十、苤蓝——止痛生肌

苤蓝为十字花科，其叶形状如球。苤蓝可用于做小菜，或切丝做成凉拌沙拉。

营养价值和保健功能：苤蓝维生素含量十分丰富，尤其是鲜品绞汁服用，对胃病有治疗作用。其所含的维生素 C 等有止痛生肌的功效，能促进胃与十二指肠溃疡的愈合。苤蓝内含大量水分和膳食纤维，可宽肠通便，排毒。苤蓝还含有丰富的维生素 E，有助于增强人体的免疫功能，所含微量元素钼，能抑制亚硝酸胺的合成，因而具有一定的防癌抗癌作用。

苤蓝一般人群均可食用，更适宜胃溃疡、十二指肠溃疡、糖尿病患者以及容易骨折的老人。

苤蓝有利尿消肿、止咳化痰、清神明目、醒酒降火、解毒的作用。

苤蓝含一般蔬菜少有的维生素 K1 和维生素 U，是抗溃疡因子，能帮助治疗轻微胃溃疡，且有助于受伤组织的修复。

十一、土豆——降低患癌风险

土豆是一种粮菜兼用型的食物，营养价值高且齐全。

世界卫生组织专家指出：往年一直遥遥领先的土豆之所以在 2011 年排名靠后，是因为土豆发生了品种退化现象。农学家认为，这是由于过量使用化学物质和杀虫剂所致。

营养价值：土豆中优质淀粉含量约为 16.5%。现代研究证明，土豆对改善消化不良有特效，是胃炎和胃溃疡患者的优质保健食品。土豆淀粉在人体内吸收速度慢，是糖尿病患者的理想食疗蔬菜；土豆中含有大量的优质纤维素，在肠道内可以供给肠道微生物大量营养，促进肠道微生物生长；同时还可以促进肠道蠕动，保持肠道水分，有预防便秘和防治肠癌等作用。另外，土豆所含的维生素 B_1 是胡萝卜的 2 倍、大白菜的 3 倍、西红柿的 4 倍；维生素 C 和含钾量也很高。

保健功效：

防癌：土豆可降低患结肠癌的风险。土豆所含的钾能取代体内的钠，同时能将钠排出体外，有利于高血压和肾炎水肿患者的康复。土豆含有丰富的 B 族维生素和膳食纤维，有助于防治消化道癌症，控制血压中胆固醇的含量，预防心血管疾病。土豆还含有钾，每天吃 1 个土豆，可使患中风的风险下降。

助减肥：土豆与米面等主食相比，其热量是它们的 1/2，因此，多吃土豆可以减少脂肪摄入，让身体把多余脂肪渐渐代谢掉。土豆对人体有很奇妙的作用，瘦人吃能变胖，胖人吃能变瘦，常吃身段会变得苗条起来。身材不够理想的人，只要将土豆列为每日必吃食品，吃上一段时间，不必受节食之苦，便能收到"越贪吃越苗条"的效果。

抗衰老：土豆含有胡萝卜素和抗坏血酸，以及丰富的维生素 B_1、B_2 等，还含有少量的氨基酸、脂肪等营养元素，营养种类较为齐全，常吃土豆有助于抗衰老。

呵护肌肤、保养容颜：将新鲜土豆汁液直接涂敷于面部，增白作用十分显著。人的皮肤容易在炎热的夏日被晒伤、晒黑，土豆汁对清除色斑效果明显，并且没有副作用。

增加人体免疫力：土豆富含维生素 C。维 C 具有多种生理功能，如抗氧化、增加人体免疫力、改善铁、钙和叶酸的吸收等。

对眼周皮肤有显著美颜效果：将熟土豆切片，贴在眼睛上，能减轻下眼袋的浮肿；把土豆切成片敷在脸上，具有美容护肤、减少皱纹的效果；年轻人皮肤油脂分泌旺盛，常受青春痘、痤疮困扰，用棉花沾新鲜土豆汁涂抹患处可以解决这个问题。

愈伤、利尿、解痉：土豆能防治瘀斑、神经痛、关节炎、冠心病，还能缓解眼痛。土豆含有丰富的钾元素，肌肉无力及食欲不振的人、长期服用利尿剂或轻泻剂的人多吃土豆，能弥补体内缺少的钾。土豆中高含量的蛋白质和维生素 B 群可以加强体质，同时还会让记忆力和思维更清楚。

和胃健脾：土豆有和胃、调中、健脾、益气作用，对胃溃疡、习惯性便秘、热咳及皮肤湿疹有疗效。

土豆在冰箱等温度较低的地方容易产生异味，受潮和受损的土豆在日光下容易发芽，所以要尽量保存在阴凉干燥的地方。

十二、金针菇——益智之菇

金针菇呈黄褐色或淡黄色，干部形似金针，故名金针菇。另有一种色泽白嫩的，叫银针菇，两者营养价值差别不大。

金针菇不仅味道鲜美，而且营养丰富，是凉拌菜和火锅食品的原料之一。

营养价值和保健功能：金针菇具有低热量、高蛋白、低脂肪、多糖、多种维生素的营养特点；金针菇含有大量赖氨酸，对促进大脑营养、增强记忆力、增强体质有辅助作用。烹饪金针菇类食物，温度不宜过高。金针菇不宜油炒、油炸，否则会破坏营养，使蛋白质变性。

金针菇能有效地增强机体的生物活性，促进体内新陈代谢，有利于食物中各种营养素的吸收和利用，对生长发育也大有益处。

金针菇可抑制血脂升高，降低胆固醇，防治高脂血症，从而减少心脑血管疾病的发生。

具有抵抗疲劳、抗菌消炎、清除重金属盐类物质的作用，金针菇中有一种蛋白，可以预防哮喘、鼻炎、湿疹等过敏症。

增强记忆力，开发智力，特别对儿童智力开发有特殊的功能，在日本被列为"益智菇"。金针菇有抗衰老作用。长期食用可预防溃疡病，降低胆固醇、预防高血压等，从而减少心脑血管疾病的发生。金针菇还有防治肝炎、抗癌作用。

金针菇特别适宜气血不足、营养不良的老年人和儿童食用。

选购、保存和食用的方法：应选择纯白色、淡黄色或黄褐色新鲜亮泽的金针菇，含有一定的水分，菌盖和茎无斑点、无缺损、无皱缩、根部切割整齐、无棉籽壳等杂质。菌盖中央较边缘稍深，菌柄上浅下深。

金针菇的存储时用热水烫一下，放在冷水里泡凉，然后再冷藏，可以保持原有的口味，0℃左右约可储存 10 天。

金针菇可以在开水中烫熟后凉拌，也可和其他蔬菜、肉一起炒、炖、涮。

十三、雪里蕻——增食佳蔬

雪里蕻是芥菜类中的一种叶菜，叶片大，淡绿色，多用于腌制食用。雪里蕻是北方的常见秋菜，因为它比较抗寒，在东北地区到了秋天所有的青菜都枯萎时，它还存活着，因为霜打了之后，其上部就变成红色，因此得名。

现在市面上出售的雪里蕻，以宁波出产的最为著名，宁波人将秋冬收割的雪里蕻整棵烘干切开，放入瓮中，撒下盐，再用石块压在上面，放置 20 天，便可食用。雪里蕻含胡萝卜素和多种维生素，能增进食欲、帮助消化。

营养价值：雪里蕻含蛋白质、脂肪、糖、钙磷铁、胡萝卜素、硫胺素、核黄素、烟酸、维生素 C 等。

十四、大白菜——百菜之王

大白菜又名窝心白菜、黄芽菜等，有"菜中之王"的美称，在我国北方的冬季，是餐桌上必备的蔬菜，民间有"百菜不如白菜"的说法。

保健功效：大白菜性平微寒，味甘无毒，有消食养胃、利尿通便、化痰止咳、清热解毒之功效；主治肺热、咳嗽、咽干、口渴、头痛、大便干结等病症，是清凉降泻兼补益之良品，特别适合肺热咳嗽、便秘、肾病患者食用。

防癌抗癌：大白菜中所含纤维素和木质素助消化，促进排泄，缩短废物在肠道滞留的时间，减少肠道对致癌物及其他有害物质的吸收，降低肠道肿瘤发病的可能性。大白菜中的维生素 C 可有效阻止致癌物亚硝胺的合成，并有很强的抗氧化性，还能阻止致癌物质的生成、抑制癌细胞繁殖。白菜中含有吲哚–3–甲醛化合物，它能促进人体产生一种重要的酶，这种酶能够有效抑制癌细胞的生长和扩散。大白菜中含有硒，科学家认为，硒通过吞噬细胞的作用，影响癌细胞的能量代谢和干扰癌细胞的蛋白质合成，从而抑制癌症。

缓解胃溃疡：大白菜不仅含有丰富的维生素 C，而且含有氯化甲硫氨基酸。该物质主要用于缓解胃溃疡和十二指肠溃疡。

保护心血管：大白菜含有丰富的维生素 C 和膳食纤维，对于降低胆固醇，提高血管弹性起着重要作用。

强筋壮骨：大白菜富含钙，而且钙、磷比例量接近母乳。白菜还是果蔬中含锌的冠军，有利于幼儿生长发育。

养颜护肤：大白菜含水量很高，约 95%，而热量很低。冬季空气干燥，寒风对人的皮肤伤害很大，大白菜中含有丰富的维生素 C、E，多吃可以起到护肤和养颜效果。

补钙：大白菜每 100 克中含钙 43 毫克。一杯熟的大白菜汁能够提供几乎与一杯牛奶一样多的钙。有的人不喜欢喝牛奶，可以通过食用足量的大白菜来获得更多的钙。

润肠通便：大白菜富含膳食纤维，能起到润肠通便的作用。同时，白菜除含糖、脂肪、蛋白质、粗纤维、钙、磷、铁、胡萝卜素、烟酸外，还含有丰富的维生素，其维生素 C、核黄素的含量比苹果、梨分别高 5 倍、4 倍；微量元素锌高于肉类。对于容易上火的人，多吃大白菜有清火作用。

食用大白菜应注意的几个问题：

炒大白菜时先用开水焯：因为白菜中含有破坏维生素 C 的氧化酶，这些酶在 60~90 摄氏度范围内可使维生素 C 受到严重破坏。沸水下锅，一方面缩短了蔬菜加热的时间，另外也使氧化酶无法起作用，维生素 C 得以保存。大白菜在沸水中焯烫的最佳时间为 20~30 秒，烫得太软、太烂就不好吃了。

不宜烫后挤汁做菜馅用：这样会使营养素大量损失。

白菜心不洗不能吃：许多人都以为，剥去一层又一层的大白菜心是很干净的，不需要洗。其实，大白菜从生长至包心需要 2~3 个月的时间，其间需要多次施肥、治虫，加之空气污染，细菌早就存在其中。因此，大白菜心必须清洗干净再吃。

腐烂的大白菜不宜食用：大白菜在腐烂的过程中产生毒素，所产生的亚硝酸盐能使血液中的血红蛋白丧失携氧能力，使人体发生严重缺氧，出现头晕、恶心、呕吐、腹胀、心跳加快、全身青紫，严重时出现抽筋、昏迷，甚至有生命危险。

不能用报纸包大白菜：用报纸包白大菜，报纸上的油墨含有铅、铬、镉、汞等有毒重金属元素以及致癌物多氯联苯等，会污染白菜，使人成为油墨的受害者。

有些病人不宜吃：《本草纲目拾遗》载："惟性滑泄，患痢人勿用。"大白菜含有丰富的纤维素，有通便作用，故大便溏泄及寒痢者尽量少食。大白菜性偏寒凉，气虚胃寒的人忌多吃，切忌冷食，风寒犯肺及肺寒咳嗽者也应少食。

十五、苦瓜——降糖减肥

苦瓜性寒，味苦，有清热祛暑、明目解毒、利尿凉血等功效，对治疗痢疾、疮肿、中暑发热、痱子过多、结膜炎等病有一定的作用，适宜夏季烦热、口渴多饮、中暑发热等病患者服食。

营养价值：苦瓜是药食两用的食疗佳品，是夏季养生的最佳蔬菜。

现代医学认为，苦瓜含有蛋白质、粗纤维、苦瓜素、苦瓜苷等物质，苦瓜中维生素含量尤高，比丝瓜、菜瓜等高 10~20 倍。每人每天只要吃 100 克生苦瓜，就可获得其全天所需要的维生素 C，可预防维生素 C 缺乏病、保护细胞膜、防止动脉粥样硬化、提高机体应激能力。苦瓜中的苦瓜苷和苦味素能增进食欲，健脾开胃。苦瓜中蛋白质成分及大量维生素 C 能提高机体的免疫功能，使免疫细胞具有杀灭癌细胞的作用。苦瓜汁含有类似奎宁的蛋白成分，能加强巨噬细胞的吞噬能力，临床对淋巴肉瘤和白血病有效。

保健作用：

降血糖：苦瓜中的多肽类物质有明显的降血糖作用和调节胰岛的功能，修复 β 细胞，增加胰岛素的敏感性，预防改善并发病、调节血脂、提高免疫力。

减肥：一根苦瓜中含有 0.4% 高能清脂素，这种成分常被用在减肥药中。只要吃 500~600 克苦瓜，身体所获得的高能清脂素就相当于 1 粒减肥胶囊所提供的药效。

预防癌症：苦瓜中含有 1 种类奎宁蛋白，能够刺激免疫细胞，提高免疫功能，使免疫细胞把进入体内的或不正常的细胞加以歼灭。

防中暑：用鲜苦瓜两个，剖开去瓤、切片，浸入盐水中，捞起做苦瓜汤或菜食；患有皮肤疮疖，可将苦瓜剖开去瓤、切碎，水煎服；患湿疹、痱子，可用嫩苦瓜或鲜叶揉擦患处；将苦瓜种子炒熟后，研成细末，每日 6 克，1 日 3 次，用黄酒送服，可治遗精、阳痿。

如何健康吃苦瓜？

苦瓜的吃法很多，可凉拌，可做汤，可清炒，可制成各种饮品，最常见的是佐菜。苦瓜与任何菜如鱼、肉等同炒同煮时，不会把苦味传给对方，因而被誉为"君子菜"。

苦瓜最健康的吃法属苦瓜茶和苦瓜汁。

喝苦瓜茶是最有益于人体吸收的食用方式，可让苦瓜的大部分营养成分发挥出来，且易被人体吸收。苦瓜茶的制作方法：将苦瓜切成 1~2 毫米的薄片，用平底锅干炒，把水分炒干变成褐色，放凉后装入密封罐，在冰箱冷藏室可保存 2 个月；加热水浸泡后饮用，每天 3~4 杯即可。

苦瓜中的维生素 C 能预防皮肤老化，降低血液中的胆固醇，但维生素 C 不耐热，榨成汁喝比加热炒菜吃更为营养。苦瓜汁的制作方法：用榨汁机将苦瓜榨成汁后加水饮用；如果怕苦，可以加入柠檬汁或苹果泥调节口味。每天喝半杯到 1 杯即可。

十六、西红柿——美容护肤

西红柿既是蔬菜又是水果，不仅色泽艳丽、形态优美，而且味道适口、营养丰富，因此，称为"菜中之果"。

营养成分和保健功效：西红柿含有多种营养素，其烟酸的含量远远高于其他的水果和蔬菜。烟酸具有降低毛细血管通透性、防止毛细血管破裂的作用，还有防止血管硬化，预防高血压的特殊功效。烟酸还参与体内氧化还原反应，并有调节甲状腺功能的作用，更重要的是能增强抗坏血酸的生理作用，并能促进其在体内的储存，可供长期利用。

西红柿中所含的番茄碱，具有抗真菌作用，能抑制某些对人体有害的真菌；所含的苹果酸、柠檬酸，具有分解脂肪的作用；所含的番茄红素，对前列腺增生、心脑血管疾病有极好的保健功效。番茄红素是西红柿中最重要的"保健元素"，它的含量与其品种、栽培地点、成熟度有着密切关系。深红色的含番茄红素量最高，大红色稍差，黄色、紫色、绿色的西红柿含量极低。据专家介绍，要达到抗氧化等保健功能，每天要吃 400 克西红柿果肉。

西红柿可以生吃，但因为番茄红素是脂溶性的，生吃吸收率低。

保健功效：

防癌抗癌：西红柿所含的番茄红素，具有抗氧化的特性，能缩小肿瘤体积，延缓癌细胞扩散进程，因而西红柿被称为"抗癌能手"。常吃西红柿预防子宫癌、卵巢癌、胰腺癌、膀胱癌和前列腺癌等。

排毒养颜：西红柿含有丰富的维生素 C，能淡化皮肤色素沉着，美白肌肤。富含膳食纤维，可促进肠道内容物的及时排空，有利于各种毒素的排出，间接发挥养颜美容的作用。西红柿内的番茄红素有较多抗氧化物质，能起到延缓衰老的作用。

降脂减肥：西红柿中含有纤维素，能使人产生饱腹感，有益于节食减肥。

健胃消食：西红柿含有柠檬酸、苹果酸，不仅能保护维生素 C 在酸、碱及高温条件下都不易被破坏，提高维生素 C 的吸收利用率，而且能分解脂肪，增加食欲，促进消化。

促进骨骼发育：西红柿中含有较为丰富的维生素 A，它可以促进骨骼钙化，对防治夜盲症、眼睛干涩、视觉疲劳，特别是小儿佝偻病效果显著。

抗菌消炎：西红柿所含的番茄红素能抑制细菌的繁殖，可防治口腔炎、咽喉红肿等症；所含烟酸可以保护皮肤健康，预防唇炎、口角炎以及皮肤粗糙症等。

护心保肝：西红柿所含的糖多半是果糖和葡萄糖，容易被人体消化和吸收，从而起到营养心肌和保护肝脏的作用。

防尿频：常吃西红柿，可以帮助中老年男性缓解尿频，减少起夜次数。西红柿中的番茄红素可抑制老年性前列腺肥大，从而让膀胱不再受到压迫。同时，可以预防衰老、抵抗中风、保护心血管等。

十七、黑木耳——天然抗凝剂

黑木耳原产我国，原为野生，1000多年前开始人工栽培，小暑前采下的叫"春耳"，朵大肉厚，水发性好，质量上乘；立秋后采集的叫"秋耳"，质量稍次；小暑后、立秋前采的叫"伏耳"，水发性差，属于三等。

营养价值：黑木耳味甘性平，营养丰富，有滋补、益气、养血、健胃、润燥、清肺、强智等功效，被人们誉为"素中之荤"。黑木耳含有大量的碳水化合物，还含有蛋白质、脂肪、多种维生素、多种矿物质等。尤以铁的含量较高，比新鲜蔬菜中的铁含量高6倍，比动物性食品的含铁量高10~13倍，是防治缺铁性贫血的优良食品。黑木耳含有丰富的胶质，具有清胃、涤肠的作用；还有帮助消化纤维食物的特殊功能，是矿山、化工、粉尘、纺织、水泥工种不可缺少的保健食物。

保健功效：黑木耳适用于气血两亏、贫血、月经过多、痔疮出血、大便下血、产后瘀血、肺虚咳嗽、便秘等症患者食用。现代医学研究证明，黑木耳是天然的抗凝剂，有防治动脉硬化、冠心病、高血压、高血脂症的作用，可降低血黏度，有效防治脑血栓。

现在得心肌梗塞的人越来越多，尤其是过年过节，而且越来越低龄化。为什么会得心肌梗塞，主要有两个原因，一是血稠（高凝体质），就是脂肪高。什么样的人是高凝体质？一般而言，矮、粗、胖的人，特别是更年期的女性，这类人加上高凝食物更易心梗，所以过年过节患心梗者特别多。大夫一般用阿司匹林，说可以使血不黏稠，不得心肌梗塞，但是会造成眼底出血。现在欧洲已经不吃阿司匹林了，改吃黑木耳。黑木耳能使血不黏稠，这是美国心脏病专家发现的，并获得了诺贝尔奖。

另外，黑木耳对正常人及脑血栓形成的患者均有明显的抑制血小板聚集的作用，尤其对脑血栓抑制率更高，并有持续的解聚作用。每天食进适量黑木耳，能预防脑中风，如果每天睡前吃一碗冰糖炖黑木耳或黑木耳炒豆腐，能有效防止中风。研究还发现，黑木耳所含的多糖体，是酸性异葡萄糖，它的主要成分为甘露聚糖、甘露糖、木糖、葡萄糖醛酸等，这些物质具有抗癌活性，对肿瘤发生有中解性作用和明显的防治效果。

黑木耳的食疗方：

黑木耳多用来做菜肴的配料，但也可用做主料，炒、烧、烩、炖、做汤或醋泡、酒浸，无不味美适口。下面介绍几种食用黑木耳的做法：

炒木樨肉：黑木耳 20 克、猪腿肉 150 克、鸡蛋 3 个，另备熟猪油、葱花、姜末、酱油、料酒、精盐、香油、味精。做法：猪肉切丝，木耳泡发后撕片，鸡蛋打入碗中（加盐适量）打匀。锅烧热，放猪油，五成热时，倒入鸡蛋炒熟，盛入碗中。原锅加油烧热，入葱花、姜末煸出香味，再放肉丝煸至七成熟，加料酒、酱油、味精、盐，接着倒入鸡蛋、木耳，翻炒数下，淋上香油，起锅装盘。

凉拌木耳：水发木耳 125 克、精盐 2 克、味精 2 克、胡椒粉 1 克、香油 10 克。做法：将木耳在开水中焯一下，沥干放入盘内；将盐、味精、胡椒粉、香油一起放入碗中，加少许凉开水调匀，浇在木耳上，拌匀即可食用。

十八、大蒜——天然抗生素

大蒜是一种药食两用的珍品，享有"健康保护神""清道夫""天然抗生素"之美称。大蒜含有 400 多种有益人体健康的物质，是一种长寿食物。研究表明，大蒜的营养价值高于人参，应视为保健品之首选。李时珍在《本草纲目》中称，大蒜有"化腐朽为神奇"的作用，能消痈肿，防治多种烈性传染病，还称"大蒜携之旅途，则炎风瘴雨不能加，食遏辣毒不能害"。

大蒜按皮色不同可分为紫皮蒜和白皮蒜，此外还有一种独头蒜。和白皮蒜相比，紫皮蒜口感更辛辣，活性成分大蒜素的含量更高，抑菌效果也更明显。独头蒜其辛辣味更甚，有药用价值，防癌效果要高于白皮蒜。

营养价值：大蒜主要含有蛋白质、脂肪、碳水化合物、粗纤维、无机盐、维生素、挥发油、大蒜素等营养成分。大蒜素是一种挥发性植物杀菌素。

保健功效：

杀菌：大蒜具有较强的抗菌消炎作用，大蒜中的挥发油及大蒜素对多种球菌、杆菌、真菌和病毒均有抑制和杀灭作用，是目前发现的天然植物中抗菌作用最强的一种。尤其是大蒜素，即使稀释几万倍也能在瞬间杀死伤寒杆菌、痢疾杆菌、流感病毒等。如对脊髓灰质炎病毒有90％杀灭和抑制的作用，对一号疱疹病毒、二号疱疹病毒、人类鼻病毒、三号副流行病毒则有100％杀灭作用，并能抑制与呼吸道感染有关的病毒等。

将蒜瓣放在口中咀嚼 5 分钟，能杀死口腔中潜藏的各种细菌，能防治痢疾、肠炎、霍乱、伤寒、百日咳、流脑、流感、肺结核等多种病患。

抗肿瘤：美国国家癌症组织研究认为，全世界最具抗癌潜力的植物中，位居榜首的是大蒜。大蒜富含硒、锗两种微量元素，硒以谷胱甘肽过氧化物酶的形式发挥抗氧化作用，具有一定的抗肿瘤效果；有机锗化合物能够刺激机体产生干扰素，还可以激活自然杀伤细胞、巨噬细胞等免疫细胞，有利于对肿瘤的控制。

保护肝脏：提高肝脏的解毒功能，可以阻断亚硝胺致癌物质的合成，预防癌症的发生。大蒜中的关键成分是一种名为"大蒜素"的化学物质，当蒜瓣被粉碎或切碎时，大蒜素就会被释放出来，它可抑制人体内炎症反应，像抗氧化剂一样，减少自由基对人体细胞的损伤。江苏省疾控研究所发现，一周吃两次大蒜的人，患肺癌的可能性降低了44％。吃生大蒜或可作为肺癌的潜在预防药物。

防治心脑血管疾病：大蒜是血管"清道夫"。人类的很多疾病都是因为血液中脂肪过多引起的。许多日常食物，像蛋类、奶类、肉类等，人们吃了之后就会使血液中的脂肪成倍上升，但如果同时吃些蒜，脂肪上升的趋势就会受到遏制。

降三高：一是降血压。大蒜中富含的硫化物有助保持人体内酶的稳定，进而避免出现高血压；二是降血糖。大蒜可促进胰岛素的分泌，增加组织细胞对葡萄糖的吸收，提高人体葡萄糖耐量，迅速降低体内血糖水平；三是降血脂。大蒜素中的烷基二硫化物、蒜氨酸及环蒜氨酸可抑制血脂和胆固醇的升高。

抗食物中毒：美国华盛顿州立大学的科学家发现，大蒜中含有的一种关键成分，在抗食物中毒方面的效力比抗生素高 100 倍。

食用方法：大蒜在加热过程中，起抗菌作用的有机硫化物含量会逐渐下降，温度越高下降越快，所以熟吃大蒜不能很好地起到杀菌效果。做凉拌菜、吃饺子时用醋和少量芝麻油调和的蒜泥是很健康的吃法。

韩国庆北国立大学研究发现，发芽的大蒜比新鲜大蒜含有更多有益心脏健康的抗氧化剂。

捣碎或切片吃有保健作用。大蒜含有蒜氨酸和蒜酶等有效物质，捣碎或切成薄片后 10~15 分钟，让其与空气接触后，才会生成具有保健作用的大蒜素，如整瓣吃，效果会大打折扣。

炝锅加点糖保护大蒜素。将拍碎后的大蒜炝锅时油温不宜太高，烹调时间不宜过长。糖对大蒜素有保护作用，能降低高温时对大蒜素的破坏。

生吃杀菌效果好：每天生吃（切片或切碎）不宜超过 2~3 瓣。大蒜素对肠胃有一定的刺激作用，生吃过多或空腹食用，易引起胃痛，长期过量食用还易造成眼部不适；肠胃功能不好的人，每天别超过 1 瓣。肝病、非细菌性腹泻、眼疾、胃病、十二指肠溃疡、脑出血患者最好不吃大蒜。

"吃肉不吃蒜，营养减一半。"吃肉时吃些蒜，可使肉里的 B 族维生素 B_1 得到更好的利用。维生素 B_1 与神经系统功能关系密切，一旦缺乏，会令人情绪沮丧、思维迟钝，严重缺乏时会发生末梢神经炎和脚气，还会增加心脏病的风险。维生素 B_1 在体内停留的时间极短，容易随粪便排出。

快速去除蒜味法。大蒜吃进肚里后，嘴里总有一种难闻的气味，这种气味主要来源于大蒜里的蒜茸。嚼口香糖或茶叶只能暂缓口气，并不能彻底去除，打嗝时难闻的气味又会回来。最好的方法就是：吃完大蒜后，喝一杯牛奶，牛奶与大蒜发生反应，可以彻底去除蒜味。喝牛奶的时候注意要小口慢喝。

大蒜宜在黑暗处保存。新上市的大蒜含水量比较高，买回家应平铺晾干后保存，不宜在塑料袋中保存。

十九、菠菜——延缓衰老

菠菜味甘、性凉，具有滋阴润肠、养血止血、刺激腺体分泌的作用。

营养价值：菠菜营养丰富，蛋白质高于其他蔬菜，维生素 K 在叶菜类中属最高；另含有脂肪、糖类、钙、磷、铁、钠、镁、胡萝卜素、维生素 A、维生素 C、维生素 E、叶酸、膳食纤维等营养素。

保健功效：

抗氧化：据《本草纲目》记载，菠菜有"通血脉、开胸膈、下气调中、止渴润燥"的功效。另据《陆川本草》记载，菠菜"入血分。生血、活血、止血、去瘀。治衄血、肠出血、坏血症"。

有民谚曰：吃了菠菜根，胜似吃人参。菠菜的许多营养素都在根部。

增强机体免疫力：菠菜含有胡萝卜素、维生素 C、叶酸以及钙、磷、铁等多种营养素，有利于人体发育，同时还可以增强机体免疫力。

预防贫血：菠菜中含有丰富的铁、维生素 C，能够提高铁的吸收率，并促进铁与造血的叶酸共同作用，有效预防贫血症。

稳定血糖：菠菜中含有一种类胰岛素样物质，其作用与胰岛素非常相似，能使血糖保持稳定。

保护视力：菠菜含有丰富的胡萝卜素、维生素 A、维生素 B_2 等，能够保护视力，防止口角炎、夜盲等维生素缺乏症的发生。

抗衰老：菠菜中含有大量的抗氧化剂，具有抗衰老、促进细胞增殖、激活大脑功能、增强青春活力。

清热解毒：菠菜长于清理人体肠胃的热毒，能养血、止血、敛阴、润燥、通肠导便，防治痔疮，且能促进胰腺分泌，帮助消化。

防癌：菠菜能预防大肠癌、巩固骨骼和牙齿、补血，维护神经系统健康，预防忧郁、焦虑情绪，预防心血管疾病。

减肥：瑞典隆德大学最新研究显示，菠菜中含有一种名为类囊体的绿叶细胞膜，可令减肥效果提高 43%。类囊体能促进人体释放产生饱腹感的激素，并且减缓消化过程，因此能使人降低食欲。

提高男性健身效果和性能力：菠菜中含有的欧米伽脂肪酸和叶酸，能为肌肉的合成提供一定的能量，对男性来说，叶酸是增强健身效果的补充元素。叶酸不但可以帮助男性肱二头肌收缩有力，而与欧米伽脂肪酸一起提供肌肉生长所需要的能量，还可以使肌肉对胰岛素更敏感，有利于增加肌肉，减少脂肪。

选购、保存和食用方法：菠菜口感涩，是因为菠菜中含有大量草酸，因而会影响钙、镁、铁等矿物质的吸收。菠菜吃前最好用沸水焯一下，可去除大部分草酸。这样，凉拌或做汤，口感和营养都会得到提升。

菠菜中的维生素 C 会随着时间而流失，所以购买后应尽快食用，为了防止其干燥，可用湿纸包好装入保鲜袋放在冰箱冷藏室，一般在 2 天之内食用可以保其新鲜。

菠菜可与其他蔬菜、肉、蛋或豆制品一起烹调。

烹调注意事项：菠菜含有丰富的维生素 C，但烹煮会破坏维生素 C 含量的一半，所以应尽量缩短烹调时间。

菠菜中大量矿物质和维生素可渗出到煮菠菜的水中，因此，煮菠菜时应少放水，且尽量把煮的汤汁一起喝掉。

菠菜中含有草酸，草酸与钙结合易形成草酸钙，影响人体对钙的吸收。因此，菠菜不宜与含钙丰富的食物同食，如豆类、虾皮、海带、紫菜等。

为促使草酸钙溶解排出，防止结石的发生，食用菠菜时，应尽量多与其他蔬菜及碱性食物搭配。

糖尿病患者经常吃菠菜有助于血糖保持稳定。

婴幼儿以及缺钙、软骨病、肾结石、肺结核、腹泻等患者不宜多食。

二十、韭菜——"起阳草"

韭菜为辛温补阳之品，有温补肝肾、温中行气、散血解毒、保暖健胃的作用。韭菜是铁、钾和维生素 A 的重要来源。

保健功效：韭菜含较多的粗纤维，可有效预防习惯性便秘和肠癌。这些纤维还可以把消化道中的沙砾、头发、金属屑包裹起来，随大便排出，所以韭菜也有"洗肠草"之称。

韭菜含有挥发性精油及含硫化合物，具有促进食欲和降低血脂的作用，对高血压、冠心病、高血脂等有一定疗效。含硫化合物还具有一定杀菌消炎的作用。

韭菜具有抗疲劳促恢复的作用。此外，还具有增进食欲、稳定情绪、促进发汗等作用。

韭菜中含有丰富的钙和铁元素，这两种元素分别对骨髓、牙齿的形成和预防缺铁性贫血有很大帮助。

韭菜具有药用价值，除可降低血脂外，温补肝肾、助阳固精的作用也很突出。因此在药典上有"起阳草"之称，堪比当今的"伟哥"。

韭菜有温中行气、散血解毒、保暖、健胃整肠的功效，对反胃呕吐、消渴、鼻血、吐血、尿血、痔疮以及创伤瘀肿等病，都有相当的缓解作用。

韭菜叶和根有散瘀、活血、止血、止泻补中、助肝通络等功效，适用于跌打损伤、噎嗝反胃、肠炎、吐血、鼻血、胸痛等症。

韭菜籽有固精、助阳、补肾、治带暖腰膝的功能，适用于阳痿、早泄、遗精、多尿等症。

初春时节的韭菜品质最佳，晚秋的次之，夏季的最差。

选购、保存和食用的方法：购买韭菜时尽量挑选叶子较宽、手感柔软且具有一定厚度，颜色浓绿且没有折叶的。

用纸将未沾水的韭菜包起来，再装进塑料袋中，放在冰箱中冷藏，能够保存1周左右。韭菜要在准备烹调时再进行清洗、切碎。

另外，如果加热过久，韭菜就会变软，原有的鲜绿颜色也会丧失，故在烹调时应注意掌握火候。

二十一、南瓜——养护脾胃

南瓜又叫倭瓜、饭瓜，其野生祖先原产于墨西哥、危地马拉一带，很早就传入我国。南瓜不仅果肉和种子可食用，其花也是美味食品。南瓜是既可做主食又可做菜的两用食物。

营养价值：南瓜含有碳水化合物、多种维生素（特别是胡萝卜素）、膳食纤维、氨基酸、多糖和矿物质。

保健功效：我国传统医学很早就发现南瓜有较高的药用价值。

据《滇南本草》和《本草纲目》记载：南瓜性温，味甘，入脾、胃经。也就是说，南瓜对于养护脾胃很有好处。从现代营养学的角度分析，南瓜含有丰富的胡萝卜素、B族维生素、维生素C和钙、磷等成分，是健胃消食的高手，其所含的果胶可以保护胃肠道黏膜免受粗糙食物的刺激，适合患有胃病的人食用。而且，南瓜所含成分还能促进胆汁分泌，加强胃肠蠕动，帮助食物消化。

多年来，众多糖尿病患者将南瓜奉为"神瓜"，就是因为听说南瓜可以降血糖，由此引发了一股南瓜热。市场上各种以南瓜为原料的食品、保健品更是吸引了成千上万热衷于食疗的糖尿病人。更有甚者，有人还说只要连续食用 100 斤南瓜就能控制糖尿病，并且不用吃药……

后来，有糖尿病专家和营养专家站出来，大声地对"南瓜降糖论"说"不"！并指出多吃南瓜不仅不降糖，有时甚至会导致血糖升高，病情波动。那么，我们究竟该如何看待"南瓜降糖"这一说法呢？

南瓜确有降糖功效，糖尿病人可以适当食用。日本最早采用现代医学手段对南瓜的功效进行研究。在北海道有一个小村子，那里几乎没有人得过糖尿病。对村民进行调查后，日本的内分泌专家指出，这里的居民均以南瓜为主要食物，这可能是原因之一。

南瓜能遏制癌细胞繁殖：美国科罗拉多大学的研究人员对吃南瓜进行了研究，发现南瓜能够减少胰腺中的癌细胞繁殖，常食南瓜可使癌细胞繁殖力降低 60%。

此外，南瓜还有利于心脑血管健康，对保护前列腺、促进睡眠也有一定作用。

南瓜中富含的胡萝卜素，可在体内转化成维生素 A，有效保护视力，促进骨骼发育，维护皮肤健康。

南瓜是一种高钾、高钙、低钠食物，利于防治骨质疏松和高血压。

南瓜中的果胶有极强的吸附性，能清除人体内的有害物质，提高人体免疫力，并能促进溃疡愈合。

南瓜瓜肉可蒸熟直接吃或做成馅饼，也可以将生南瓜瓜肉切成块煮粥或炒炖。

烹调注意事项：南瓜的皮含有丰富的胡萝卜素和维生素，所以最好连皮一起食用，如果果皮较硬，就用刀将硬的部分削去再食用。在烹调的时候，南瓜心含有相当于果肉 5 倍的胡萝卜素，所以尽量要全部加以食用。

二十二、洋葱——蔬菜皇后

洋葱味甘、微辛、性温，入肝、脾、胃、肺经，具有润肠、理气和胃、健脾进食、发散风寒、温中通阳、散瘀解毒的功效。

近代医学发现，有机硫化合物是洋葱主要的辣味物质，它具有消炎抑菌、抗动脉粥样硬化、利尿止泻、降血糖、降血脂、降胆固醇、降血压等多重作用，同时可清除体内自由基，具有抗氧化的功效，它是医学界所知的唯一含前列腺素的植物，能保护前列腺。

营养价值：洋葱含蛋白质、碳水化合物、膳食纤维及矿物质和维生素等多种营养成分，尤其富含大蒜素和硫化丙烯等植物化合物，被推崇为多功能的营养保健蔬菜。

洋葱所含的大蒜素，有浓郁的香气，可刺激胃酸分泌，增进食欲以及杀菌和预防感冒。洋葱中还含有抗氧化作用的微量元素——硒及一种叫"栎皮黄素"的植物化学物，能抑制致癌细胞活性，阻止癌细胞生长。

紫皮洋葱的营养价值高于白皮洋葱。不仅因为紫皮洋葱中含有抗氧化能力较强的花青素，能够保护人体免受自由基的损伤，其蛋白质、膳食纤维以及钙、镁、锌、铁等矿物质含量均比白皮的高。但白皮的胡萝卜素、维生素 C 的含量较紫皮的高，而且葱味没有紫色洋葱那么辣，水分和甜度皆高，更适合做凉拌菜和生菜沙拉。

保健功效：

防止骨质流失：洋葱中有一种能抑制骨质流失的成分，对预防骨质流失的效果甚至比服用骨质疏松症治疗药品还有效，有研究显示，洋葱的补骨效果比钙高 10 倍，但每天要吃半斤左右才有效。

利尿降血糖：洋葱里有类黄酮，能在体内生成槲皮甘素，具有刺激胰岛素合成及释放的作用，此外，还具有较强的利尿作用。

预防胃癌：据研究人员在山东、江苏邳州、甘肃等省市多个葱蒜之乡调查发现，其居民的胃癌发病率在全国范围内均属于偏低水平。除胃癌外，食用洋葱还可降低肠癌、喉癌、卵巢癌、前列腺癌等多种癌症的发生。

分解脂肪：洋葱里所含的化合物能阻止血小板凝结并加速血液凝块溶解。所以，在享受高脂肪食物时，最好能搭配一些洋葱，将有助于抵消高脂肪食物引起的血液凝块。不过洋葱煮得太熟，就失去了其效果。

预防心血管疾病：洋葱含有前列腺素 A、生理活性物质二烯丙基二硫化物及硫氨基酸等成分。前列腺素 A 是较强的血管扩张剂，能激活溶血纤维蛋白活性成分，可以降低人体血管和心脏冠状动脉的阻力，对抗体内儿茶酚胺等升压物质。二烯丙基、二硫化物及硫氨基酸也有预防血管硬化及调节血脂的功能。

防治哮喘：洋葱含有至少三种抗发炎的天然化学物质，可以治疗哮喘。

防治失眠：将切碎的洋葱放置于枕旁，洋葱特有的刺激成分会发挥镇静神经、诱人入眠的神奇功效。

防治感冒：研究发现，洋葱的鳞茎和叶子含有一种被称为硫化丙烯的油脂性挥发物以及其他有益成分，能抗寒和抑御流感病毒；经由呼吸道、泌尿道汁腺排出时，还能刺激这些位置的细胞管道壁分泌，所以又有祛痰、利尿、发汗以及抑菌防腐等作用。

刺激食欲，帮助消化：洋葱气味刺鼻而常使人流泪，这特殊气味可刺激胃酸分泌，增进食欲。洋葱能提高胃肠道张力，促进胃肠蠕动，从而起到开胃的作用，对萎缩性胃炎、胃动力不足、消化不良等引起的食欲不振有辅助治疗效果。

相关食谱及食物搭配：

洋葱和其他蔬菜搭配食用，不仅营养丰富，洋葱刺激消化液的分泌，更有利于人体对肉食的消化和吸收。洋葱青椒肉片：将洋葱和青椒切成菱形块，牛肉（猪肉、羊肉）切成薄片，一起炒熟即可。洋葱炒鸡蛋也是很好的选择。洋葱生拌、生食为最佳。

特别提及：洋葱切开后在空气中放置过久，或者高温加热等烹调方式，都会使有机硫化合物含量受损，因此，生吃洋葱或者短时间清炒为佳。如果下锅前在切好的洋葱中拌入少量面粉，炒出来的洋葱色泽金黄，质地脆嫩。

洋葱被切开后会释放出一种叫蒜胺酸的物质，它是导致眼睛流泪的主因。为防止切洋葱时刺激眼睛，可以在切洋葱前，把切菜刀在冷水中浸一会儿再切，还可以将洋葱对半切开后，先在凉水中泡一下再切，也有效果。

二十三、青椒——增食欲，助消化

青椒原产中南美洲热带地区，现全国各地普遍栽培。青椒又名大椒、灯笼椒、柿子椒，因其果味甜，故又名甜椒、菜椒。

青椒含有丰富的维生素 C，辣味较淡甚至根本不辣。除了绿色，新培育出来的青椒品种还有红、黄、紫等多种颜色，可广泛用于配菜。

营养价值和保健功效：

生青椒热量低，但随着它的成熟，热量会增高。

青椒含有丰富的维生素 C 和维生素 A，两者的含量均随其成熟程度而增加。一般来说，维生素 C 的含量是西红柿的 3.5 倍，与草莓和柠檬的含量差不多。

青椒能增强人的体力，缓解因工作、生活压力造成的疲劳。青椒特有的味道和所含的辣椒素有刺激唾液和胃液分泌的作用，能增进食欲、帮助消化、促进肠蠕动、防止便秘。

青椒由于维生素 C 和维生素 K 含量高，可以防治维生素 C 缺乏病，对牙龈出血、贫血和血管脆弱有辅助治疗作用。

预防癌症：青椒中的辣椒素是一种抗氧化物质，它可阻止有关细胞的新陈代谢，从而终止细胞组织癌变过程，降低癌症细胞的发生率。

解热、镇痛：青椒辛温，能通过发汗而降低体温，并缓解肌肉疼痛。

降脂减肥：青椒所含的辣椒素，能够促进脂肪的新陈代谢，防止体内脂肪堆积，有利于降脂减肥。

选购、保存和食用方法：质量好的青椒外观新鲜、光亮，肉厚。未成熟的青椒是软的、肉薄、呈淡绿色。

为了防止青椒变质，应擦去其外表的水分，装进有窟窿的袋子里（既可让其呼吸，又可防止水分蒸发），放在冰箱冷藏。1~2 周能保持新鲜。

青椒可与肉、鸡蛋、豆制品或其他蔬菜一起炒、凉拌、炖。青椒生吃最佳。

青椒在烹制时，注意掌握火候，宜采用猛火快炒法，时间不宜过长。

二十四、豌豆——增强新陈代谢

豌豆是世界上十大蔬菜作物之一。它既可作为蔬菜炒食，籽实成熟后又可磨成粉食用。

营养价值：干豌豆所提供的固体物、热量、碳水化合物和蛋白质比煮熟的青豌豆多一倍，但青豌豆所含的维生素 A 和维生素 C 比干豌豆多。每 100 克干豌豆提供蛋白质 8.5 克，约相当于 28 克熟瘦猪肉所提供的量。但其热量比瘦猪肉高 1 倍，膳食纤维的含量高 3%，比高纤维蔬菜芹菜还高 1 倍以上。豌豆籽粒含蛋白质 20%~24%，碳水化合物 50% 以上，还含有脂肪、多种维生素，其维生素 B_1 含量也非常丰富，而这种维生素是我们饮食中所缺乏的，尤其是老年人。研究显示，维生素 B_1 不足和老年人抑郁症有关，体内维生素 B_1 浓度降低，患抑郁症的风险就显著上升。

干豌豆和青豌豆还是铁和钾的上等来源。

保健功效：豌豆中的蛋白质含量丰富，质量好，包括人体所必需的各种氨基酸，经常食用对生长发育大有益处。

豌豆具有抗菌消炎、增强新陈代谢的功能。

豌豆荚和豆苗的嫩叶中富含维生素 C 和能分解体内亚硝胺的酶，具有抗癌防癌的作用。

豌豆含铜、铬等微量元素较多，铜有利于造血以及骨骼和脑的发育；铬有利于糖和脂肪的代谢，能维持胰岛素的正常功能。

豌豆中含有胆碱、赖氨酸，有助于防止动脉硬化。

豌豆含有较为丰富的纤维素，可防治便秘，有清肠作用。

豌豆粒多食会引发腹胀，推荐量每次不超过 50 克。

鲜豌豆的质量以嫩、软、甜为最佳。豆荚应是新鲜的，呈均匀的淡绿色，手感有点毛茸茸的，其中有饱满的豆粒。

大多数食物如谷类产品、干酪及其乳制品、鱼和海味、肉类、蔬菜等都可以用豌豆配菜，在砂锅、色拉、汤、炒菜中都可以使用豌豆。

与干豌豆不同，鲜嫩豌豆中的淀粉含量相对少一些，很适合用来炒菜或蒸饭。将鲜豌豆、胡萝卜丁、黄瓜丁及肉丁一起炒，色彩好看，营养丰富。平时焖饭的时候也可以加点豌豆、土豆丁等，除了碳水化合物，还能给身体提供维生素 B$_1$、矿物质和膳食纤维，营养全面。但因为豌豆在蔬菜中淀粉含量较高，吃的时候要适当减少主食的食用量。

二十五、青菜——补钙佳蔬

按照科学的营养素计算法，青菜是人类补钙的最佳食物。有数据显示：100毫升全脂牛奶含钙104毫克，而100克小油菜含钙却高达153毫克；同时，100毫升牛奶中的钾含量是109毫克，而100克小油菜中的钾含量是157毫克，都高于牛奶。而充足的钾有利于减少尿钙的流失。所以，青菜能同时供应大量钾、钙和镁，是理想的健骨食品。

此外，青菜含维生素和矿物质最丰富，一个成年人每天吃500克青菜，就能满足人体所需的维生素、胡萝卜素、钙、铁等，有增强机体免疫能力、保持血管弹性、润泽皮肤、延缓衰老、防癌抗癌等功效。

青菜还具有活血作用，经常食用可以降低血液黏稠度，有助于保护心脑血管健康。

二十六、蒜苗——杀菌能手

蒜苗，又称蒜苔，是大蒜的花茎。蒜苗的辛辣味比大蒜要轻，加之它所具有的蒜香能增加菜肴的香味，因此更易被人们所接受。它具有蒜的香辣味道，但无蒜的刺激性，常被作为蔬菜烹制。

蒜苗因含有丰富的维生素 C，具有明显的降血脂及预防冠心病和动脉硬化的作用，并可防止血栓的形成。它能保护肝脏，诱导肝细胞脱毒酶的活性，可以阻断亚硝胺致癌物质的合成，从而预防癌症的发生。蒜苗含有辣椒素，其杀菌能力可达到青霉素的十分之一，对病原菌和寄生虫都有良好的杀灭作用，可以起到预防流感、防止伤口感染和驱虫的功效。

蒜苗中含有蛋白质、胡萝卜素、硫胺素、核黄素等营养成分。它的辣味主要来自于其含有的辣椒素，这种辣椒素具有醒脾胃、消积食的作用；还有良好的杀菌、抑菌作用，能有效预防流感、肠炎等因环境污染引起的疾病。蒜苗对于心脑血管有一定的保护作用，可预防血栓的形成，同时还能保护肝脏，诱导肝细胞脱毒酶的活性，可以阻断亚硝胺致癌物质的合成，对预防癌症有一定的作用。

相关链接：最干净和最脏的蔬果

美国环境工作组发布了"2011年果蔬农药残留排行榜"，苹果位居农药残留最多的果蔬榜单之首，洋葱成了"最干净的蔬果"。下面是具体榜单。

农药残留最多的12种果蔬是：苹果、芹菜、草莓、桃子、菠菜、进口油桃、进口葡萄、灯笼椒、马铃薯、美国产蓝莓、莴苣、羽衣甘蓝。

农药残留最少的15种果蔬是：洋葱、甜玉米、菠萝、鳄梨、芦笋、甜豌豆、芒果、茄子、美国产哈密瓜、奇异果、卷心菜、西瓜、甘薯、柑子、蘑菇。

水果类

水果有三宝：维生素、无机盐和膳食纤维。

水果含有多种营养成分，可以调节体内代谢，预防疾病，增进健康。它含有人体所需的多种维生素，特别是维生素 C，可增强人体抵抗力，促进外伤愈合，增加血管壁的弹性和抵抗力；对高血压、冠心病的防治大有好处。水果能促进肠蠕动、防止便秘，有利于体内废物及毒素的排出。

一、木瓜——万寿瓜

2011 年水果排行榜的顺序，木瓜首次取代了苹果，成了健康水果的第 1 名，这主要得益于木瓜酵素的发现。木瓜酵素存在于木瓜的乳汁液中，可帮助人体分解肉类蛋白质。

木瓜为蔷薇科木瓜属，很多国家都有出产。李时珍在《本草纲目》中说："木瓜处处皆有，而宣城者最佳。"木瓜的颜色有黄色、绿色、紫色和黑色等，其果皮光滑美观，果肉厚实细致，香气浓郁，甜美可口，营养丰富；木瓜果肉为桔黄色，其中心部位有较多黑子，有"万寿瓜"之雅称。

宋代名医许叔微在《本事方》中记载一则有趣的故事：安徽广德顾安中外出，偶然腿脚肿痛，不能行走，只好乘船回家。在船上，他将两脚放在一包装货物的袋子上，下船时突然发现自己的腿脚肿胀疼痛竟然好了许多，感到十分惊奇，就问船家袋中装的是何物？船家回答是木瓜。顾安中回家后，就买了一些木瓜切片，装于袋中，每日将脚放在上面，不久，他患的腿脚病竟然痊愈了。

当然，上面说的是一种药用木瓜，亦称铁脚梨，为我国特有的野生果，因它产于安徽宣城，故称其为"宣木瓜"。而我们平时食用的木瓜，即水果店里的木瓜，因其原产于热带美洲，属舶来品。

营养价值与保健功效：

木瓜性微寒、味甘，具有平肝和胃、通便利尿、消肿催乳、祛暑解渴、润肺止咳、降血压、解酒毒以及养颜等作用。木瓜营养丰富，所含的主要营养素有 B 族维生素、维生素 C、胡萝卜素、铁、钙、磷、钾、镁、膳食纤维、10 余种氨基酸、有机酸（如齐墩果酸、苹果酸、酒石酸、柠檬酸）等多种营养成分。其中，胡萝卜素及维生素 C 的含量最高，约是西瓜、香蕉的 5 倍。

木瓜中所含的酵素，能分解肉类蛋白质，可帮助人体消化和吸收肉类蛋白质，对于防治胃溃疡、肠胃炎、消化不良等有很好的疗效。此外，木瓜酵素能有效地促进上皮组织代谢，帮助溶解毛孔中堆积的皮脂及老化角质，使肌肤嫩滑细腻，是天然的护肤水果。木瓜酵素还能够有效地分解脂肪、促进脂肪的新陈代谢，及时把多余脂肪排出体外，可以起到很好的减肥作用。

木瓜所含的木瓜碱具有抑制葡萄球菌、肺炎双球菌、结核杆菌及寄生虫的作用。

木瓜降血糖：毛里求斯研究人员以 50 名参试者为观察对象（每天吃两包木瓜干，连续 14 周），发现木瓜在降低糖尿病多项风险因素方面表现出明显优势，有助于降低 C 反应蛋白和尿酸水平。

木瓜防脂肪肝：木瓜具有养肝护肝的功效。现代研究发现，木瓜可以预防肝细胞坏死和脂变，防止脂肪在肝脏内堆积，促进受损的肝细胞修复，从而有效防治脂肪肝。轻中度脂肪肝患者除了日常要控制食量、多运动外，还可吃木瓜来防治。每次吃新鲜木瓜 100 克即可，长期坚持效果显著。

长期以来，中医理论都认为木瓜有"调营卫、助谷气"之功效，而在民间，木瓜更有"百益果王"的美称。

二、樱桃——养颜抗衰

初夏时节，玲珑剔透、红润多汁的樱桃尤如一串串玛瑙。

营养价值及保健功效：

抗贫血：每 100 克樱桃中含有 0.6 毫克的铁，在水果中的含铁量名列前茅。是苹果、桃子、梨子的 20 倍，铁是合成人体血红蛋白、肌红蛋白的原料，在人体免疫、蛋白质合成及能量代谢等过程中，发挥着重要的作用。同时，也与大脑及神经功能、衰老过程等有着密切关系。食用樱桃是补充体内铁元素的途径，促进血红蛋白再生，既可防治缺铁性贫血，又可增强体质，同时还能起到健脑益智的作用。樱桃所含维生素 A 高于苹果、葡萄、柑子。

养颜抗衰：樱桃营养丰富，所含蛋白质、糖类、胡萝卜素、维生素 C 等营养成分高于苹果和梨，常用樱桃汁涂擦面部及皱纹处，能使面部皮肤红润嫩白，去皱消斑。常吃樱桃能让皮肤更加光滑、润泽。

补脾益气：樱桃可治病后体虚、食欲不振、失眠等症。浸酒服用，可祛风除湿，治疗四肢麻木和关节疼痛。

三、橘子、橙子——调和肠胃

桔子和橙子被统称为柑桔，其颜色鲜艳，酸甜可口。

营养成分与保健功效：

柑桔营养丰富，蛋白质含量是梨的 9 倍，钙是梨的 5 倍，维生素 B_1 是梨的 8 倍，维生素 B_2 是梨的 3 倍，维生素 C 是梨的 10 倍。西方营养学家认为柑桔中的维生素含量甚至超过木瓜。

柑桔中所含的成分最多的是果糖、蔗糖和葡萄糖等糖类，约占 10% 左右。

柑桔中的维生素 C 的含量丰富，在 100 克柑桔中约含有 33 克维生素 C。维生素 C 不仅能抑制黑色素的沉着，还能促进骨胶原的形成，从而使血管、皮肤和骨骼更加强壮。

橘子含有丰富的维生素 A、维生素 E、胡萝卜素和 B 族维生素，能改善胸闷、食欲不振和口干等症状。

橘子的酸味能促进胃液的分泌、增进食欲，还能抑制乳酸的形成，改善疲劳等不适症状。

橘子的内皮含有一种被称为果胶的食物纤维，能预防便秘和大肠癌等病症。

橘皮苷可以加强毛细血管的韧性、降血压、扩张心脏的冠状动脉，故橘子是预防冠心病和动脉硬化的食品。研究证实，食用柑橘可以降低沉积在动脉血管中的胆固醇，有助于使动脉粥样硬化发生逆转。

在鲜柑橘汁中，有一种抗癌活性很强的物质"诺米灵"，它能使致癌化学物质分解，抑制和阻断癌细胞的生长，能使人体内除毒酶的活性成倍提高，阻止致癌物对细胞核的损伤，保护基因的完好。

柑橘防帕金森：橘子中含有丰富的叶酸，能为人体有效补充缺乏的叶酸，降低帕金森发病率。

柑橘防肾囊肿：英国研究人员发现，吃橘子、柚子、橙子和柠檬等柑桔类水果，有助于阻断肾囊肿的形成，这得益于柑橘中的特殊成分柚皮素。医学专家在肾囊肿的组织细胞中加入柚皮素后，可对导致肾囊肿的某种蛋白质进行调节，从而阻止囊肿的形成。

选购、保存和食用方法：橘子一次食用过多会"上火"，从而促发口腔炎、牙周炎等症；过多食用柑橘类水果会引发皮肤变黄等症状。推荐量：每天食用 1~3 个。吃完后及时刷牙漱口，以免对口腔牙齿有害。

饭前或空腹不宜食用：吃橘子前后 1 小时内不要喝牛奶，因为牛奶中的蛋白质遇到果酸会凝固，从而影响消化吸收。

食用橘子时不宜去掉橘络，因橘络中含有一种名为"路丁"的维生素，能使人的血管保持正常的弹性和密度，减少血管壁的脆性和渗透性，防止毛细血管渗血、高血压患者发生脑出血及糖尿病患者发生视网膜出血。对于平时有出血倾向的人，特别是有血管硬化倾向的老人，食橘络更有裨益。

四、草莓——果中皇后

草莓属浆果类水果。其外形呈心形，鲜美红嫩，果肉多汁，酸甜可口，香味浓郁，是水果中难得的色、香、味俱佳者。

营养价值：草莓所含的热量较低，碳水化合物、膳食纤维、维生素和微量元素较为丰富。

草莓中的营养成分容易被人体消化、吸收。

保健功效：草莓中含的胡萝卜素是合成维生素A的重要物质，具有明目养肝的作用。

草莓防帕金森：草莓中富含类黄铜物质——花色苷，这种物质具有很强的抗氧化作用，能有效保护脑神经元，防止其退化引起帕金森。美国哈佛大学医学院研究发现，常吃草莓的人患帕金森的风险比不吃草莓的人要低40%。

草莓的维生素C含量很高，可消除细胞间的松弛或紧张状态，使脑细胞结构坚固、皮肤细腻有弹性。

草莓还含有丰富的果胶和不溶性纤维，可以帮助消化，通畅大便。

草莓对胃肠道和贫血均有一定的滋补调理作用。

草莓除了可以预防维生素C缺乏病外，对防治动脉硬化和冠心病也有较好的作用。

草莓是鞣酸含量丰富的水果，可吸附和阻止人体内致癌化学物质被吸收，具有防癌作用。

草莓降低胆固醇：意大利马尔凯理工大学和西班牙萨拉曼卡大学等研究发现：草莓有助于降低胆固醇水平，因为其中含有生物活性化合物。

草莓护心脏：英国一项研究显示，每周吃草莓至少3份（一份约半杯）的中青年人，遭受心脏病之害的风险降低。这得益于草莓中含有的抗氧化剂花青素。

选购、保存和食用方法：新鲜草莓应是鲜红色、丰满、中等大小、无污染的，呈匀称的圆形，并带有茎和萼片。未成熟的草莓采收下来就不会再成熟了，太大的果实果味太淡，而小的、畸形的果实则可能是苦的。

草莓存储要单层放：草莓等浆果的存储保鲜一直是人们头痛的问题。美国

"生活百事网"最新载文指出，浆果单层储存保鲜效果更好。

五、香蕉——快乐水果

香蕉是人们喜爱的水果之一，盛产于热带、亚热带地区。欧洲人因其能解除忧郁而称其为"快乐水果"。

营养价值和保健功效：

香蕉含有丰富的碳水化合物、蛋白质、膳食纤维、钾、磷和维生素 A、维生素 C。

荷兰科学家研究认为：最合营养标准又能为人脸上增添笑容的水果就是香蕉。它含有一种特殊的氨基酸，这种氨基酸能帮助人体制造"开心激素"，减轻心理压力，解除忧郁，令人快乐开心。睡前吃香蕉，还有镇静的作用。

香蕉中含有的膳食纤维、钾元素、维生素 C 和维生素 B_6 协同工作，能确保心脏处于最好的工作状态，有效预防心脏病。

香蕉中钾的含量丰富，钾在人体中发挥着非常重要的作用，它能维持人体细胞内外的正常渗透压，参与机体组织细胞的新陈代谢，增强人的神经以及肌肉的兴奋性，尤其对保证人的心肌具有正常收缩功能起着至关重要的作用。英国华瑞克大学和意大利那不勒斯大学的研究发现，很多人每天摄取的钾约 1600毫克，远少于每日应摄取的 3509 毫克，这样可能导致心律不齐、易怒、腹泻以及恶心。钾有利于人体内钠的排泄，因此多吃香蕉可降低血压、预防心血管疾病。美国科学家研究证实：连续 1 周每天吃 2 根香蕉，可使血压降低 10％。每天吃 3 根香蕉，会使大脑发生血管阻塞的风险降低 21％。

香蕉保护胃黏膜：香蕉中含有丰富的 5- 羟色胺，这种物质具有保护胃黏膜、减少胃酸分泌的作用；香蕉中还有一种特殊的化学物质，这种物质能促进胃黏膜的生长，增强胃黏膜细胞的抗酸能力，从而起到保护和修复胃黏膜的作用。因此，患有胃炎及胃溃疡者，应常吃一些香蕉。

香蕉中含有人体需要的丰富营养和多种纤维素，它可使皮肤柔嫩光泽、眼睛明亮，帮助提升瘦身效果。更重要的是，香蕉中有一种蛋白质，它对真皮组织的再生十分有利，日本早稻田大学的皮肤研究专家指出，常吃香蕉能有效修复皮肤晒伤，使皮肤光滑，减少出油量。

香蕉皮对手足皲裂十分有效，而且还能令皮肤光润细滑。香蕉皮还含有某些杀菌成分，如果你的皮肤因为真菌或细菌感染而发炎，不妨把香蕉皮敷在患部，肯定会有意想不到的好效果。

美国"地下健康网站"载文刊出该国营养师总结的《香蕉鲜为人知的多种好处》：

改善抑郁症：香蕉中的色氨酸可在人体内转化为血清素，血清素有助于放松身体，改善情绪，缓解抑郁。

缓解经前综合征：香蕉中的维生素 B_6 可调节血糖水平，缓解经前各种症状。

调控血压：香蕉高钾低钠，可很好地调控血压水平。

提高脑力：英国一项研究发现，吃香蕉等含钾量较高的水果有助于提高学生的注意力，提高学习效率和成绩。

防治便秘：香蕉富含膳食纤维，有助于恢复肠道功能，不借助于泻药即可自然缓解和预防便秘。

缓解宿醉：缓解醉酒的最佳方法之一就是喝一杯香蕉蜂蜜奶昔。香蕉具有护胃作用，蜂蜜可提升血糖水平，牛奶有助缓解酒后脱水。

防治烧心：反酸容易导致烧心，吃根香蕉可以缓解不适症状。

预防孕吐：孕妇在两餐之间吃根香蕉有助于防止孕吐。

平抑紧张情绪：香蕉富含 B 族维生素，对神经系统具有镇静作用。

防胃溃疡：香蕉质地柔软，有助缓解胃肠道紊乱。香蕉还可以中和过多的胃酸，保护胃黏膜。

六、猕猴桃——理想的保健水果

猕猴桃果实细嫩多汁，清香鲜美，酸甜宜人，营养极为丰富。它的维生素 C 含量比柑橘、苹果等水果高几倍甚至几十倍，猕猴桃中含有人体所需的 17 种氨基酸及果酸、鞣酸、柠檬酸和钙、磷、钾等多种矿物质元素，是一种独特的营养水果。猕猴桃是营养成分最丰富、最全面的水果，其维生素 C 含量极高，仅次于鲜枣，其中中华猕猴桃品质更佳。

每天只需吃一个猕猴桃，就足以满足人体一天对维生素 C 的需求。

猕猴桃性味酸、甘、寒，具有调中理气、润燥生津、解热除烦、消积化食、和胃降逆、利尿通淋之功效。适用于热病烦渴、胃热口渴、消化不良、食欲减退、吐呕腹泻、黄疸性肝炎和尿路感染患者。还可以防感冒、防牙齿出血、尿路结石、关节炎等症，是理想的保健水果。

保健功效：

降血压、防心血管疾病：猕猴桃可促进人体合成超氧化物歧化酶，有一定抗衰老、增耐力的作用。猕猴桃可改善心脑血管功能和微循环，能有效地降低甘油三酯、胆固醇，有疏通血管、阻止血栓形成的作用，可降低高血压、高血脂、冠心病、心肌梗塞、动脉硬化等心血管疾病的发病率。

防癌抗癌：猕猴桃含有抗突变成分的谷胱甘肽，有利于抑制多种癌症基因的突变，对肺癌、肝癌、前列腺癌等多种癌细胞病变有抑制作用。猕猴桃阻断亚硝胺和亚硝基吗啉类致癌物质形成的效果极好，阻断率可达 98.5%，猕猴桃是抗癌的首选水果。

防治糖尿病：猕猴桃中铬的含量较高，缺乏铬是糖尿病发病的原因之一。猕猴桃还含有大量的天然糖醇类物质肌醇，能有效地调节糖代谢，调节细胞内的激素，对预防糖尿病的发生有一定作用。

预防白内障：最新的研究证明，通过叶黄素的吸入可减缓白内障的发生和发展，叶黄素在视网膜上积累能防止斑点恶化导致永久的失明。而猕猴桃中含有丰富的叶黄素，所以常吃猕猴桃可以预防白内障。

预防便秘：猕猴桃是含有较多膳食纤维和多种维生素及叶酸的水果，对通便有一定效果。

提高性功能：猕猴桃含有不少精氨酸，能促进血液循环顺畅，增进男性性功能。猕猴桃所含的精氨酸等氨基酸，还能强化脑功能及生长激素分泌。其所含的丰富的果胶和维生素 E，可预防老年骨质疏松，还可改善心肌功能，防治心脏病。

猕猴桃籽降血脂：猕猴桃籽富含黄酮类、多酚类、微量元素硒及其他生物活性物质，其中亚油酸、亚麻酸等不饱和脂肪酸占 75% 以上，具有辅助降低血脂、软化血管和延缓衰老等功效。吃猕猴桃时最好多咀嚼几次，将籽嚼碎，有利于籽中营养与保健成分的吸收。

猕猴桃性寒凉，脾胃功能较弱的人宜少食。

猕猴桃中维生素 C 含量较高，易与奶制品中的蛋白质凝结成块，不但影响消化吸收，还会使人出现腹胀、腹痛、腹泻，故食用猕猴桃后一定不要马上喝牛奶或吃乳制品。

七、芒果——热带水果之王

芒果，其外形有的为鸡蛋形，有的为圆形、肾形和心形。果皮有浅绿色、黄色、深红色；果肉为黄色，有纤维，味道酸甜不一，有香气，汁水多，果核大。

营养价值：生芒果每 100 克含有 66 千卡热量，未成熟的果子含有淀粉，成熟时转为糖。

成熟的芒果果肉含糖 14％~16％，可溶性固形物 15％~24％，另含有丰富的维生素 A，含量高达 3.8％，比杏子还要高出 1 倍，维生素 B、维生素 C 的含量也超过桔子和草莓，还含有多种人体需要的矿物质和氨基酸。

保健功效：芒果有益胃、止呕、止晕的功效。同时，芒果对于眩晕症、美尼尔综合征、高血压晕眩、恶心呕吐等均有益。

芒果的胡萝卜素、维生素 A 含量特别高，有益于视力的改善，能润泽皮肤，是女士们的美容佳果。

芒果中还含有一种叫作芒果甙的物质，有明显的抗脂质过氧化和保护脑神经元的作用，能延缓细胞衰老，提高脑功能。它还可以明显提高红细胞过氧化氢化酶的活力，降低红细胞血红蛋白，祛痰止咳，对咳嗽、痰多、气喘等症有辅助作用。

芒果含芒果酸等化合物，具有抗癌的药理作用；芒果汁还能增加胃肠蠕动，使粪便在结肠内停留时间缩短，因此食芒果对防治结肠癌很有裨益。

美国新闻网站对芒果的健康功效进行了总结：

预防癌症：由于天然抗氧化物和维生素含量高，芒果可以降低人们患癌症的风险。研究表明：芒果中的黄芪、槲皮素、鞣酸等化合物能帮助身体对抗乳腺癌、结肠癌和前列腺癌。

改善大脑功能：芒果富含维生素 B_6，它对神经系统和大脑的正常运作十分重要。芒果还含有谷氨酰胺，有助于提高人的专注度，并改善记忆。

保护肝脏：芒果含有大量强效抗氧化剂，有助清洁肝脏中的毒素。

降低胆固醇：芒果中的膳食纤维和果胶含量高，有助于降低血清中的胆固醇水平。

改善消化系统：芒果中富含抗氧化剂、多种维生素、矿物质和膳食纤维，有助清除消化道内的废物和毒物，从而有益肠道内有益菌的生长，保护消化系统。此外，芒果中还富含钾，缺钾会引起体液失衡，并且导致便秘。

饮食宜忌：芒果是少数富含蛋白质的水果，多吃易饱。

过敏体质者要慎吃芒果，吃完芒果后，要及时漱口以避免果汁残留。

食用芒果时应避免同时食用大蒜等辛辣食物，以免皮肤发黄。

芒果性带湿毒，若自身患有皮肤病或肿瘤的人，应避免进食。

八、苹果——保健佳果

苹果酸甜可口，营养丰富，是老幼皆宜的水果之一。苹果2001年从榜首掉到第8位，营养学家解释说，主要是因为苹果种类繁杂（在全世界范围内约有7500多个品种），由于培育方法改变，导致糖分飙升，维生素含量却有所下降。另外，部分种类的苹果肉质变实变硬，也是导致其名次下降的原因。

营养价值和保健功效：

苹果中含有丰富的碳水化合物、蛋白质、膳食纤维、果胶、维生素和微量元素，尤其是维生素 A 和胡萝卜素的含量较高，以及槲皮素、儿茶酚等抗氧化物质。

苹果富含多糖果酸及类黄酮、钾及维生素 E 和 C 等营养成分，可使蓄积于人体内的脂肪分解，避免过胖，对推迟和预防动脉粥样硬化有明显作用。

苹果含有丰富的水溶性食物纤维——果胶，有保护肠壁、活化肠内有益细菌、调整胃肠功能的作用，还有吸收水分、消除便秘、稳定血糖、美肤、吸附胆汁和胆固醇的作用，能够有效地防止高血脂、高血压、高血糖，清理肠道，预防大肠癌。德国科学家研究发现，苹果中的果胶可以降低胆固醇。荷兰学者经长期调查研究发现，每天吃 1 个苹果的人，胆汁的排出量和胆汁酸的浓度增加，有助于肝脏排出更多的胆固醇。因此，苹果有预防胆结石的作用。

苹果有益于大脑：加拿大研究发现：苹果中含有的抗氧化剂槲皮素，能改善神经系统的整体健康状况。美国研究则发现，苹果有助于保护神经细胞免受氧化应激反应，降低了人们患认知障碍症的风险。槲皮素还有保护肺脏不受污染的侵害，每周连皮吃 5 个苹果可以改善肺功能，还能降低肺癌、乳腺癌在内的多种癌症风险，并能延缓衰老。

苹果中的维生素 C 是心血管的保护神和心脏病患者的健康元素。每天吃 1 个苹果，就可以满足人体每日所需的大部分维生素 C。

苹果酸味中的苹果酸和柠檬酸能够提高胃液的分泌，促进消化。

苹果中有果酸和维生素 B，如果有人头昏，吃一个苹果很快就能改善。

苹果酸还可以稳定血糖，预防糖尿病，因此糖尿病患者宜吃酸味苹果。苹果富含的糖分被身体吸收的速度很慢，所以吃一个苹果后，血糖升高的程度微乎其微。

苹果中的钾含量丰富，能够防治高血压。

苹果汁有很强大的杀灭传染性病毒的作用，吃较多苹果的人远比不吃或少吃苹果的人得感冒的概率要低。

研究发现，苹果加热后，内含的多酚类天然抗氧化物质含量会大幅增加，这类物质不仅能降血糖、血脂，抑制自由基而抗氧化、抗炎杀菌，还能抑制血浆胆固醇升高。英国《每日邮报》近日载文，总结了吃苹果的十大新好处：

一是降血压；二是防牙病；三是止腹泻；四是治打嗝；五是防止骨质疏松症；六是治痉挛；七是防哮喘；八是解蜂毒；九是提高免疫力；十是治疗经血过多。

另据芬兰的研究工作者发现：苹果中所含的黄酮类化合物是降低癌症发病率的有效物质。经常食用苹果的人们，肺癌的患病率降低 46%，患其他癌症的概率也比一般人低 20%。美国一项科研成果表明，每天吃一个苹果可以有效预防癌症。

饮食宜忌：苹果不宜与海味同食。苹果中含有鞣酸，与海味同食不仅降低海味蛋白质的营养价值，还易发生腹痛、恶心、呕吐等。其他含鞣酸多的水果，如草莓、杨梅、柿子、石榴、柠檬、葡萄、酸柚等，都不宜与海味同食。

苹果的营养很丰富，吃苹果时要细嚼慢咽，这样不仅有利于消化，更重要的是对减少人体疾病大有好处。

准妈妈每天吃一个苹果可以减轻孕期反应。

九、杏——润肺又止咳

成熟的杏是橙色或黄色的，圆形。

营养价值和保健功效：

鲜杏含有较低的热量和丰富的碳水化合物、钾、维生素 A、维生素 P 等。

杏仁有很高的药用价值，杏仁中含蛋白质、脂肪油、碳水化合物、钙、磷、铁，此外，还含有胡萝卜素、抗坏血酸以及苦杏仁甙等。

未成熟杏中含黄酮类化合物较多。黄酮类化合物有预防心脏病和减少心肌梗塞的作用，因此，常食杏脯、杏干，对心脏病患者有一定好处。

杏是维生素 B_1 含量最为丰富的果品，而维生素 B_1 又是极有效的抗癌物质。

苦杏仁能止咳平喘，润肠通便，可治疗肺病、咳嗽等病症。甜杏仁和日常吃的干果大杏仁偏于滋润，有一定的润肺作用。

杏仁还含有丰富的多酚类成分，这种成分不但能降低人体内胆固醇的含量，还能显著降低心脏病和很多慢性病的发病危险。

饮食宜忌：杏不可多食，因为其中苦杏仁甙的代谢产物会导致组织细胞窒息，严重者会抑制中枢，导致呼吸麻痹，甚至死亡。但是，加工成的杏脯、杏干，有害物质已经挥发或溶解掉，可以放心食用。推荐量：每日每次可食用 3~5 个。

未成熟的杏不可生吃。

十、柿子——润肺益心

柿子是人们比较喜爱食用的果品，甜腻可口，营养丰富。不少人还喜欢在冬季吃冻柿子，别有一番情趣。

营养价值和保健功效：

柿子所含的热量比较高，碳水化合物和膳食纤维的含量也比较高。

柿子的营养与苹果相比，除了锌和铜的含量比苹果低以外，其他营养成分均是柿子占优。

柿子在预防心脏血管硬化上的作用，远大于苹果。

柿子含碘，所以因缺碘引起的地方性甲状腺肿大的患者，食用柿子很有帮助。平时经常食用，对预防碘缺乏也大有好处。

柿子有养肺胃、清燥火的功效，可以补虚、解酒、止咳、利肠、除热、止血，还可充饥。

柿饼具有涩肠、润肺、止血、和胃等功效。

饮食宜忌：不要空腹吃柿子，空腹吃柿子易患胃柿石症。柿子中的鞣酸、果胶等成分会在胃酸的作用下形成硬块，无法排出时就会滞留在胃中形成胃柿石，所以，柿子宜在饭后吃。应尽量少食柿皮。柿子成熟后，鞣酸便多存在于柿皮中，多食易引起胃柿石症。

食用柿饼时，表面的柿霜不要丢弃。《本草纲目》记载：柿霜乃其津液，生津化痰，清上焦心肺之热，治咽喉口舌疮痛。

柿子含单宁，易与铁质结合，从而妨碍人体对食物中铁质的吸收，所以贫血患者宜少吃。

柿子不要与含高蛋白的蟹、鱼、虾等食品一起吃。中医认为，虾蟹与柿子都属寒性食物，故而不宜同食。从现代医学的角度来看，含高蛋白的蟹、鱼、虾在鞣酸的作用下，很易凝固成块，形成胃柿石。

患有慢性胃炎、消化不良等胃动力障碍及胃切除术后者，不宜食柿子，因柿子中的鞣酸会加重胃部不适。

柿子含糖量较高，糖尿病患者不宜食用。

十一、西瓜——消暑生津

西瓜因是汉代从西域引入，故名西瓜。西瓜味甘甜、多汁，清爽解渴，是一种富有营养、最纯净、食用最安全的瓜果。

营养价值和保健功效：

西瓜味甘甜、性寒、多汁，有解热消暑、生津止渴、利尿、解酒、去毒等功效。对防治中暑、高血压、肾炎、尿路感染、口腔溃疡有良好效果。西瓜还有助消化、促进新陈代谢的作用。

西瓜具有抗氧化性，可以清除体内自由基，从而起到保护细胞的作用。西瓜中的番茄红素具有极强的抗氧化作用，不仅可以预防前列腺癌、胃癌、皮肤癌、乳腺癌等癌症，还可以起到延缓衰老，保护容颜。

西瓜具有调整体力、提高耐力的作用。其果肉中所含的维生素、各种糖、矿物质和有机酸，是人体构成骨骼、血液不可缺少的成分。

夏日高温，人体出汗多，进食减少，食用西瓜，既可补充水分、消暑解渴，又能提供营养。中医认为，西瓜有宽中下气、清热解暑，止渴除烦及利尿等功效；对烫伤、喉痹、口疾及小便短赤等热性病症有辅助治疗作用。

吃西瓜，心脏好。美国佛罗里达州大学研究发现，超重的人吃西瓜可降低其血压和减轻心脏不适，从而减少心脏病发作的风险，即使在寒冷的天气条件下也是如此。

西瓜翠衣清暑热、利小便，可治牙痛、口疮。具体方法是：将西瓜翠衣烘干研细，敷患处。用西瓜内皮拌白糖食用或煎服，有良好的清热生津、止渴利尿功效，是肾炎及水肿病人的辅助食品。西瓜子富含脂肪、蛋白质和维生素 B，可清肺润肠、助消化。

食用宜忌：不要吃刚从冰箱里拿出来的西瓜。因为瓜是寒凉食物，刚从冰箱里拿出来温度很低，易引起胃痉挛，从而影响胃的消化。

口腔溃疡和感冒初期不宜多吃西瓜。

心衰或肾炎患者不宜多吃西瓜，以免加重心脏和肾脏的负担，使病情加重。

干果类

干果又称坚果、壳果，营养价值很高，美国《时代》杂志曾评选其为现代人的十大营养食品之一。一般坚果分两大类：一是树坚果类，包括核桃、松子、杏仁、开心果、榛子、板栗、白果、腰果等；二是种子类，包括花生、葵花子、南瓜子、西瓜子等。

干果富含多种营养素，具有高能量、高蛋白、高脂肪、高碳水化合物的特性。

干果含油脂多，但以不饱和脂肪酸为主，具有护心健脑功效，还可降低胆固醇，有助改善血糖，对防治动脉粥样硬化、高血压、冠心病、糖尿病等疾病，都有一定效果。干果中还含有大量的维生素，特别是 B 族维生素、维生素 E 含量高。许多干果含有多种矿物质，是一种重要的养生食品。

干果是补脑食物的首选，主要是其含有丰富的矿物质，而矿物质的缺乏与过量对大脑的功能有不同的影响。钙充足可抑制神经兴奋异常，使人在遇到较强的精神刺激时能泰然处之；镁离子能够维持心肌正常功能，保持大脑良好记忆；锌是多种酶的成分，能增强记忆力；缺铁会引起注意力涣散和记忆力减退。

干果的脂肪含量虽高，但最新研究发现，适当食用不会让人长胖，相反还可能起到意想不到的减肥作用。

来自美国加州大学的研究显示，每天吃上一把干果，可以减少摄入 7% 的"坏胆固醇"，而且不同的干果还有不同的营养"武器"。

下面，根据世界卫生组织提出的最佳干果品种的排列次序进行讨论：

一、蓝莓——世界水果之王

蓝莓是一种小型果浆类水果，果实近圆形，表皮呈蓝色，色泽艳丽、皮薄肉嫩、肉质细腻、甘甜微酸、有香爽气，适口性好，富含高倍花青素，非常令人喜爱。除好吃外，主要在于它的营养和保健功效非常突出。

蓝莓有"世界水果之王"的美誉。从 20 世纪 80 年代开始，有近 20 个国家和地区实行了产业化种植，近年来在世界许多地方发展迅速，已风靡欧美。当今，蓝莓在世界各地有 400 多个品种，近几年才在我国较大规模种植和被公众认识，种植较多的省份是山东、吉林、辽宁、江苏、贵州和云南等省，主要引进的是美国、日本的优良品种。东北的长白山与大、小兴安岭地区自然生长的野生蓝莓风味独特，因产量少，价值较高。

营养价值：蓝莓营养价值非常高，富含花青素、超氧化物歧化酶、氨基酸、果酸、矿物质与维生素 A、B、C、E、熊果苷、蛋白质、铁、锌、锰等多种营养成分。尤其是由多种生物类黄酮组成的花青素，具有抗氧化、抗衰老、增进视力、防止脑神经老化、软化血管、增强机体免疫力等多种作用。联合国粮农组织将蓝莓推荐为五大健康水果之一，誉为"黄金浆果"。科学研究证实，天然蓝莓中含有丰富的高倍花青素，被欧洲护眼专家称为"蓝宝石"。第二次世界大战期间，英国皇家空军在日常饮食中，都会配合服食一种紫黑色的食品，据说对保护飞行员的视力非常好，缓解用眼疲劳，还能增强夜晚飞行的感光力，以更好完成任务。这种神秘食品就是蓝莓。

花青素：花青素具有明显的抗自由基作用，其在人体内的抗氧化活性是维生素 C 的 200 倍、维生素 E 的 50 倍。花青素不仅抗氧化作用强，还具有能被人体快速吸收的特点，进入人体 20 分钟左右，就能在血液中检测到，且能通过血脑屏障，起到直接营养大脑和保护神经系统的作用。花青素对近 100 种人类疾病有直接或间接的预防与治疗功能。蓝莓是花青素含量较高的天然食物之一，每 100 克鲜果中含量高达 163 毫克。

SOD：这是一种重要的抗氧化剂，其突出作用是清除体内过多的氧自由基，有调节血脂的作用，可预防动脉粥样硬化和心脑血管疾病。

维生素：蓝莓含多种维生素，是苹果、葡萄的数倍，甚至 10 余倍。

儿茶酸：儿茶酸为多酚类化合物，绿茶的抗癌作用即源于此。

保健功效：

抗衰老：蓝莓中含有多种抗氧化物质，如花青素、超氧化物歧化酶、维生素 E、维生素 A 等，有助于清除机体多余的自由基，起到延缓衰老的作用。

降低 II 型糖尿病风险：研究表明，每星期吃 3 份蓝莓、葡萄或葡萄干、苹果和梨可以显著降低 II 型糖尿病的风险。研究人员认为，这可能是因为这些水果中含有大量的花青素，该物质已被证明可以提高小白鼠对葡萄糖的摄取。

保护视力：过度用眼有可能造成眼部血液循环不良、微血管通透性产生异常。蓝莓中所含的花青素抗氧化成分，可维系血管的完整、强化微血管的弹性、促进血液循环、维系正常眼球压力，从而增进视力，缓解眼疲劳，提升视觉功能。此外，蓝莓中含有的维生素 A 对维持视觉暗适应能力有很重要作用，可预防夜盲症。

改善睡眠：蓝莓中所含花青素具有抗氧化作用。更神奇的是，花青素能通过血脑屏障，保护脑神经不被氧化，有稳定脑组织功能，使大脑避免有害化学物质和毒素的伤害，有助于改善睡眠。

抗衰和美容：蓝莓能营养皮肤，具有抗皱作用，让皮肤更加富有弹性与光泽。

降低血脂：蓝莓能预防动脉血管内壁斑块和血栓形成，防止动脉粥样硬化，减少冠心病与中风的发生风险。

提高免疫力：蓝莓对伤风、感冒、咽喉疼痛以及感染性腹泻等有一定的防控作用。

抗过敏：蓝莓能减少组织胺的释放，缓解荨麻疹、气喘、花粉热等过敏性疾病的症状。

食用及储存方法：

在我国，当前蓝莓还是一种"贵族"水果。一些厂家以其做原料，提取花青素、SOD 等成分，装入胶囊，做成保健品销售，价格昂贵。蓝莓的最佳吃法是当作水果吃，现介绍几种吃法：

直接鲜吃：将蓝莓放在淡盐水里浸泡 3~5 分钟，以除去表面的污物和可能沾染的农药，其间用手轻轻搅动几下，捞出用凉开水略为冲洗，像吃葡萄一样吃蓝莓。

加入麦片粥中：取蓝莓 20 颗，放入麦片粥内，早餐时食用。蓝莓麦片粥不仅味道可口，而且营养丰富。

配酸奶吃：将蓝莓 10 颗放入酸奶中，用汤勺将其压破，搅拌均匀，即可食用。

打浆吃：将蓝莓与桃肉、梨肉、香蕉或苹果一道用打浆机打成浆吃。

二、核桃——护脑标兵

核桃原产于波斯，汉代张骞从西域引进我国，故又名胡桃。

核桃不仅味美，而且营养价值很高，自古被誉为"长寿果"。

营养价值与保健功效：

核桃富含亚油酸、亚麻酸、优质蛋白质等多种营养成分。美国化学学会最新研究报告显示，核桃的营养成分超过其他坚果。与同等量的其他坚果相比，核桃所含的抗氧化成分要多 2 倍，500 克核桃仁相当于 2500 克鸡蛋或 3500 克牛奶的营养。

据《本草纲目》记载，核桃仁可补气养血，润燥化痰，益命门，处三焦，温肺润肠，治虚寒喘咳、腰脚重疼、心腹疝痛、血痢肠风。核桃富含维生素 E 和多酚，因此具有增强免疫力、抵抗动脉粥样硬化、保护视力、消除老年斑等作用。

核桃富含欧米伽-3 脂肪酸。多项国际研究表明，每日适量吃些核桃，可提高记忆力、减轻焦虑感、延缓大脑衰老、预防认知障碍症，是老年人的极佳营养品。

核桃是良好的强壮剂，经常食用可以使人皮肤丰满，减少皱纹，须发乌黑。《神农本草经》将核桃列为久服轻身益气、延年益寿的上品。

核桃有健脑补肾、润肺养神、补中益气、补血养肝的作用，对五脏大有裨益。

核桃中所含的蛋白质和磷脂对大脑是极好的营养物质，对脑神经可以起到保健作用，具有显著的健脑作用。

核桃可温补阳气、补养肾精、平补肝气，有助于延缓衰老、提神养气，极宜肝肾两虚、体弱气短的人群食用。

核桃中所含的不饱和脂肪酸是血管健康的"保护神"，常食核桃可以促进胆固醇的代谢，维护心脑血管的健康，有效预防高血压、心脏病和动脉硬化等。

降血糖：美国一项研究发现，每周吃 2 次核桃，每次 2~3 颗，患 Ⅱ 型糖尿病的危险大大降低。

治失眠：核桃含有一种抗氧化剂降黑素，能使血液中降黑素含量增加 3 倍，可改善睡眠质量；核桃仁对肾虚引起的失眠有助益。食用方法：用核桃仁 5 个，白糖 30 克，捣烂放入锅里加黄酒 50 毫升。文火煎 30 分钟，每日 1 剂，分两次服。感到疲劳时，嚼些核桃仁，还有缓解疲劳和压力的作用。

消炎杀菌，养护皮肤：核桃仁有抑菌消炎作用。据临床报道，将核桃仁捣烂制成的核桃焦油氧化锌糊膏，可治疗皮炎、湿疹。核桃仁富含多种维生素，可以提高人体皮肤的生理活性，有润泽肌肤、乌发和保持人体活力之功效。久食以核桃磨粉煮成的"核桃粥"，能营养肌肤，使人白嫩，特别是老年人皮肤衰老更宜常吃。

防癌抗癌：美国得克萨斯大学医学院的研究发现，吃核桃可预防前列腺癌，预防或推迟包括乳腺癌、前列腺癌和肺癌的发生。此外，核桃对癌症患者还有镇痛、提升白细胞及保护肝脏的作用。

防治咳嗽、痰多、哮喘：《本草纲目》中记载了核桃治愈疾病的两个例子。一个是《容斋随笔》的作者洪迈，他曾经被痰疾所困扰，皇帝得知后，派人赐他一方：临睡前吃 3 个核桃仁、3 片生姜，再喝两三口水，然后睡觉。洪迈遵旨服用，第二天早晨就不咳嗽了，痰也没了。

防治头发早白早脱：核桃仁可以养发，据中医医案记载，人有白头发后，把头发剃光，将核桃仁磨成的粉涂在头皮上，就能重新长出黑发。

防治便秘：每天早晚各吃几个核桃仁或者闲时随便吃点（一天不超过半两为最佳），可有效治疗中老年人便秘。核桃内含有丰富的核桃油以及大量的粗纤维，吃进肚子里，核桃油能软化大便，润滑肠道。另外，粗纤维能吸水膨胀，刺激肠道蠕动，从而达到治疗便秘的效果。

改善男性精子质量：美国生物生殖学会研究发现，核桃中的欧米伽 -3 脂肪酸含量相当高，欧米伽 -3 脂肪酸可提高精子质量。

防治胆、肾、膀胱结石：用核桃仁打粉后，拌麻油服下，可以治疗胆结石。核桃仁本来就有化解结石的功效，只需每天食用核桃仁 3~5 颗，病情会慢慢地好转。

食用核桃的方法很多，最简便的是直接吃核桃仁，但应该适量和长期食用。一般来说，每天食用核桃仁的重量应在 20~40 克左右，大约相当于 4~5 个核桃。也可将核桃仁加适量盐水煮，喝水吃渣可治肾虚腰痛、遗精、阳痿、健忘、耳鸣、尿频等症。核桃与薏仁、栗子等同煮做粥吃，能治尿频、遗精、大便溏泻等病症。核桃与芝麻、莲子同做糖蘸，能补心健脑，还能治盗汗。生吃核桃、桂圆肉、山楂，能改善心脏功能。核桃与黑芝麻研碎后混合食用，可增加皮脂分泌，改善皮肤弹性，保持皮肤细腻，延缓衰老，并迅速补充体力。

需指出的是：核桃仁表面那层褐色的薄皮含有丰富的抗氧化物质多酚，口感越涩酚类含量越多。这层皮还可以有效保护核桃中的维生素 E 和 B 族不饱和脂肪酸不被氧化，保护核桃的营养价值，千万不要剥除丢弃。

三、花生——长生之果

花生又名长生果、落花生，是我国人民喜爱的传统食品。

营养价值与保健功效：

花生是一种高蛋白食品，它含有人体所必需的氨基酸和丰富的维生素 E，有益长寿，故有长生果之美誉。

花生含脂肪、蛋白质、氨基酸、卵磷脂、嘌呤、花生碱、胆碱、淀粉、纤维素、无机盐、维生素、钙、钾、锌、磷、铁、镁等，有止血、散瘀、消肿、润肺和胃、敛肺止咳的功效。

花生是一种"高饱腹感"食物，能让人感觉更饱，或者饱的时间更长。

健脑、养脑：花生油中的油酸、白藜芦醇、锌及 β 谷固醇等对抑制血小板非正常凝聚、心肌梗塞、脑血栓等有良效，可辅助治疗高血脂，使血脂下降；辅助治疗慢性支气管炎。花生油中存在丰富的维生素 B_1、维生素 B_2、叶酸、锌、钙、磷、铁等。

保持心脏健康：花生中的脂肪酸构成再加上其他成分的作用，能降低低密度脂蛋白的含量。

减少结肠癌：风险研究发现，每周至少吃两次花生，患结肠癌的风险能降低。

控血糖：多伦多大学研究显示，很多证据都证明花生可以帮助抵御糖尿病和其他症候群。如果人们把饮食中的一份红烧肉换成花生，患糖尿病的风险会降低。花生可降低碳水化合物的吸收。

花生含脂肪较多，需肝脏分泌大量的胆汁去消化，故胆囊切除者食后会增加肝脏的负担；花生具有缓泻作用，脾虚便溏者食用会加重腹泻；花生还含有一种促凝血因子，跌扑瘀肿者食用，会使瘀血不散；花生味甘性燥，容易生火，肝火旺盛、口舌生疮者食用，会加重病情，迁延病程。

四、开心果——坚果之王

开心果不但富含钾、钙、镁等矿物质元素，叶黄素含量也很高，维生素 B_6 的含量在坚果中也是佼佼者。

营养价值与保健功效：

开心果除了富含 β – 胡萝卜素、B 族维生素和维生素 E 外，在其翠绿色的果仁中还含有大量叶黄素，这种植物化学物有助于保护视力，预防视网膜黄斑病变。我国古代医学家认为开心果具有理气开郁、补肾壮阳的食疗功效。

开心果是人体内热量、必需脂肪酸中的多不饱和脂肪酸、镁和磷的极好来源，也是蛋白质、钙、铁和维生素 B 族的良好来源。

开心果所含的蛋白质含量约为 20%，是一般谷类的 2 倍之多，并且所含氨基酸的种类与谷物中氨基酸的种类互补。

开心果中的脂肪成分是油酸、亚油酸等不饱和脂肪酸，有很好的软化血管的作用，是中老年人保护血管的理想食物。

开心果中磷、镁和锰含量丰富，对大脑和神经有补益作用，是学生和脑力劳动者的健脑佳品，对老年痴呆也有很好的预防作用。

降低患心脑血管风险：开心果富含植物甾醇，能预防血脂异常和动脉粥样硬化。

缓解压力：心理压力较大的患者吃开心果可以降低压力性血管收缩，改善心脏的神经控制状况。开心果含有较多的钾，高血压患者适量食用对控制血压有益。

抗衰老：开心果含有维生素 E，能增强体质。开心果含有丰富的油脂，可以润肠通便，并有很好的润肤美容的功效，延缓皮肤衰老。经常食用开心果有强身健体、提高机体抗病能力，增进性欲、增加体重等。

中医认为，开心果味甘、无毒、温肾暖脾、补益虚损、调中顺气，能治疗神经衰弱、浮肿、贫血、营养不良、慢性泻痢等症。

开心果中含有一种生育酚，可以帮助降低患肺癌的风险。

食用宜忌：果仁颜色呈绿色的开心果比黄色的要新鲜；储藏时间太久的不宜再食用。

开心果有很高的热量，并且含较多的脂肪，肥胖、高血脂的人应少吃。

五、腰果——润肤养颜

腰果因其呈肾形而得名，为世界著名的四大干果之一。

营养价值与保健功效：腰果含脂肪 48%，蛋白质 21%，淀粉 10% ~20%，糖 7%及少量矿物质，维生素 A、维生素 B_1、维生素 B_2 等成分。

腰果的脂肪酸中主要是不饱和脂肪酸，其中油酸占不饱和脂肪酸的 90%，亚油酸仅占 10%。

腰果所含的蛋白质可与谷物中氨基酸的各类互补。

腰果中的脂肪成分主要是不饱和脂肪酸，而不饱和脂肪酸主要由单不饱和脂肪酸组成，单不饱和脂肪酸可降低血中胆固醇、甘油三酯和低密度脂蛋白含量，增加高密度脂蛋白含量，促进机体脂质过氧化等潜在的不良反应，因此对脑血管大有益处。

腰果含有丰富的油脂，可以润肠通便，并有很好的润肤美容的功效，有助于延缓衰老。

腰果中维生素 B_1 的含量仅次于芝麻和花生，有补充体力、消除疲劳的效果，适合易疲倦的人食用。

腰果含丰富的维生素 A，是优良的抗氧化剂，能使皮肤有光泽、气色变好。

腰果还具有催乳的功效，有益于产后乳汁分泌不足的妇女食用。

腰果中含有大量的蛋白酶抑制剂，能控制癌症病情。

经常食用腰果可强身健体、提高机体抗病能力、增进性欲、增加体重等。

食用宜忌：因腰果含油脂丰富，故不适合胆功能严重不良者、肠炎腹泻患者和痰多患者食用。

腰果含的脂肪酸属于良性脂肪酸，虽不易使人发胖，但仍不宜食用过多，胖人更要慎食。

六、松子——延缓衰老

松子富含磷、锰，谷氨酸含量高达 16.3%，三者均有增强脑细胞代谢、补充脑力的作用。荷兰有一项研究发现，松子中有一种成分可促进人体分泌"缩胆囊素"，从而抑制食欲，达到减肥效果。

松子中的维生素高达 30%，有很好的软化血管、延缓衰老的作用，是中老年人理想保健食物，也是女士们润肤美容的理想食物。松子对老年痴呆也有很好的预防作用。经常食用松子有强身健体、提高机体抗病能力、增进性欲、使体重增加等作用。

中医认为，松子性温味甘，强阳补骨，有滋阴润燥、扶正补虚的功效，特别适合体虚、便秘、咳嗽者食用。松子最好放在密封容器里保存，以防氧化变质，产生哈喇味。

七、杏仁——降低心脏病

杏仁分甜、苦两种。甜杏仁有润肺、止咳、滑肠之功效，适于干咳无痰、肺虚久咳及便秘等症；苦杏仁对于因伤风感冒引起的多痰、咳嗽气喘、大便燥结等症状效果显著。

杏仁中含蛋白质、不饱和脂肪酸、碳水化合物、B族维生素、维生素E，以及钙、镁、硒、磷、铁、膳食纤维等多种营养素，有调节血压、降血脂、改善代谢等作用。每100克杏仁中含钙14毫克、磷15毫克、铁0.6毫克，此外，还含有胡萝卜素、抗坏血酸以及杏仁甙成分。杏仁还含有丰富的维生素C和多酚类成分，不但能降低人体内胆固醇的含量和很多慢性病的发病危险性，而其富含的维生素E有美容功效，能促进皮肤微循环，使皮肤红润有光泽。

大杏仁富含类黄酮等多种植物化学元素，已被证明是一种有效的抗癌物质。美国研究发现，吃大杏仁可降低心脏病风险，大杏仁还有调节胰岛素与血糖水平的作用，其富含的硼和钙质对预防骨质疏松也有一定益处。大杏仁含有的脂肪油能起到润肠通便的作用。

大杏仁皮中含有一种被称作类黄酮的抗氧化剂，它能保护人体细胞，减少低密度脂蛋白（坏胆固醇）受到氧化作用的攻击。

食用带皮的大杏仁能够使人体内类黄酮和维生素的含量显著增加。

八、榛子——防治心血管疾病

榛子的果仁中蛋白质、脂肪、维生素B_1、维生素B_2含量都非常丰富，炒榛子的钙含量更是高于其他坚果。榛子本身富含不饱和脂肪酸，对防治心血管疾病有很好的作用。榛子富含的油脂也使维生素 E、维生素 K 更易被人体吸收，对体弱者有很好的补养作用。维生素 E 有助于延缓衰老、防止血管硬化。另外，榛子里含有抗癌成分紫杉酚，这是治疗卵巢癌和乳腺癌药物的有效成分。

食品科学家经过研究认为：榛子富含维生素 E 和必需脂肪酸，这些都可以帮助皮肤下面的细胞变得丰满，进而预防皱纹。每周四五次，每次吃 8 个榛子即可。

九、葵花子——补血安神

葵花子有补血、安神，辅助治疗便秘、高胆固醇等病症的功效。

现代研究发现，葵花籽中的维生素 B_3，有调节脑细胞代谢，改善其抑制机能的作用，故可用于催眠。葵花子中含有大量的食用纤维，在一定程度上能降低结肠癌的发病率，其中丰富的钾元素对保护心脏功能、预防高血压非常有益；而其所含的植物胆固醇和磷脂，能够抑制人体内胆固醇的合成，防止血浆胆固醇过多，起到预防动脉硬化的作用。葵花子还能提供蛋白质、维生素 B 和重要的矿物质，如锰元素、镁元素和硒元素。葵花子还是植物固醇的最佳原料——植物固醇能有效降低血液中的胆固醇含量。另外，葵花子含有胡萝卜素，可预防人体皮肤下层的细胞坏死，可使头发变得柔软美丽。

第五类　动物性食物

肉类食品具有很高的营养价值和食用价值。从营养的角度看，食用肉类食品是获取人体必需的氨基酸、维生素和矿物质的重要来源。

世界卫生组织建议大家吃动物性食物要多吃鹅、鸭、鸡、猪肝和鱼。鱼肉蛋白 1 小时就能吸收，而且吸收率高达 100%。鱼对老年人尤其是身体虚弱者特别合适。虾比鱼的营养还好，日本人的寿命长，日本的长寿地区在海边，吃鱼多。吃鱼特别要吃小鱼、小虾，吃全鱼、全虾（连头带尾），因为活性物质在小鱼的头部和腹部，动物越小蛋白越好。

一、鹅肉——补益五脏

鹅肉是理想的高蛋白、低脂肪、低胆固醇的营养健康食品，鹅肉质肥瘦分明，滑爽鲜嫩，汤鲜味美，鹅肉含蛋白质、钙、磷、钾、钠等 10 多种微量元素，具有益气补虚、暖胃开津、养精血、解铅毒的作用，更是咳嗽的天然克星。

保健功效：鹅肉中富含抑制癌细胞发育的物质，对癌症、胆结石等疾病有一定的功效。

李时珍在《本草纲目》中记载："鹅肉利五脏、解五脏热，止消渴。"由于鹅肉能补益五脏，所以常食鹅肉、常喝鹅肉汤的人就不易咳嗽。此外，常喝鹅肉汤，对于老年糖尿病患者还有控制病情发展和补充营养的作用。

鹅肉具有解五脏之热、补阴益气、暖胃开津和缓解铅毒之功效，所以民间有"喝鹅汤，吃鹅肉，一年四季不咳嗽"的说法。鹅肉脂肪含量较低，而且品质好，多为有益健康的不饱和脂肪酸，特别是亚麻酸含量均超过其他肉类，对人体健康十分有利；而其脂肪的熔点亦很低，质地柔软，容易被人体消化吸收。

鹅浑身是宝。鹅肝、鹅翅、鹅掌、鹅舌、鹅肠、鹅胗均是餐桌上的美味佳肴。特别是鹅肝质地细嫩，香味独特，味道鲜美、浓郁，被欧美各国誉为世界三大美味（鹅肝、鱼子酱、松茸蘑）之一。

鹅肝含脂肪 40%~60%，其中不饱和脂肪酸占 65%~68%，可降低人体血液中胆固醇含量，抑制其他脂肪吸收，对人体极为有益，有"人体软黄金"之称。

鹅蛋的营养价值，与鸡蛋、鸭蛋相比，鹅蛋的热量最高，经常食用，有助于健康。

二、鸭肉——大补虚劳

鸭肉是一种味美佳肴，适于滋补，是各种美味名菜的主要材料。以鸭肉为原料制成的北京烤鸭、南京盐水鸭、江南香酥鸭等都是广为流传的美味。

中医认为，鸭属水禽，由于生长在水边，肉味甘微咸，性偏凉，根据中医热者寒之的原则，特别适合苦夏、上火、体内生热者食用。鸭肉入脾、胃、肺及肾经，具有清热、补血、养胃生津、止咳息惊等功效。夏季食用鸭肉，不会过于肥腻，性质偏凉，不会引起上火等问题。夏季食鸭，既能补充炎热季节中过度消耗的营养，又可祛除暑热给人体带来的不良影响，因此建议大家在保持荤素合理搭配的基础上，把性凉的鸭肉作为夏季食用肉类的首选。

现代营养学认为，鸭肉含蛋白质、脂肪、碳水化合物、钙、磷、铁、维生素 B_1、维生素 B_2 等营养成分。鸭肉的脂肪、碳水化合物含量适中，特别是脂肪均匀地分布于全身组织中。有研究表明，鸭肉中的脂肪不同于黄油或猪油，其饱和脂肪酸、单不饱和脂肪酸、多不饱和脂肪酸的比例接近理想值，其化学成分近似橄榄油，对于担心摄入太多饱和脂肪酸会形成动脉粥样硬化的人群来说尤为适宜。

鸭肉有滋阴润燥、清热生津、健脾行水的功效。《本草纲目》记载，鸭肉"主大补虚劳，最消毒热，利小便，除水肿，消胀满，利脏腑，退疮肿，定惊痫"，可用于骨蒸潮热、咳嗽、咯血、盗汗，以及水肿、糖尿病、肝硬化、肺结核、癌症放化疗后的辅助食物。

三、鸡肉——补身良药

鸡肉不仅因它是人们佐膳的美味佳肴，而且还是丰富的营养来源，是滋补身体最理想的"济世良药"。鸡肉肉质细嫩，味道鲜美，不但适于炖汤、炒、烧，还可冷食冷拌。

在鸡肉中，最著名的是乌鸡，其营养价值远远高于普通鸡。鸡肉有滋补血液、补肾益精、辅助治疗脾胃阳气虚弱、腰酸膝软、精少精冷等症。

鸡肉蛋白质含量比例高、种类多，是人类摄取蛋白质的最佳来源，它含有对人体生长发育有重要作用的磷脂类物质，是膳食结构中脂肪和磷脂重要来源之一。因此，鸡肉对营养不良、畏寒怕冷、乏力疲劳、月经不调、贫血、虚弱等有很好的食疗作用。此外，鸡肉具有补心镇静、养肝明目、清热解毒的作用，特别适合心悸、虚烦、视力下降、夜盲、贫血等患者食用。

吃鸡肉增强记忆力：日本最新研究发现，鸡肉有抑制脑萎缩、增强记忆力的作用。

乌鸡含有维生素 B_1、维生素 E、泛酸、蛋白质、脂肪等元素。《本草纲目》说它能补虚痨、治消渴、益产妇、治妇女崩中带下等一切虚损等症，有滋阴补肾、益气补虚的功效。其肉、汤是产妇滋补的传统食品。女性常食用可补阴之不足，并可提高免疫机能，激发青春活力；乌鸡高含量的铜、铁等元素对于术后、产后贫血者有补铁补血、恢复健康的作用。

四、猪肝——补血之王

营养价值：猪肝中铁质丰富，是最常用的补血食品。猪肝的营养含量是猪肉的 10 多倍，常食可调节和改善贫血病血脉系统的生理功能。猪肝中维生素 A 的含量远远超过奶、蛋、肉、鱼等食品，具有维持正常生长和生殖机能的作用；能保护视力，防止眼睛干涩、疲劳；维持健康的肤色，对皮肤的健美具有重要意义。

保健功效：经常食用猪肝还能补充维生素 B_2，这对补充机体重要的辅酶、完成机体对一些有毒成分的去毒有重要作用。

猪肝中还具有一般肉类食品所不具备的维生素 C 和微量元素硒，能增强人体的免疫反应，抗氧化、防衰老，并能抑制肿瘤细胞的产生。猪肝中富含蛋白质、卵磷脂和微量元素，有利于儿童的智力发育和身体发育。

专家提醒：猪肝有较高的胆固醇，高胆固醇血症、肝病、高血压和冠心病患者应少食。

猪肝忌与鹌鹑、鲍鱼、鲫鱼同食。

五、三文鱼——水中珍品

三文鱼是一种生长在日本、加拿大、挪威等地的深海鱼，我国黑龙江省佳木斯市也可以见到。

三文鱼营养价值极高，享有"水中珍品"的美誉。

营养价值及保健功效：三文鱼营养丰富，含有蛋白质、脂类、维生素、矿物质等多种营养素，尤以富含 Omega-3 脂肪酸和虾青素而闻名。

三文鱼中含有丰富的 Omega-3 脂肪酸，它属于多不饱和脂肪酸的一种，在体内具有多种保健作用。Omega-3 脂肪酸有助于降低血中甘油三酯水平；有益于脑、神经、视网膜的发育，可有助于防治视力减退以及老年痴呆、帕金森症、中风等疾病；对抑制肿瘤细胞、控制肿瘤转移、增强抗癌药物对肿瘤细胞的作用等方面也大有裨益；此外，Omega-3 脂肪酸还有调节免疫功能以及抗炎作用。

三文鱼的颜色与其营养价值相关，一般来说，颜色越深虾青素含量越高，其营养价值也越高。

三文鱼既可生吃，亦可熟吃。从营养角度考虑，以生吃最为科学，因为高温会破坏三文鱼中多种有益的营养素，包括多不饱和脂肪酸、虾青素、维生素等。但要注意，生吃一定要选新鲜无污染的三文鱼。

食用三文鱼要适量。熟吃一般每天不超过 100 克，生吃每天不超过 50 克。

鱼的种类很多，世卫组织提出的最佳鱼品是三文鱼，这种鱼在我国市场上尚不普遍。因此，笔者除介绍三文鱼外，对国人常食用的几种鱼也简要介绍，以利读者从中选食。

鲈鱼性平，味甘，具有补肝肾、益脾胃、化痰止咳之效。鲈鱼富含蛋白质、维生素 A、B 族维生素、钙、镁、锌、硒等营养素，其中所含的 DHA，被称为"脑黄金"，有利于预防老年痴呆、健忘等。

鲫鱼味甘，性平，具有健脾益气、开胃利水、通乳除湿等功效。所含的蛋白质质优、齐全、易于消化吸收，是肝肾疾病、心脑血管疾病患者的良好蛋白质来源，常食可增强抗病能力，肝炎、肾炎、高血压、心脏病、慢性支气管炎等疾病患者可经常食用。

鲤鱼味甘、性平，有补脾健胃、利水消肿、通乳、清热解毒、止嗽下气等多种作用，对各种水肿、腹胀、尿少、黄疸等皆有疗效。现代研究发现，鲤鱼的蛋白质含量高，质量也佳，人体消化吸收率可达 96%，能供给人体多种必需氨基酸、矿物质，以及维生素 A、维生素 D 等。鲤鱼所含的脂肪多为不饱和脂肪酸，能降低胆固醇，可以防治冠心病。

青鱼味甘，性平，有补气养胃、化湿利水、养肝明目、祛风除烦等功能，适宜各类水肿、肝炎、肾炎、高脂血症、动脉硬化、脾胃虚弱、气血不足的人食用。青鱼中除含有蛋白质、脂肪外，还有钙、锌、磷、铁、维生素 B_1、B_2 等。

草鱼味甘，性温，具有暖胃和中、平降肝阳、祛风治痹、养肝明目的功效，适宜头痛眩晕、高血压、风湿性关节炎等病症的治疗。草鱼含蛋白质、钙、磷、铁、硒、硫胺素、核黄素、烟酸等营养成分，对心血管有好处，可软化血管，防止动脉硬化。

第六类 纯能量食物

食用油不仅为菜肴增色增香，更重要的它还是能量和必需脂肪酸的重要来源。必需脂肪酸是人体维持机体正常代谢不可缺少而自身又不能合成或合成速度慢无法满足机体需要，必须通过食用油供给脂肪酸。

一、橄榄油——最佳食用保健油

橄榄油是取自橄榄树果实的汁液。初榨橄榄油是在特定条件，特别是一定的温度环境下，运用机械或物理方式从橄榄树果实中提取的汁液。

橄榄油被认为是目前最适合人体营养需求的油脂。由于橄榄油在生产过程中未经任何化学处理，因此，天然营养成分保存得非常完好，且不含胆固醇，消化率可达到94％左右，是人类的最佳食用油。

橄榄油含有的不饱和脂肪酸高达80％以上，并含有天然丰富的微量元素、维生素，长期食用可降低疾病侵蚀的风险。此外，还含有对心脑血管健康有益的角鲨烯、谷固醇和维生素 A 原、维生素 E 等成分。

橄榄油富含与皮肤亲和力极佳的角鲨烯和人体必需的脂肪酸，水性的特质令它特别易于吸收，在外露的皮肤上滴几滴橄榄油，稍加按摩就能迅速与皮肤融合。对皮肤的滋养非常温和，没有人工化学化妆品的副作用，可迅速使皮肤柔嫩且有亚光光泽。

橄榄油中富含丰富的单不饱和脂肪酸和维生素 E、K、A、D 等及酚类抗氧化物，能有效保护皮肤，是天然美容护肤之宝。

（一）预防疾病

降低心血管病：世界卫生组织研究表明，冠心病死亡率最低的是那些食用橄榄油的地中海国家，橄榄油有预防血栓形成和阻止食物中过多的脂肪形成血栓的作用，从而降低心力衰竭的发病率。

降低控制血脂、低密度脂蛋白、甘油三酸酯的含量：低密度蛋白是导致动脉粥样硬化的重要原因。

降低血压：橄榄油能起到降压作用，并可同时降低心脏收缩压与舒张压。橄榄油拌生菜降血压，生菜中的含氮物质，可与橄榄油中的不饱和脂肪酸结合，能使其发挥降压作用。将圆生菜撕成大片，在开水中焯至断生，捞出后加橄榄油适量及少许食盐即可食用。

预防癌症：橄榄油有防治乳腺癌、肠癌、前列腺癌、子宫癌等肿瘤的作用。橄榄油中的抗氧化剂、黄酮、多酚、角鲨烯等对癌症的防治也有积极有效的影响。鱼鲨烯对防治皮肤恶性黑素瘤也有一定疗效。另据英国《每日邮报》报道，特级初榨橄榄油中含有一种物质——橄榄油刺激醛，可以杀死癌细胞，而不损害健康细胞。

控制糖尿病：橄榄油可以促进胰岛素合成、增加高密度脂蛋白含量，从而确保更好地控制血糖水平。

提高免疫力：橄榄油可以支持免疫系统对抗微生物、细菌、病毒等外部病原体的侵害。

降低风湿性关节炎：希腊一项研究证实，食用橄榄油可降低风湿性关节炎的发病率，这是因为橄榄油中富含的不饱和脂肪酸对炎症有抵制作用。

预防老年性中风：经常使用橄榄油烹饪和拌沙拉、凉菜的人患中风的风险要比从来不用橄榄油的人低。

对消化系统产生多种影响，有利于营养在肠道内充分消化吸收：慢性胃炎、溃疡患者每天早晚空腹口服一勺橄榄油（10毫升）可迅速减轻症状；预防胆结石，有利于胰腺正常运作，防止病变；橄榄油对治疗便秘和口臭非常有效。

对哺乳的作用：橄榄油中的大量维生素成分对孕妇胎儿的发育有重要作用；分娩后，母亲食用橄榄油后摄入血液里的维生素E等在乳腺中，通过哺乳持续供给新生儿，维生素 E 有利于肝脏系统的运作，它不仅可以给新生儿提供足够的脂肪酸，而且它的基本脂肪酸的含量比例也和母乳相似。

抗衰老：橄榄油富含多种抗氧化剂，是清除自由基的重要生物成分，而自由基是导致衰老的主要原因；食用橄榄油可预防老年记忆减退和降低老年病的发病率。

预防骨质疏松：橄榄油可以促进人体对钙的吸收，对预防和治疗骨质疏松有明显作用。

保护关节：瑞典医学院的一项研究发现，多吃橄榄油可降低类风湿性关节炎发作风险，因为橄榄油中富含的不饱和脂肪酸对炎症有抑制作用。

（二）护肤美容作用

天然美容护肤之宝：橄榄油富含维生素和油酸，有夏防晒冬保温、养颜护肤之功效。长期使用能使皮肤光滑细腻而富有弹性，减少皱纹和淡化色斑；能促进血液循环畅通，抑制皮肤吸收皮下多余的脂肪。

外出行走或运动，特别是秋冬季节，在护肤品中加入一滴橄榄油，可避免皮肤被紫外线伤害。

运动后，先用温水把脸上的灰尘及油污洗净，用干毛巾轻轻拭去水分，将橄榄油抹于脸上，并用双手轻轻按摩脸部几分钟，用热毛巾敷面，能彻底洗净运动后随汗液排出的污垢。

秋冬季外出归来和晚上睡觉以前，洗脸以后抹一些橄榄油，会使面部皮肤光亮照人。用橄榄油抹脸，用手轻轻地按摩脸部，以增加渗透力，渗透越多，效果越好。

护唇护发：当嘴唇脱皮干裂时，涂上少许橄榄油，用手指轻轻按摩一会儿；洗头时，在温水中加入少量橄榄油，漂洗时，油会均匀地附着于头发上，也可滴几滴到手上直接涂抹在头发上，可使头发变得光泽柔顺。洗澡后，在一杯水里加入少许橄榄油拌匀后，均匀地涂抹在肌肤上，按摩数分钟，可使皮肤光滑滋润不瘙痒。

卸妆：橄榄油有非常好的清洁残妆污垢与滋润肌肤的功效。在化妆棉上滴两滴橄榄油来卸妆，可以将顽固的彩妆卸得干干净净，有效除去油彩与化学品，使面部不受侵蚀，最后用温水洗脸即可。

食用方法及贮藏：橄榄油适用于凉拌、煸炒、和馅、生饮、煮面、煮饭。煮面食时，加一小匙橄榄油，面条不会板结；煮饭时加一点橄榄油，可以使饭粒更加饱满，色泽油亮。

橄榄油要在低温、密闭条件下储存。

二、玉米油——降低胆固醇

玉米油是从玉米胚中提取的，其色泽金黄透明，清香扑鼻。玉米胚中脂肪一般在 17% ~45% 之间，大约占玉米脂肪总含量 80% 以上。玉米油即使在深度煎炸时也具有相当的稳定性，且比其他油有较长的保质期。

营养价值和保健功效：

玉米油的脂肪酸中，饱和脂肪酸约占 15%，油酸约占 27%，亚油酸和亚麻酸约占 57%，其他脂肪酸约占 1%。

玉米油含有丰富的维生素 E，它是构成人体细胞膜的重要成分。

玉米油的熔点低，耐高温，烟点可达 245℃，易被人体吸收。

玉米油含有较为全面的微量元素。

玉米油所含的亚油酸是人体必需脂肪酸，是构成人体细胞的组成部分，在人体内可与胆固醇相结合，有预防动脉粥样硬化等心血管疾病的功效。

玉米油含较多的植物固醇，如谷固醇、豆固醇，具有防止胆固醇在肠道被吸收的功能，可预防血管硬化，促进饱和脂肪酸和胆固醇的代谢。

玉米油因含丰富的维生素 E，故有降低血液中胆固醇、增进新陈代谢、抗氧化的作用。

三、米糠油——营养健康油

米糠油是由稻谷加工过程中取出的米糠用压榨法或浸出法制取。米糖含油约 10%，精炼米糠油为淡黄色和棕黄色。

米糠油营养丰富，有利于人体的吸收，具有清除血液中的胆固醇、降低血脂、促进人体生长发育等有益作用，因而米糠油是国内外公认的营养健康油。

营养价值：米糠油有降低血脂的功效。

米糠油早已成为西方家庭的日常健康食用油。中国米糠油原料资源丰富，但米糠油的生产和消费还处在起步阶段，年产量不足 12 万吨。

米糠油是一种营养价值很高的食用油。米糠油含油脂 15% ~22%，相当于大豆的含油量，蛋白质为 12% ~16%，无氮浸出物为 33% ~53%，水分为 7% ~14%，灰分为 8% ~12%。

米糠油含脂肪酸、维生素 E、甾醇、谷维素等，有利于人体的吸收，具有清除血液中的胆固醇、降低血脂、促进人体生长发育等作用，因而米糠油是国内外公认的营养健康油。同时，由于米糠油本身稳定性良好，适合作为煎炸用油，还可制作人造奶油、起酥油以及高级营养油等。

米糠油含有 38% 左右的亚油酸和 42% 左右的油酸，有较高的营养价值。

米糠油中含有丰富的谷维素，谷维素是由十几种甾醇类阿魏酸酯组成的一族化合物，可以阻止自体合成胆固醇、降低血清胆固醇的浓度、促进血液循环，具有调节内分泌和植物神经等功能，可促进人体生长发育。谷维素能促进皮肤微血管循环，保护皮肤，还对脑震荡等疾病有疗效。

米糠油中含有米糠和胚芽中大量的脂溶性维生素、谷甾醇及其他植物甾醇等营养成分。维生素 E 和谷维素都具有抗氧化作用，使米糠油的氧化稳定性比较好，容易储存。

目前米糠油已受到世界许多国家的关注，成为继葵花籽油、玉米胚芽油之后又一新型食用油。

四、芝麻油——延缓衰老

芝麻油俗称香油、麻油，是一种日常生活中常用的调味品。芝麻油分普通芝麻油、机榨芝麻油和小磨香油三种工艺。

芝麻油的食疗价值：无论是机榨芝麻油还是小磨香油，其脂肪酸大体含油酸 35.0% ~49.4%，亚油酸 37.7%~48.4%，花生酸 0.4%~1.2%。芝麻油的消化吸收率达 98%。芝麻油中不仅不含对人体有害的成分，而且还含有特别丰富的维生素 E 和比较丰富的亚油酸，经常食用芝麻油可调节毛细血管的渗透作用，加强人体组织对氧的吸收能力，改善血液循环，促进性腺发育，延缓衰老，保持青春。所以芝麻油是食用品质好、营养价值高的优良食用油。

营养价值：芝麻榨成油不但具有浓郁的香气，可促进食欲，更有利于招牌营养素的吸收。其中含量近 70% 的维生素 E 具有优异的抗氧化作用，可以保肝护心，延缓衰老。

从芝麻中榨出的香油中所含的卵磷脂都是益寿延年抗衰老的上佳成分，是中老年人最好的冬令补品。

芝麻油是一种促凝血药，用于防治血小板减少性紫癜和出血性素质有一定效果。

保健功效：

延缓衰老：香油中含丰富的维生素 E，具有促进细胞分裂和延缓衰老的功能。

保护血管：香油中含有 40% 左右的亚油酸、棕榈酸等不饱和脂肪酸，容易被人体分解吸收和利用，有利于促进胆固醇的代谢，并有助于消除动脉血管壁上的沉积物。

润肠通便：习惯性便秘患者，早晚空腹喝一口香油，能润肠通便。

减轻烟酒毒害：有抽烟习惯和嗜酒的人经常喝点香油，可以减轻烟对牙齿、牙龈、口腔黏膜的直接刺激和损伤，以及肺部烟斑的形成，同时对尼古丁的吸收也有一定的抑制作用。饮酒之前喝点香油，则对口腔、食道、胃贲门和胃黏膜起到一定的保护作用。

保护嗓子：常喝香油能增强声带弹性，使声门张合灵活有力，对声音嘶哑、慢性咽喉炎有良好的恢复作用。

治疗鼻炎：慢性鼻炎患者，用消毒棉球蘸取香油涂于鼻腔患处，一次见效。

相关链接

（一）健康用油的智慧

人体必需的八大营养素中，脂肪酸总量的 70% 来自食用油。因此，选对、用对油非常关键。

1. 用油诀窍

市场上食用油的种类有很多种，它们大致可以分为三类：第一类是我们常见的大豆油、花生油、玉米油、葵花籽油等，它们的共同特点是亚油酸含量高，大约为 40%~70%。亚油酸是必需的脂肪酸之一，人体无法合成，必须由食物提供。第二类是橄榄油、茶籽油、高油酸菜籽油等，它们的共同特点是油酸含量高，含量为 70%~80%。油酸具有降低胆固醇、改善血脂的作用，对防治心脑血管疾病有益。第三类是亚麻油和紫苏油等，它们的共同特点是亚麻酸含量高，含量为 50%~60%。亚麻酸也是一种人体必需的脂肪酸，缺之不可，对降血脂也很有帮助。

各类植物油都"各有所长"，因此要想获得全面的营养，就不能长时间只吃一种油，各类油都要尝试。食用油的选择空间很大，每次最好同时购置玉米油、橄榄油、亚麻籽油这三种。炒菜用玉米油，凉拌菜淋点橄榄油，煲好的汤滴点亚麻籽油。更好的方法是混合食用，就是把买回的几种植物油中的一部分混装在一个小油壶中，自制一壶"调和油"。比例不是关键，多样化才是关键。中国营养学会推荐，调配时最好用 500 毫升茶籽油、100 毫升亚麻籽油、400 毫升葵花籽油掺在一起就成了一瓶 1000 毫升的营养调和油了。但需要提醒的是，加了初榨橄榄油、亚麻油以及芝麻油等自制调和油，要避免高温加热、爆炒，否则容易破坏其营养成分。

2. 控油温，少用油，避免油炸

不同的植物油有自己匹配的烹饪方法。如果要用油煎、烧烤、煸炒的烹调方法，可以选择花生油、棕榈油、茶籽油、各种调和油等；炒菜时间短或用红烧、烤箱烤制的烹饪方法，油烟相对少一些，适合用花生油、米糠油、茶籽油、各种调和油、不含叶绿素的橄榄油（淡黄色，特殊气味淡）、葵花籽油、玉米胚油、大豆油等；极短时间炝锅、炖菜、煎蛋，做各种非油炸面点时，油温不超过180℃，可以用花生油、玉米胚油、葵花籽油、大豆油等。焯煮菜、蒸菜、做汤等，温度不超过 100℃，可以用亚麻籽油、紫苏籽油、核桃油、芝麻油、小麦胚油、葡萄籽油、未精炼的初榨橄榄油等；拌凉菜可以用亚麻籽油、紫苏籽油、核桃油、芝麻油、未精炼的初榨橄榄油等。

食用油使用的正确与否，关键是"温度控制"问题。炒菜油温控制在五六成即可。每一种油脂产品都有"烟点"——开始明显冒烟的温度。可以把油在锅里先摇匀，看着有一点点冒烟就是五六成热。中火加热一两分钟，手掌放在离锅面 5~8 公分处，如果没有温热感，这时油温较低，大约为 100℃~120℃，如果掌心温热但不会烫人，温度大约为 120℃~140℃，如果有烫手的感觉，油温可能已经超过 180℃了。

中国人目前"吃油过量"。《中国居民膳食指南》推荐，人均每天的用油量为 25~30 克。而调查显示，中国城市居民每天人均吃油量为 49.1 克，超量用油为国人日益增长的肥胖率以及与肥胖相关的慢性病发病率帮了不少忙。在控制油量方面，家庭用的小白瓷勺一勺为 8~10 克，可用它来控制油量。

3.智慧用油，省钱又健康

为了减少油烟产生的有害物质，每次煎炸食物后的剩油让不少人头疼，扔了可惜，接着炒菜有损健康。"剩油的最大问题，其实在于避免再次高温加热冒油烟，把握住这个原则就可以二次利用了。"在煎炸食物快结束的时候，就趁着油温合适，扔进去各种调味品，比如辣椒、葱、蒜等，可以做出香喷喷的葱香油、蒜香油等调味油，拌凉菜时放一些能提味。还可以在做烤饼、花卷之类的面食时放点过滤后的剩油，由于烤饼时内部温度不太高，而且还有面团中淀粉的保护，油脂不会明显氧化。另外，焯蔬菜时也可以在沸水中放入 1 勺油，这样菜叶颜色鲜亮，而且口感软嫩。

（二）芝麻油、米糠油混着吃降血压

日本的一项研究发现，将芝麻油和米糠油混着吃有助于中轻度高血压患者降低血压。

日本福冈大学的心脏病学家让一群患有高血压的成年人，在日常饮食（包括炒菜和凉拌菜）中加入约 1.25 盎司（约 35 克）的混合油（其比例约为 80% 的精炼米糠油和 20% 的非精炼芝麻油）。两个月后，他们的血压水平有明显下降，其效果几乎等同于单独服用标准的钙通道阻滞剂类抗高血压药物；如果病人在食用这种混合油的同时又服用此类抗高血压药物，他们血压下降的水平比只服用药物的病人高出了两倍多。另外，研究者还发现，这种混合油能降低血液中

"坏胆固醇"含量，增加"好胆固醇"含量，日本学者在美国心脏病协会会议上发布了这项研究成果，研究人员认为这种混合油的抗高血压功效在于它所含有的抗氧化剂：芝麻油中含有芝麻素、芝麻酚、芝麻酚林，米糠油中含有谷维素。此外，这两种植物油都含有不饱和脂肪酸，有益心脏健康。

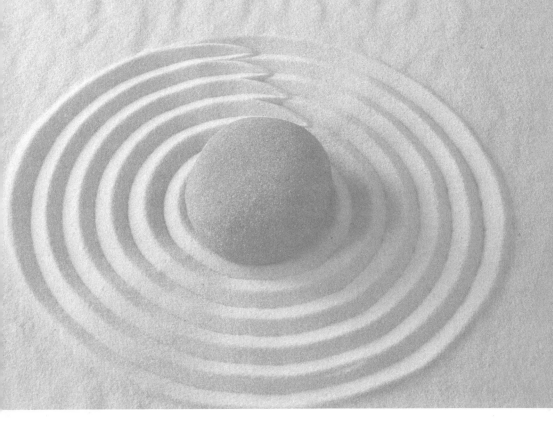

第四章

适度运动

世界上最好的运动是步行！

只有轻中度运动（即温和运动），才有益于健康长寿。

生命不仅在于运动，生命还在于静养，在于动与静的平衡。

"适度运动"是世界卫生组织提出的健康人生的四大基石之一。中国历代养生家认为，人的内部气血及各种器官组织都处于恒动状态，采用运动方法就能促进这种内在运动状态发展和加强。"体动气血通"，运动不但能使肢体矫健、保持气血流畅，还有利于脏器功能的健全。

"适度运动"并不仅仅指肢体运动，还应包括大脑运动。有些人虽没有四肢的运动，但思想的活跃同样起到运动的作用。人脑是人体各个器官的司令部和总指挥，只有大脑功能正常，才能全面调节全身各脏器的功能，一旦大脑老化，必然会加快其他各器官的衰老。大脑"用进废退"，只有勤用脑，使脑细胞退化减慢，才有利于全身各器官的功能保持正常。

"动以养身，静以养神。""神"是生命的主宰，在生命科学研究中，提出气血为生命之本，气血流畅与平衡是机体健康长寿的基本条件，气血失畅失调，气滞血瘀为衰老之因。

因此，本章讨论的适度运动，包括：肢体运动、脑运动和清净养神三个方面。

第一节　肢体运动——行走是世界上最好的运动

行走运动能加快血流速度、强壮肌肉、壮健骨骼、促进消化；进而使内分泌、神经和免疫系统及各器官的功能都能得到增强。

这里所说的运动，是指以健身为目的的锻炼，而不是职业者的竞技运动。近年来，关于运动和健康的研究，最大的突破就是认识到，只有轻中度运动（即温和运动）才有益于健康长寿的结论，这与世卫组织提出的健康人生的四大基石之一的"适度运动"是完全一致的。

世界卫生组织在 1992 年明确指出：世界上最好的运动是"步行"。有数据统计，每走一步，可推动人体 50% 的血流动，活血化瘀；可挤压人体 50% 的血管，是最简单的"血管体操"；至少可以运动 50% 的肌肉，有助于保持肌肉总量。

古往今来，行走健身方法多种多样，自 20 世纪 80 年代美国开始出现行走运动的热潮以来，各国对行走的研究也日趋活跃，各种各样的行走方法吸引着健身爱好者的广泛兴趣，它是千百年来人们为了追求健康而探索出来的宝贵财富。今天，人们可以根据自己的年龄、健康状况、个人爱好去选择形式不同的行走方法，使行走健身运动更加科学化、定量化和个体化。

美国心脏病学院福克斯博士的研究极具权威性，他提出：行走具有 10 大生理功能：

（1）行走运动能增加血管的数量，特别是增加侧支微血管；能促进血液更畅通、更有效的循环。

（2）行走运动可以软化血管，增加血管的弹性，从而减少因受压力而招致破坏的危险性。

（3）行走运动可以使身体内的很多肌肉，尤其是大腿肌肉能够做连续的收缩和放松运动，促使肌肉中的大量血管也随着连续收缩和放松，从而增进肌肉与血液循环的运动效率，加强氧的吸收、运送和有效运用。

（4）行走运动可以强化心脏的效率，使心脏跳动的频率减低从而输送更多的血液，以便应付突发的紧急事件。

（5）持续地进行行走运动，可以增加体力与耐力，解除紧张和压力，提高应对紧急事故的能力，而且能带给人更多的生活乐趣，使人在各种挑战的压力下不易感染疾病。

（6）行走运动可以减少脂肪及胆固醇的分量，降低动脉管壁脂肪与废物的储存量，防止血管硬化和阻塞；减少血液凝结，保持心脏和血管的顺畅，流入心肌的血液不易发生阻塞，有利于心肌梗塞的预防。

（7）行走运动可以降低血糖，使血糖不致变成脂肪。

（8）行走运动可以调节激素的分泌，这对循环系统是一种好现象，因为太多的副肾激素会对动脉有诸多不利影响。

（9）行走运动可以控制体重、降低血压，因为大多数肥胖而有高血压的人，易罹患心脏病和糖尿病。

（10）行走可促进新的骨骼细胞生成，帮助身体完成相当庞大的新陈代谢——相当于每 7 年产生一套全新的骨骼。

其实，就其本质而言，行走运动的作用只有一个，那就是活跃人体内的各种生理活动。当你开始迈开腿，散步一小时的时候，身体便会发生一系列积极的生理变化：

第 1~5 分钟，迈出的几步会引发细胞释放出生成能量的化学物质，从而为散步提供能量。第 6~10 分钟，心跳增加到每分钟约 140 次。第 11~20 分钟，体温不断上升，靠近皮肤的血管扩张以释放热量，人会开始出汗。第 21~45 分钟，大脑会释放出让人感觉良好的内啡肽，人会开始放松。第 46~60 分钟，肌肉可能会感觉疲劳，因为体内碳水化合物的存储量减少了。

行走时，全身各个部位的肌肉都处在协调的运动之中，使肌肉细胞得到充分的氧气供应，加快细胞内的新陈代谢，从而使肌肉保持良好的弹性和紧张度。下肢肌肉有力的收缩，可以使静脉血液回流到心脏的速度加快，这样就降低了因周围血管病变所致的血栓性疾病的发生。全身血液循环的改变和需氧量的增加，又可以改善大脑的能量供给。

有人把身体比做一台机器，"腿"就是提供动力的马达，马达不灵了，机器便会老化、运转不灵。人老后，不怕头发变白、皮肤松弛，怕的就是腿脚不灵便。

双腿就像人体的承重墙。一个人 50% 的骨骼和 50% 的肌肉都在两条腿上；人一生中 70% 的活动和能量消耗都要由它完成；人体最大、最结实的关节和骨头也在腿部。专家认为："只有双腿健康，经络传导才畅通，气血才能顺利送往各个器官，特别是心脏和消化系统。"可以说，腿部肌肉强劲的人必然有一颗强有力的心脏。这就是行走的作用。

行走运动主要是通过对足部穴位的摩擦，给予机体物理刺激，从而调动人体内部潜能，增强机体的抗病能力。

据医学典籍记载，人之有脚，犹似树之有根，树枯根先竭，人老脚先衰。医学界通过对人体的各种解剖也充分证实，其生理功能、心肺状况、骨骼、肌肉等各个方面都最适合双脚直立行走。人的行走运动是以双脚和双腿为主要活动对象的，行走不仅能锻炼下肢肌肉及韧带，保持关节的灵活性、促进四肢及内脏器官的血液循环，还能增强内分泌系统、调节神经系统功能，加速新陈代谢。更重要的是，行走运动能调动我们身体中的 600 多条肌肉，206 块骨头，50 根肌腱，33 个关节和 14 条经络的全身运动。人体的五脏六腑在脚部都有相应的穴位（反射区），14 条经络（包括身体前中央和背面中央各一条经络）共有穴位 360 多个。脚底是各经络起止的汇集处，脚背、脚底、脚趾汇集了很多穴位，脚掌上有无数的神经末梢与大脑相连，行走可促使这些穴位受到刺激，并通过经络传感到各个器官，具有协调脏腑、促进气血流畅、祛病疗疾、强身健体和增强人体免疫力的作用。

脚离心脏最远，因此脚部血液回流到心脏的过程长，如果没有足够的压力，就很难顺畅地流回心脏。脚部血液只有凭借脚部肌肉正常的收缩功能，才能使积存废弃物的静脉血经由毛细血管、小静脉、静脉回流心脏。

人体的这种"第二次起动"，主要是依靠肌肉的不停运动来完成的，这个不停运动的最基本的方式就是"行走"。

人体的 5 根脚趾上的穴位，具有各不相同的重要功能。5 根脚趾全部是头部的穴位：眼为第二、第三趾，耳为第四、第五趾；拇趾内侧为头的中央，外侧为头的侧面，拇趾基底部反射区的穴位是治疗头痛、肩周炎、脖子僵硬等的关键所在。脚跟和肾上腺的关系很深，其和内分泌引起兴奋的荷尔蒙有关联。此荷尔蒙在胰岛素分泌上具有效用，脚跟若虚弱时，则胰岛素分泌也会减少。

从脚的经络运行来看，经络学说认为，足三阴经和足三阳经分别起始于脚部，脚面的经络由里至外，分别是足太阴脾经、足阳明胃经、足少阴肾经、足太阳膀胱经、足厥阴肝经和足少阳胆经。足底的经络联系着人体的每一个神经，与手三阴、手三阳沟通，共同维持着人体气血的运动。如疏通经络，就可达到治疗脏腑病变的效果。

在整只脚上，大脑传送神经最密集的部位就是脚趾，用脚趾承担整个体重，不仅使脚趾得到重力按压，而且同时使涌泉穴得到挤压，这对大脑有非常好的激活作用。

人体所有的器官都与脚相连，5根脚趾上都有与脑相对部位的穴位，如大脚趾是肝、脾两经的通道，活动大脚趾，可舒肝健脾，增进食欲，对肝脾肿大有辅助功效。管脾胃的内庭穴在脚的第二趾和第三趾之间，活动二、三趾可以健脾益胃；第四趾属胆经，活动后可防止便秘。小脚趾属膀胱经，对改善便秘有助益。所以，行走运动时用脚趾抓地，不仅可以改善下肢气血循环，有效消除脚部疲劳，还对一些疾病有显著疗效。

一、行走运动的动作要领

（一）端正姿势

端正行走姿势，首先要集中思想，使心境处于平和状态，然后正直站立，双腿合拢，双脚呈"11"字形，两脚间保持一拳间隔；将身体的重心放在脚底，身体稍前倾，并将身体重心移至前脚掌，把意念集中在脚底的涌泉穴和脚趾上，行走时全身肌肉用力把身体向高拔起，两脚分别踩在两条平衡线上。

（二）行走时的动作

行走时脚与地面的接触要把重心放在前脚，每跨出一步，前脚都须按照后脚跟、脚心、脚趾的顺序着地。

1.意守呼吸就是要保持自然吸气，使呼吸频率在行走中自然形成。随着步伐的加快，呼吸频率也将愈来愈急促。

2.心境愉悦，面带微笑。微笑是放松身心的灵丹妙药。含笑行走，这会让人的感觉更好。

3.舌抵上腭

（1）沟通任督。舌抵上腭即舌头抵住上腭部位。中国传统养生学中认为这是沟通任督二脉的桥梁。中医学认为，督脉循脊而上，统督周身阳脉，为人体阳经之海；任脉沿腹正中线而下，总任一身阴脉，为人体阴经之海，任脉下起于会阴穴，上终于承浆穴（位于下颏唇沟的中点）；督脉下起于长强穴而上止于龈交穴（位于上唇系带与齿龈连接处）。舌抵上腭即可沟通任督二脉，使全身经络相互接通，脏腑调和，阴阳平衡。传统养生学认为常以舌抵上腭，即可疏通经络，调和气血，神清气爽，身强体健。

（2）生津止渴。舌抵上腭时，口中津液自生。中医学认为，唾液乃气血所化，是灌溉脏腑、滋润肌肤、流通百脉、补养后天之气的重要物质。现代医学研究发现，津液内含消化酶、溶菌酶、免疫球蛋白A、唾液腺激素等成分，具有助消化、抗菌消炎、解毒、调节脏腑功能、抗衰老等多种作用。

（3）身心调和。中医学认为，心乃"君主之官"、"五脏六腑之主宰"，而"舌为心之苗"，故舌抵上腭不仅有利于调心，而且对五脏六腑均有一定的调节作用。因此，常以舌抵上腭，可使人身心调和。

4. 昂首挺胸

（1）昂首。就是微微抬头，使头顶百会穴直冲天宫，也就是使百会穴与天宫成一条直线。头一抬，下颏微收，后颈就自然放松，头的位置就不会出现前倾、后仰、左歪、右斜等不正确的姿势。所以，百会朝天是衡量头的姿势摆得是否端正的要领。

（2）挺胸。即挺直腰杆。挺胸能使胸部自然地扩张开，两臂微向后收，背脊就会自然地伸直。走路时挺胸收腹提臀，就可以预防骨关节病。一挺胸、一收腹、一提臀，肩部和胯部就自然都往后移了。挺胸能扩大胸腔，激活胸腺，肺活量可增加20%~50%，吸氧多，身体组织所获得的氧气量也随之增多，有利于血液顺利输送。大脑是人体耗氧量最大的器官，挺胸能保证大脑供氧，使思维敏捷，记忆良好，从而避免脑衰。另外，当一个人获得较多氧气供应时，就能增强抗体功能和免疫力。

（3）挺胸能增强大脑的记忆力。人在行走时，全身经脉跟着一起动，有利于周身与大脑的气血流通。人的大脑所需的氧是全身需氧量的40%，其血液的需要量是其他器官的30倍，供给大脑的血液越多，人的思维记忆能力就发挥得越好。脑生理学也证明，体态挺拔，肌肉保持紧张，就能刺激大脑，促进大脑积极活动，增强脑的记忆力。

（4）挺胸能有效预防痴呆。人到老年，由于性激素水平降低，骨的生长减缓，钙盐沉积减少，骨质变得疏松，容易造成驼背缩胸，久之，易使人患老年痴呆症。而挺胸由于增加了肺活量，可使丰富的血液顺利输送到胸部，保证大脑所需的乙酰胆碱、卵磷脂等营养物质的供应，从而保持敏捷的思维、良好的记忆。

（5）昂首挺胸能有效防治颈椎病和腰椎病。行走时昂首挺胸，目视前方，双臂大幅摆动，有助于调整长期伏案的姿势，从而能有效防治颈椎与腰椎疾病。

（6）挺胸行走还能有效防止胸衰。挺直腰板，背部和臀部肌肉就会更有力量，这样走得就更快，燃烧的脂肪就更多。挺胸既能保持脊柱的正常生理曲度，减少脊柱的病变，使人显得精神焕发、充满朝气。

（7）抬头挺胸，可增强腹肌，舒展内脏，还能给自己增添自信。

（8）昂首挺胸最大的好处还在于产生一种积极的心理暗示：时刻注意修正身姿。

5. 收紧小腹。收紧小腹就是行走时有意识地将小腹微微内收。因为大多数人腹部的脂肪及肥肉积聚较多，使得小腹突出，骨盆前倾，如果走路时不紧缩小腹，不管走多少路，也无法刺激腹部肌肉，小腹也就难以缩小。另外，收紧小腹有助于挺胸和背脊伸直，小腹一收紧，胸就自然挺起来了。

6. 双臂摆动。行走时自然有力挥臂是为了平衡双腿的运动，摆臂不但可以走得更轻松，而且是增加行走速度及效果的关键。行走时，摆臂的正确姿势应是前后摆臂，首先要让小臂与上臂摆成直角，摆动幅度尽量大。摆动速度越快，步子也就越快，健身效果越好。向前摆臂时呈半握拳状，大拇指别超过下巴；向后摆时则以露出胳膊肘为宜；走得慢时摆臂幅度可小一些。

行走时摆动双臂并没有消耗能量，几乎不需要肩膀肌肉的扭动力。摆动手臂还能缓冲行走时的上下起伏。

从健身效果的角度看，甩开膀子大步走，更能充分活动僵硬的颈椎和肩膀，同时能大大增加运动量，让人走得更快，燃烧热量更多；此外还能增加肺活量，能更好地锻炼骨骼和肌肉。

7. 头、颈、脊柱呈直线。行走时头部和上身不能晃动，务必使头部保持在双肩、背部和胸部上方的中央，这不仅有助于延缓腰椎、颈椎和肩部发生病变，减轻腰腿部疼痛，同时还可降低脊柱的弧变。

　　大步快走是最佳的脊柱基本功能维系方法。快走时，需要脊柱自然维系生理曲度，椎旁肌肉处于紧张的工作状态，但负荷并不大，所以快走非常有益于脊柱和全身健康。但如果头部过于前倾或后仰，颈部和肩部的肌肉将会紧张，引起疲劳和肌肉痉挛。

　　8. 目视前方。目视前方就是视线向前看 15~18 米处，要尽量少看地面。头部端正，视线面对正前方的时候，颈椎会自然伸展，通往胸部的能量的流动才会顺畅。

　　9. 双肩平稳放松，微向后张。行走时如果肩膀拱起，则表明你正忍受压力；全身放松，肩膀自然下垂，可以有效摆脱压力。

　　10. 深呼吸。深呼吸为身体提供足够的氧气腹式呼吸是最好的呼吸方法。所谓腹式呼吸，就是吸气时尽量使腹部充盈，这样就可以最大限度地向肺部输送氧气。具体地说，吸气时向前行走 4~5 步，并鼓腹；呼气时用鼻孔把气徐徐呼出、并前行走 8~9 步，同时收紧小腹。

　　行走时正确的呼吸关系到能否为运动中的肌肉提供足够的氧气，以满足它们的需要。其实，我们当中有许多人在行走中并没有真正做到深呼吸。当我们在进行健走时，由于步速加快，呼吸就会变得深重，这时需要大量的氧气深入肺部。因为氧气只有深入肺部才能到达肺泡。呼吸太快、太浅，只能到达喉咙和支气管，而不能到达肺泡。

　　11. 步幅要大。健走时不要求速度很快，但步幅一定要迈得大，大步幅走起来，两腿肌肉用力就增大许多，加之双臂的有力摆动，可使髋关节、膝关节、踝关节、肘关节、肩关节部位的肌肉、韧带、肌腱更强健更富有弹性。所以，步子迈得越大，健身效果越明显（步幅就是行走时每一步的幅度，是指从后脚的大脚趾到前脚大脚趾的距离，步幅的大小一般以自身身高的 45% 为宜）。健走的速度每小时要求达到 5~8 公里。

　　12. 脚掌与地面的接触要紧密，且富有弹性。从脚跟到脚趾，交替着地。当前脚掌着地的时候用力后蹬，就像脚掌粘着口香糖。这样，腓肠肌、肌腱、臀肌就会参与其中。肌肉参与得越多，燃料燃烧得就越多。用这种方法行走，由于积极使用了全身肌肉，有助于减轻腰痛、肩痛并改善内脏功能。

　　13. 微卷尾骨。微卷尾骨是为了塑造一个最佳的人体角度，使精气聚于丹田。

微卷尾骨后，肛门会随之收紧，臀部也会自然地得到提升，这个时候就会气运丹田，保持骨盆的端正。骨盆保持端正，脊椎自然伸直，骨盆里消化器官和生殖器官的功能得到强化。

微卷尾骨方法很简单，只要轻轻地向上提臀即可。微卷尾骨、收紧肛门，位于腰后部的肾脏的水气会顺着脊椎一直上升到头部，像喷泉一样喷射。水气上升，头脑就会觉得清醒，充血的眼睛也会随之变得明亮，皮肤焕发光彩，心情变得舒畅，这一切都是因为微卷尾骨水升火降的结果。

14. 意念到脚，通经活络。我们正常行走只炼筋骨，而加意念行走则能通经活络。具体做法是：行走时自然放松、自然呼吸，把意念集中在前脚掌的涌泉穴和脚趾上，每走一步，都尽量向前挤压它，要感觉到脚心和脚趾切实着地，用意念去体悟每一呼一吸时与脚掌中间涌泉穴和脚趾相连。这种加意念行走不但可令呼吸深长、浊气下行、阳气上升、百脉通达，久行而不知疲，而且能起到强精、益髓、壮骨的作用。

美国《预防》杂志也载文建议，行走时把意念放在脚上，感觉脚跟到脚尖逐一踩踏地面，能起到转移注意力、放松精神的作用。

二、行走姿势决定健身效果

在现实生活中，我们走在马路上注意行人的走姿，少数人还算得上步履轻盈，更多的人行走时是毫无意识地走，每个人觉得怎么走着舒服就怎么走，但这种无意识的行走决定着每个人的生活质量。把行走当成是单纯的体位移动手段，还是健康手段？这一点对健身效果差别很大，如果希望走出健康来，一定要将注意力集中在走路上，时刻留意自己的走姿，这时就会很自然地抬头、挺胸、收腹、提臀，面带微笑，这样才能既走得精神，又可使锻炼效果倍增。

只有把行走当作健身运动，脚底才会不知不觉有能量产生，胳膊也会轻快地摆动起来；相反，如果是毫无想法，只是习惯性地、毫无意识地移动身体，比如行走时，步履蹒跚，上体左右摇晃或前后摆动，有的挺腹、弓腰、驼背、含胸，有的喜欢把两手反背在背后，有的把两手插在裤兜里低头无精打采地拖着脚斜着肩膀，其中有的走外八字的，有的行走时脚掌拖地……这些不正确的走姿，都不能使行走达到祛病强身和健美体形的效果。

如果行走时不挺胸，胸腔会受到挤压，肺活量就会降低，不仅容易形成驼背和弯腰，而且常因吸入空气少而发生心慌气短。身体长时间缺氧，往往引起心脏病和肺病。如果没有轻快矫健的步伐，养成慢腾腾地走路习惯，腿部肌肉得不到很好的锻炼，肌肉萎缩衰老，两腿就抬不起来了，不仅影响大脑正常的气血供应，还会造成肩膀和颈部僵硬，腰部负担过重，甚至股关节都会变得僵硬。

行走如行车，歪轮行车不可能走正，走八字步对健康有百害而无一利。"外八字"有碍阳经，使肝、肾脏血流不畅；"内八字"则影响胆、胃和膀胱的经络。而这些经络均在脊柱的周围，经络一旦受阻，就会导致血液循环及脑脊液的流动不畅。在这种状态下，步行的时间越长，越会感到头痛、疲劳，甚至连大腿都会感到疼痛，严重时甚至会抽筋；脚掌拖地，容易造成关节、肌肉、足弓的劳损。

行走的正确姿势体现了一种健康文化，要想获得身体和心理的健康，首要的就是努力按照正确的姿势去走。由于行走方法不同，行走的对象不同，行走目的也不尽一致。因此，对行走运动的动作和姿势要求，也不可能完全相同。上面重点讨论的是以健走运动为代表的行走动作和姿势要求，其他散步等行走姿势，总体上都可参照采用。

三、有氧健身常规行走的种类

常规行走俗称"散步"。"散步"或行走的速度又可分为"自在逍遥步""慢步行走""中速行走"和"健走"等4种，其中以健走的健身效果最佳，健走也是本节讨论的重点。

不同的行走方法，其基本的区别在于行走速度不同。行走的步幅，以东方人的步幅计算，一般男性为75厘米，女性为65厘米。行走运动的速度则因年龄、身体状况、运动目的各异而采取不同的步速。

（一）自在逍遥走

这种步伐是指行走时步履轻松、步态从容、情志和畅、心情愉悦、且走且停、时快时慢，有时仰天长啸、有时凝神沉思而不计步速的逍遥步伐。这种步伐最适合文人墨客在山之崖、海之滨、花红草绿的庭院、曲径通幽的小道作沉思遐想的漫步。这种自由自在的逍遥步的最大优点，便是使你头脑保持宁静清新，这有助于提高智力，增强大脑各部件之间的联系，延缓与衰老有关的脑功能下降，甚至提高逻辑思维能力，强化思考力和创造力，可以使人思如泉涌，想出很多的新点子，解决很多难题，甚至萌发出造福人类的伟大构想。

（二）慢步行走

指步履缓慢、步伐稳健、身心轻松、态度安详所持的行走步伐，每分钟行走 60~70 步。这种行走速度适合于年老体弱及病中和病愈后需调摄活动的人采用。它的好处是可以消除疲劳，稳定情绪，并能强化胃肠功能，帮助消化。

慢步行走也适宜于行走前的热身运动和行走后的放松运动。

（三）中速行走

这是指行走速度较"慢步行走"稍快，步行时不疾不徐、步态从容，男性每分钟走 80~90 步，女性每分钟走 70~80 步左右的速度。这种行走速度适合于刚开始从事行走运动的人，1~3 个月之内，为充实体能或是处于亚健康状态体力较弱以及长距离健身者采用。它的优点是，可使形劳而体不倦，达到气血调和，百脉畅通而不气喘的效果。

以上行走方法，一般比较适合老年人和体弱多病者和轻度慢性病患者，也可作休闲散步之用。

（四）健走

健走俗称"大步快走""健步走""耐力行走"等。健走是一种步幅较大、速度较快、运动量稍大，可使身体处于有氧的状态，是标准的有氧运动，它最具有中轻度运动的特点。

健走是一项以促进身心健康为目的，具有增强人体内氧气的吸收、输送和利用的耐久性运动；健走又是集身体耐力训练（主要是心肺功能）、力量训练（主要是肌肉功能）、柔韧性训练（主要是各器官的协调性）、速度训练（主要是反应性）为一体的一项科学性很强的行走运动。

健走运动让人的血液流动加快，呼吸畅通，肌肉强壮，心境愉悦。健走运动适合于青少年、中年和低龄健康老年人。

健走运动由于步幅大、前后挥臂有力，调动了全身 200 块骨头和 60 条肌肉；健走时能使呼吸加深加快，全身血液流动加速，更多的血液会输送到脑部，带进更多的氧和葡萄糖，可以增强脑功能；经常健走可使生命时钟回拨 20 年，可使老年人的肌肉量恢复到年轻时代的 80%。

科学研究证实，对于大多数人而言，要想有效增进健康，把行走作为一项最佳的健身运动，就要达到能增强全身耐力所必需的运动强度。具体地说，行走运动要达到健身的目的，只要按照动作要求，达到一定的时间（30~60 分钟）、速度（120 步以上 / 分钟）、运动强度（5~6 公里 / 小时，每周不低于 5 次，一个周期 3~6 个月）才会使调节身体状态的"阀门"充分打开。

健走运动的作用：

健走能极大地增强双腿的功能，当把后腿用力蹬、前腿往前抬的过程中，能调动全身 50% 的腿部肌肉、50% 的血液、50% 的血管、50% 的神经，同时，通过健走的强度，按摩肝、胆、脾、胃、膀胱、肾经 6 大经络，把手摆动起来，又可调动手上的 6 大经络。同时会把血液挤回心脏，心肺功能随之得到加强。

健走可以提高心肌收缩力，改善冠状动脉粥样硬化，同时降低血压、调节血脂、调控血糖。

健走防止脑萎缩。美国一项研究发现，老年人每周 3 次健走，可提高记忆力，增大负责记忆形成的大脑海马区，延迟甚至逆转老年人脑萎缩风险。

这项研究的负责人指出，老年人的大脑是可以改变的，更惊人的是，为期一年中等强度锻炼不仅会缓解脑萎缩，而且可以逆转脑萎缩。大脑海马区增大最多的老年人，其大脑神经营养因子（与大脑健康密切相关的血液生长因子）水平也相对更高，健走可促进神经生成，或者促进神经干细胞转化为成熟地发挥作用的神经元。

健走锻炼不仅有助于防止一般的智力减退，而且可以预防的老年痴呆症。哈佛大学一项研究发现，中老年女性每天快走 45 分钟至 1 小时，其中风概率可降低 40%。美国匹兹堡大学一项长期调查显示，平时走路多的人，前脑、后脑以及海马区的灰白质体积均更大，罹患认知障碍症的比率更低。

健走可以延寿。美国哈佛大学医学院的专家对 53~90 岁之间的男性进行的一项调查表明，保持每天进行 30 分钟健走的男性寿命可延长 10 年，而且可以使患阳痿的概率降低 15%～20%。

随着年龄的增长，人的走路频率会逐渐下降，步频也会变小。因此，60 岁以上的年轻老人练健走时可根据体质适当放缓步伐。

（五）雨中、雨后行走

在有氧健身行走运动中，我们还不可忽视雨中行走。因为它对健身有独突的作用。

这在我国目前还不很流行，但欧美一些国家的健身爱好者非常喜爱雨中散步。在霏霏细雨中散步，不仅可以享受到一种别样的闲情逸趣，而且会令你有一种清新、舒畅和愉悦的感觉，非常利于身心健康。

让霏霏细雨飘洒在颜面、肌肤上，犹如一种轻柔的按摩，更能提高机体对大自然的适应能力。

霏霏细雨不仅可以洗涤空气中的尘埃，使其不带辐射、不再污浊，污浊的空气得到净化，树木更青，花草更绿、更艳，路面更洁，使人神清气爽。

雨前阳光照射和细雨飘洒后，空气中会产生大量享有"空气维生素"美誉的负离子。这种负离子可以使人心旷神怡、精神振奋、松弛神经，促进人体新陈代谢，改善呼吸功能，增强体质，同时还有助于降低血压，预防神经衰弱，并且有抑制癌细胞在体内生长的功能。雨中行走还有调节神经、排解郁闷的作用，可使大脑由紧张趋于平静。

细雨从空中徐徐飘下，具有滋润皮肤和美容的效果。

在霏霏细雨中行走、逛街或散步，还是一种极好的健脑运动。

雨中散步是天然的冷水浴，能够锻炼和增强机体对外界寒冷的适应能力。

雨中行走，由于空气湿度增高，人体通过与湿润空气的呼吸交换，对喉咙有湿润的作用，减少空气中的细菌和灰尘的吸入。在夏天，雨中行走比在高温下行走要舒服得多，而且还可以防止中暑。

雨后散步可强肺。夏秋季的一场场雷雨，不仅给人们带来一片凉意，空气也焕然一新。首先，雷电产生的瞬间，空气中的氧发生电离作用，释放出带负电荷的氧离子，其浓度是晴天时的几十倍到几百倍。这种环境可以使血液得到净化，改善呼吸功能，消除正电荷对呼吸道的刺激，人的紧张情绪也随之得到缓解，精神轻松愉快。

雨后散步是空气疗法中一种效果显著的方法，因为雨后阳光的照射，会使空气中产生大量的有利于人体健康的负离子，而散步本身又有利于吸收新鲜空气，从而提高肺功能。

四、功能性健身走

功能性健身行走是针对某种健康上的问题进行有针对性的行走锻炼方法，可起到常规行走难以替代的作用。

生命在于运动，生命还应按照人体的自然需要去运动。因为人体的各种功能需要不断而且应该是合理的和适度的运动。人们常规的行走，使肌肉、骨骼、经脉得到运用和滋养，而无关部位却得不到运用，或运用得很不充分，致使一些部位的气血运行、神经脉冲经常处于低水平状态，久而久之，我们的身体就会出现不平衡状态。

所幸的是，古往今来行走健身方法多种多样，下面介绍几种最佳的健身形式各异的行走方法。每个人可以根据自己的身体强弱状态和爱好有针对性地选择一种或若干种非常规行走方法，就能对我们常规行走中机体运动不到的部位起"有的放矢"和"拾遗补缺"的效果。

（一）击掌（拍手）行走，防治多种慢性病

击掌疗法实为全息疗法，根据手掌反射区图显示，人共有正经 12 条，手上就有 6 条，脾胃二经的反射区在大拇指；肝胆经的反射区在食指；心与小肠经的反射区在中指；肺与大肠经的反射区在无名指；肾与膀胱经的反射区在小指；五脏的反射区则分布在手掌上，全身多部位的反射区，在手掌上都有分布。

击掌行走就是通过刺激双手手掌的经络穴位和手部反射区，达到疏通经络，

振荡气脉，带动 12 经脉和奇经八脉（含任督二脉）的气血循环，从而提高人体免疫功能，把身上的阴寒和污秽之气从 10 个手指的尖端排出去。

拍击手掌强化神经系统和循环功能。手与心脑有密切关系，拍手能益智健脑，增强记忆力，提高思维能力；击掌行走能预防动脉硬化、高血压、冠心病、老年痴呆症、末梢神经炎、手脚麻木痉挛、脑血栓后遗症、失眠、冻疮、上肢关节炎、便秘、更年期综合征等多种常见病，此外还能消除疲劳。

标准的击掌疗法是将双手屈曲举起，十指张开，手指高度不超过鼻孔，两手的手掌劳宫穴相对，两手掌拉开距离略宽于肩，手指对手指用力拍击。这种击掌方法叫作"实心掌击法"，优点是拍击面完整，刺激量大，祛病强身的效果极佳。

击掌时注意意念要集中于脚底的涌泉穴，并用意念将全身的病灶通过涌泉穴排出体外。

击掌时不仅可边走边击，也可站着击掌，还可以原地踏步击掌。特别要强调的是，老年人体弱两脚无力，练击掌疗法时，最好一边走一边击，或一边踏步一边击，坐着击掌因两脚不动，气血灌注两手过多，双脚会更加无力，所以一般不提倡。

通常，每天清晨拍 5 分钟，就可以激发全天的活力。若想尽快治好难缠的疾病，必须每天抽出至少半小时，用力击掌，不要怕痛，效果才好。击掌时间不宜在饭后立即进行。

（二）拍打行走，固本扶正

时下，拍打行走非常流行。拍打行走是一种简易的复合式健身法，在行走过程中，利用两臂自然摆动，手掌拍打头、颈椎、肩、胸、胳膊、腹、腰、后背、大腿等各个部位，能起到按摩穴位的作用，是一种极佳的保健方法。

边走边拍打，会使全身感到轻松，精神倍增，动作灵敏，头脑清醒。传统中医认为：拍打行走对强筋壮骨、发达肌肉、活动关节、加速血液循环、增强内脏功能和代谢的作用非常明显；拍打行走还有舒筋活络、缓解紧张、消除疲劳、安神养心的作用；拍打行走还可用于辅助治疗中风后遗症、冠心病、动脉硬化、肺气肿、肺心病、肌肉发育不良、骨质增生、腹胀、消化不良、便秘等疾病。此外，拍打行走还能提高机体的免疫力，起到强身健体的作用。

拍打行走的要领：行走时以中等步速（每分钟 80~90 步），将左右手的五指并拢成半弧形，然后适当用力，有节奏地拍打全身。拍打的顺序是由上而下，再由下而上，由前到后，循环往复，只要是手掌能触及的部位尽可能都拍打到。

拍打的部位：头部先用左手掌拍打脑门、头顶、后脑勺各 8 次，而后再用右手掌拍打脑门、头顶、后脑勺 8 次。拍打时着力要均匀、轻柔，可预防缓解神经衰弱、失眠、头晕、头痛、脑供血不足、视物模糊等。耳朵及面颊用双手五指并拢成半弧形，轻轻用力拍打两耳 8 次，接着轻轻拍打面部双颊 8 次，反复拍打 3 遍，可预防耳鸣、耳背、面部皱纹增多。

拍打力度。拍打要有一定的力度，没有力度的拍打起不到任何作用，力度以个人感觉能接受为宜。

拍打行走的注意事项：一要注意节奏，与行走步伐一致起来；二要先轻后重，先慢后快，均匀用力，快慢适中；三要保持自然姿势，全身要尽量放松；四要呼吸平稳，排除杂念，让大脑安静下来；五是不能穿过厚的衣物，以免影响拍打效果。

（三）摩腹行走，减肥助消化

摩腹行走对健康非常有益。据研究，其健身效果比单一行走的健身效果高 6~10 倍，对提高人体的免疫功能、减少腹部的赘肉效果明显。

传统中医认为，摩腹能安五脏，暖中气，促进消化，有效防治肠胃病，加速血液循环，减肥效果明显，对防治妇女痛经也很有效，还能提高性功能。

摩腹行走的要领：行走时，将两手掌重叠放于肚脐部位，双手绕着肚脐周围，先顺时针旋转按摩 60 圈，再逆时针旋转按摩 60 圈，以此顺、逆交换。按摩时要控制好力度，开始轻柔一点，逐渐加大力度，以肚脐周围感到微热、微疼为宜。

摩腹行走的时间：一般不应少于 30 分钟，开始摩腹 6 分钟即可。以后可以适当增加摩腹次数和摩腹时间。

摩腹的速度：以 1 分钟 20 圈为宜。按摩的速度因人而异，可快可慢，只要感到舒适即可。

摩腹行走注意事项：一要注意协调，走路的速度如果太快，双手很难配合走路的节律，要防止出现身体摇晃，避免摔倒；二要注意呼吸节奏，按摩时，双手用力要均匀，减少对腹部的压力，以免影响呼吸；三要着装宽松，以不影响按摩效果为宜。

（四）赤足行走，祛病强身

赤足行走使脚踏实地是一项非常有益于健康的锻炼方法。据医学专家研究，足部以及下肢的一些疾病，例如，筋膜炎、骨劳损、胫骨断裂、压缩性骨折、退行性关节炎、足跟骨刺，以及腰椎椎体和椎间盘病患等，均与常年穿鞋行，极少有机会赤足行走有一定关系。现代人的穿戴，很多都是化学成分的材质，犹如用一种绝缘体将人体包住。如果再穿胶底鞋，人体积存的静电就无法传导给大地，影响人体内分泌的平衡，干扰人的情绪，造成失眠、烦躁等症状。如果赤足行走，不仅可刺激足底穴位，而且能驱除体内积存过多的静电，这也是一种极好的健脑方法。赤脚行走，能促使脚底肌肉、筋膜、韧带、穴位、神经末梢更多地接触泥土、草地和各种凹凸不平的路面，促使脚底的各个敏感区受到刺激，使神经末梢的敏感区增强，迅速把信息传入内脏器官和大脑皮质，调节自主神经（植物神经）和内分泌系统，让人更聪明，形体更健美，其作用远远超过足底按摩。此外，双脚裸露在新鲜空气和阳光中，有利于足部汗液的分泌和蒸发，能有效增强神经末梢血液循环，提高抵抗力和耐寒力，预防腹泻和感冒等症。

赤足行走，延年益寿。人的足部血液循环的好坏直接影响脑部的血液循环。赤足行走不但能增强足底肌肉和韧带的力量，还能提高踝关节的柔韧性，改善足跟部位的肌骨结构，预防足跟骨刺和足部骨骼变形。

赤脚行走，足底反射区会受到地面的刺激，通过经络传入大脑，协调器官功能，起到舒肝健脾、增进食欲、行气利胆、温肾固表，从而使脏气充足，精力充沛、预防早衰、延年益寿。

赤足行走，释放静电，令人神清气爽。城市人不可避免地遭到诸如家电、化纤衣物、地毯、塑胶、钢筋水泥、地板、药物、电磁波等有害健康的正离子的侵害，足底众多穴位是释放正离子功能最强的地方。自然界是负离子的集合体，如能摆脱化纤鞋的束缚，养成赤脚在大地上散步，可获得意想不到的健身效果。

赤足行走，预防抑郁。据研究，赤足行走由于足底的穴位得到按摩，不仅能提高身体的各项功能，加快常见病的康复，而且还可以减轻抑郁。

赤足行走，缓解膝关节炎。最新研究显示，对于膝关节炎患者来说，穿鞋行走会增加膝关节和髋关节的负担，而脚踏实地走路，能缓解膝关节炎。有研究指出，下半身的关节炎基本上是由"异常的生物力"造成的。

赤足行走可根据实际条件在泥土、草地、海滩、沙滩、沙地、鹅卵石或人工路面上行走。

赤足行走宜在阳光充足的环境中行走，速度不宜过快。

（五）赤足走鹅（鸽）卵石，胜过脚底按摩

踩石健身在我国已经流传了几千年。数千年来，我们的先辈几乎天天赤足走路，赤足舞蹈，在凹凸不平的山野奔跑，双足不时踩在石子上，先辈们慢慢发现踩石对足部密集的穴位有刺激按摩作用，能产生奇特的健身效果。于是，赤足踩石健身一直流传至今。它不仅在我国成了民众喜爱的健身项目，在日本也受到众多健身爱好者的青睐，并已广泛流传到美国等 30 多个西方国家。

科学研究证实，脚心的涌泉穴是全身病气的排出口，光着脚板踩石子，其治病健身的作用远远超过按摩穴位。

1. 走踩鹅（鸽）卵石的动作要求

走踩鹅卵石步子应迈得大而快，步距最好达 50~70 厘米，15~20 分钟走完 1 公里。迈步时脚跟先着地，步姿要雄健有力，身体重心由脚后跟转移到脚心、脚趾，再迈第二步，迈步时要用力向前伸腿；手臂要随迈出的步伐前后自然摆动，肘部弯曲，尽量贴近身体，挺胸收腹。

鸽卵石这里指的是一种如鸽蛋般大小的卵石，近年来有的公园和小区的通道上铺有这种卵石。在这种小而尖的卵石铺成的通道上，赤脚大步行走时，会把脚底硌得很痛，因此，只宜慢步走或踩着走。踩踏时间长了，脚底的适应能力提高后，步子就可稍大一些。

走踩鸽卵石步法可灵活多样，可向前走一会儿、再倒着走一会儿；可向前小步跑一会儿、再向后退着小跑一会儿；也可向左走一会儿，再向右走一会儿，等等，随个人喜好随意变换走法。

在鸽卵石上踩踏行走，迈出的脚步虽小，但它对全脚掌的刺激更强烈，因而健身效果也远比走鹅卵石大。

2. 走踩卵石的健身作用

（1）使人变得健美。走踩卵石通过刺激足底的穴位，使交感神经和副交感神经保持或恢复平衡，使经络和全身血液通畅，在踩石时会感到一股热流源源向全身喷射，使人身心产生一种轻快、舒适的感觉，不但使肌肉变得富有弹性，体态也会逐渐变得健康、优美。

（2）健身效果胜足疗。走踩卵石不仅对防治脑供血不足、高血压、慢性胃炎、气虚无力、失眠、腰痛等有着非常明显的疗效，而且对预防感冒、消除疲劳、增进食欲、增强身体灵敏度等也都有很大的作用。

中医理论认为，足底是人体精气之源，按摩足底可以激活人体内的阴阳二气，促进人体气血运行，上下贯通，平衡阴阳，温煦脏腑，预防多种疾病。

踩石健身的效果大大超过足疗，它不需考虑按摩的部位和力度，你只需在石子上走动，足部的各个穴位都能受到刺激。当你100多斤的体重完全压在一脚上和石子亲密接触的时候，其力度是任何一个足疗师都难以达到的。

（3）降压功效。据美国科学家的研究，每天走踩鹅卵石半小时，4个月后，血压会显著下降，身体的平衡能力和动作的协调性也会提高。

3. 走踩卵石时应注意的事项

（1）循序渐进。开始走鹅卵石时，迈出的步伐应小一点，但速度应稍快，走步的时间短一点，以免出现足部疼痛，待锻炼一段时间逐步适应后，再慢慢加大步伐，并适当延长锻炼时间。踩鸽卵石时，由于石子小而尖，开始宜缓慢地前后、左右移步，待适应后再以小步走踩。

（2）把握运动强度。60岁上下的中老年人，每天走鹅卵石以1公里左右为宜，行走后，可用心率来衡量是否超负荷，只要心率每分钟在130次以下，又不感到心慌气短，就是比较适合的运动量。

（3）老年人不宜久走卵石路。老年人长时间走卵石路，不但起不到健身作用，还可能损伤关节。因为老年人一般都不同程度地骨关节退行性病变和骨质疏松，关节面已不如年轻时光滑，如果在高低不平的卵石路上走踩时间太久，反而会加剧磨损，造成膝关节肿块和疼痛。因此，老年人走踩卵石健身的时间应以 15 分钟左右为宜。

（4）糖尿病患者不宜走踩卵石锻炼。由于走踩卵石是通过直接刺激足底穴位而健身的方法，糖尿病患者尤其是老年糖尿病患者，特别是病程长的患者，多有末梢神经病变、下肢动脉供血不足、双脚对外界刺激不敏感等特点。凹凸不平的卵石路面容易损害脚掌，可能因足部皮肤破损、感染而导致慢性溃疡。

（六）倒走防治多种疾病

从现代体育科学观点看，倒走（退着走）是一种非常适合中老年人健身的方法，它可以刺激不常运动的肌肉，使腰脊肌、膝关节周围的肌肉和韧带以及股四头肌得到锻炼，使血液环境和机体处于一种平衡状态。

倒走，是目前国际上积极推行的一种治疗腰椎疾病的主要疗法，人在向前走时人体躯干部分是略向前倾的，倒走正好相反，这样可使腿、臀、腰得到功能性的锻炼。腰部病患，大多是腰肌、臀肌特别是外旋肌发生劳损所致，而倒走时，每当足跟抬起向后退步，由于骨盆倾斜方向和向前走正好相反，这样不仅增加了大腿后肌群和腰背部肌群的力量，而且增强了腰椎的稳定性及灵活性。同时，倒走时腰部肌肉有节奏地收缩和舒张，可使腰部血液循环得以改善，有助于腰部组织新陈代谢水平的提高，从而可使腰部韧带的弹性增强，使骨骼、肌肉、韧带的功能得到恢复，致使腰椎疼痛减轻甚至消失。

1. 倒走防治多种疾病

（1）倒行练双腿。民间谚语曰："若要腿不废，走路往后退。"倒走时，双腿用力挺直，膝盖不能弯曲，从而增加了膝关节和股肌承受重力的强度，可使膝关节周围的肌肉、韧带和股肌都得到锻炼。倒走时脚尖虚着地，主要着力于踝关节和足跟骨，所以这些相应组织部位的机能都能得到很好的锻炼。

（2）倒走防治驼背。随着年龄的增长，人的脊柱会逐渐退化，向前弯曲，同时椎体骨质变得疏松，则更加速了脊柱的弯曲程度。此外，有些老人在走路时有含胸的习惯，也会导致驼背。对中老年人而言，脊柱发生畸形以后，会影响心肺的正常功能，影响自身的运动能力，造成行动迟缓，甚至稍微一活动就会感到气喘、气急。倒走运动是防治驼背的一种方法，倒走时，要挺直腰身，或略向后仰，这样脊椎和腰背部肌肉将承受比平时更大的重力和运动力，会使脊椎和腰背部肌肉得到充分活动；同时，腰背肌肉还会保持有节奏的收缩和松弛，有利于气血调畅，从而有效防治驼背，并缓解因驼背带来的各种不适症状。

（3）倒走预防脑萎缩。人在倒走时，改变了脑神经支配运动的定式，强化了脑的功能活动，因而能有效预防脑萎缩。

（4）倒走时，以每次倒退百步为宜，同时做扩胸运动，以提高摄氧量，进一步提高对脑细胞的供氧量。

（5）倒走使膝部的肌肉和韧带得到锻炼，增加膝关节的承受力，提高身体的柔韧度。

（6）倒走祛头痛。长期坚持倒走，可使某些"内伤"性头痛痊愈。但需注意的是：首先，患者可在固定时间（如清晨或晚间）或在头痛发作时进行倒走锻炼；其次，倒走时，患者应保持心态宁静，全身放松，双手自然下垂或向后互握，然后成直线倒走或倒着小跑，但速度不宜太快，动作不宜过于激烈。这样在二三十分钟后，头痛症状即可轻减或消失。倒走对头晕或头胀患者同样有效。

（7）倒走治小腿抽筋。人到中年后，容易出现腿脚无力、不灵便的问题，特别是冬天，晚上睡觉会小腿肚子发凉、抽筋。倒走加甩腿不但可以有效缓解小腿发凉、抽筋的症状，还可使双腿变得灵活，步履轻快。

倒走加甩腿治疗小腿抽筋的方法很简单。每天早晚，选一空气新鲜、宽阔平坦、行人较少的空地，倒走 20 分钟左右，然后一手扶固定物或扶墙，前后甩动小腿。向前甩动小腿时，脚尖向上翘起；向后甩时，脚尖向后。两条腿轮流甩动各 100 至 200 次。甩腿时要注意将腿伸直。

（8）倒走益于血液循环。倒走有利于静脉血液由末梢向近心脏方向回流。另外，倒走时，改变了脑神经支配运动的定式，强化了脑的功能活动，可预防因废用而引起的脑萎缩。

（9）倒走最减肥。倒走，由于增加了行走动作的难度，使人消耗更多的氧气和热量。有研究表明，倒走比正常行走的氧气消耗高 31%，心跳快 15%，血液中的乳酸含量也偏高。因此，倒走是减肥运动中最经济、收效最大的健身方法。

（10）倒走有增加肌力和肌肉健美的作用，还可锻炼大脑。

2. 倒走的动作要领

上体自然直立，脚尖先着地，挺胸收腹，两眼平视正前方。

右脚支撑，左腿屈膝后摆下落，脚趾先着地后过渡到全脚掌着地，身体重心随之移至左腿，右腿屈膝后摆下落，前脚趾先着地后到全脚掌着地，双臂协同双腿自然摆动。

倒走时腿要尽量往后伸，身体重心也要随之下降。

倒走时，将双手手背放在腰背命门穴，缓步后退，如此退一会儿，再正走一会儿，这样一前一后交替进行即可。另一种方法是：双手叉腰，拇指向后，其余四指向前，掌心对准命门穴，退行时尽量把腿提高、挺胸、抬头、双目平视。

倒走的步幅一般为 1~2 脚长。倒走的速度每分钟不超过 80 步，中老年人一般应为 60 步，而后逐步加快步频和步长，每天坚持走 10~20 分钟。对减肥者也可采用倒走和倒跑交替进行来提高运动负荷，以消耗更多的氧气和能量。

倒走时要收腹。倒走时一定要收腹，大腿后面的肌肉要用力，以使骨盆保持正常位置。

心脏不好别倒走。倒走不适合患有高血压、高血脂、冠心病等心脑血管疾病的老年患者。

（七）走"螃蟹步"，缓解腰腿痛

现代社会，人们久坐变得愈来愈多。久坐使腰腹部血液循环严重受阻，导致腰椎受压、脊柱前凸、颈椎强直，极易导致诸如颈腰肌劳损、增生（肥大）性脊柱炎、糖尿病及肥胖症等。

走"螃蟹步"可以有效挤压腹部血液，促进静脉回流。另外，患膝关节骨性关节炎是中老年人常见病，对此类患者，经常侧身行走，对膝关节有保护作用，同时可减少或避免对已经患上骨性关节炎的部位造成直接刺激。除膝关节、骨性关节炎外，患腰椎间盘突出症、腰椎管狭窄症的中老人也适宜走"螃蟹步"。

所谓"螃蟹步"，就是像螃蟹那样横着走。横走前，人体处于稍下蹲姿势，双脚脚跟向外呈 45 度展开，同时慢慢吸气，膝盖向脚尖方向慢慢移动，然后一边吐气，一边横着迈步，迈一大步约用 5 秒钟时间。

医学科学研究表明，人在下蹲时，身体两个最大的关节——膝关节和髋关节折叠到最大限度，各关节几乎不承受身体重量。走"螃蟹步"有类似"下蹲健身法"的效果。

由于走"螃蟹步"较费力，高龄老人及有心脑血管病的人不宜走过长时间，以每次 3~5 分钟为宜。走"螃蟹步"时宜穿柔软的运动鞋或布鞋。

（八）混合行走，高效健身

混合行走是一种高效、科学的行走健身法，健身效果最好。

现代城市人的生活节奏快，健身时间少，用混合走的健身方式费时少，但健身效果大，能让平时运用较少的肌肉、韧带等得到锻炼。

混合走就是在直行快速走的过程中，在有限的时间内，适时加入倒走、拍击走、摩腹走，从而达到全面锻炼身体各器官的作用。

1.混合走的顺序和方式

以快速直行为始，待呼吸调整均匀，身体各器官适应后再开始混合走。混合走的顺序以拍击行走、倒走、摩腹走为主，摩腹走结束后，再进行直行快走，如此往复。混合走时间如设定为 1 小时，那么每一种走法时间均为 10 分钟。最后进行放松运动，使身体恢复到正常状态。

2.行走时间

混合走的总时间一般要在 50 分钟以上才能达到理想的健身效果。

3.步速

直行的步速应在每分钟 130 步以上，拍击走的步速应控制在每分钟 100 步左右，倒行的步速要根据道路的情况而定，摩腹走的步速应控制在每分钟 110 步左右。但步速需根据行走者的健康状况适当加快或放慢。

这里需提出的是，混合走不一定是五种组合，二、三、四种都可以。

（九）走跑交替法

走跑交替方法开始时一般以每分钟走跑各 50 米，运动时间不少于 10 分钟。两周后可增加为走跑各 100 米交替进行，运动时间也应相应延长为 20~30 分钟。

每分钟的平均速度可因体质的增强而逐步加快，但即使是一个健康的中年人，其最快的平均速度也不应超过每分钟 200 米。一般一天走跑一次，每次走跑距离不少于 3000 米。

走或跑时，都要注意身体的相关动作和姿势。正确的姿势是整个上体略向前倾，稍微收腹挺胸，头抬直，双目平视前方，前后摆臂。在摆臂的时候，左右不能超过身体中线；向前摆臂时呈半握拳状，大拇指别超过下巴；向后摆时则以露出胳膊肘为宜；臂膀向后摆时可露出手腕，与下肢同速度地做前后摆动，跑时脚掌先着地，呼吸要自然。

（十）男人走"猫步"可强肾

追求"性福"是男性的共同追求。其实，走猫步有助于解决这个问题。

据专家介绍，模特在 T 型台上的"猫步"是有着增强性功能作用的"健美步"。

模特在 T 型台上的"猫步"，其特点是双脚脚掌呈"1"字形走在一条线上。走"猫步"的时候，除了能增强体质，缓解心理压力外，由于需要一定幅度的扭胯，对人体会阴部能起到一定程度的挤压和按摩作用。

人体会阴部有个会阴穴，中医认为，会阴穴属任脉，是任、督二脉的交汇之点。按压此穴不仅有利于泌尿系统的保健，而且有利于整个机体的祛病强身。

男性每天抽出一定时间走走"猫步"，能补肾填精，增强性功能。

扭胯不但可以使阴部肌肉保持张力，还能改善盆腔的血液循环，对男性来说，能预防和减轻前列腺炎的症状，对女性则可以减轻盆腔的充血，缓解腹部下坠和疼痛感。

此外，每天做做收腹提肛也是提高性功能的好方法之一，对耻骨尾骨肌的锻炼非常有效。

（十一）古老的"禹步"更强身

1. "禹步"的起源

所谓"禹步"是指 4000 多年前大禹治水时在山川河谷行走时所走的步伐（大禹，姒姓，亦称夏禹、戎禹。鲧之子，原为夏后氏部落领袖，奉舜帝治理洪水。

据后人记载，他领导人民疏通江河，兴修沟渠，发展农业。在治水的十三年中，三过家门而不入。后因治水有功，被舜选为继承人，舜死后担任部落联盟领袖。其子启建立了中国历史上第一个奴隶制王朝，即夏代）。在中国奴隶制社会前，人类在尚未使用车马代步的条件下，大禹为治水靠自己的双脚踏遍天下山川河谷而不倦。据古籍记载，大禹之所以长年奔波而不疲，是因为他在治理水患的行程中，创造了一种独特的行走步法，后人称之为"禹步"。太极拳也是从"禹步"发展而来的。

2. 与天地合动是"禹步"的特性

据古籍记载，"禹步"每走一步都与天地接轨，在行者意念中，要随地球自转之脉一起慢慢转动，从而置行者与天地在合动中。正由于如此，后来巫师道士做法时也采用这种步法。《法言·重黎》云："昔者姒氏治水土，而巫步多禹。"李轨注曰："禹治水土，涉山川，病足，故行坡也……而俗巫多效禹步。"

3. 禹步的走姿

一要"守一执中"。所谓"守一执中"，就是要求行走时昂首挺胸，头顶百会穴与天宫呈一垂直线，也就是百会朝天，这样头部就不会前倾、后仰、左歪、右斜了。

二是要伸颈、收颏，头、颈、脊柱呈一条直线，两耳垂直与肩齐，顺耳直下两胯中，下至"涌泉"。此为走"禹步"的首要。这里所指的"涌泉"，其位置不是现代医书中所称的前脚心。据古籍记载，"涌泉"位于脚跟与脚掌连接线的中心点。关于"涌泉"在脚部所处的位置，迄今为止，在国内外的所有医书中，本书是遵古籍首次披露。

三是走"禹步"时，双脚脚掌各呈"1"字形，走在一条直线上，脚尖略向内收，两手自然向左右轻轻摆动，以此带动小幅度的扭胯动作（类似当今走猫步）。

四是走"禹步"时，脚掌心要略向上提，这样能使膝关节减少磨损。

4. 走"禹步"的强身功效

（1）由于走"禹步"时形成一定幅度的扭胯，使人体会阴部得到相当程度的挤压和按摩作用，从而不仅能使会阴部的肌肉保持张力，而且能改善盆腔的血液循环，这对男性来说，能有效预防和减轻前列腺炎的症状，对女性则可减轻盆腔的充血，缓解腹部下坠和疼痛感。

（2）走"禹步"时，由于脚心略上弓，可以大大减轻膝关节、踝关节的承受力，增加行走的持久性和耐力。

（3）走"禹步"的最大功效是强肾、健脾、延年益寿。走"禹步"是中老年人强身健体的最佳方法。

五、不同年龄段的锻炼方法

儿童运动玩耍跟吃饭一样重要。

运动的益处远不止增强孩子的体质。孩子在运动玩耍中，要完成许多与大脑和思维相关的活动：诸如掌握平衡、控制情绪、协调争议、组织安排等，这有助于提高儿童大脑的反应速度，加深对事物的感知认识，增强语言表达能力与想象创造力。儿童必须先学会自由地使用身体，生命力才能得以释放，进而发展智能。如果身体受到束缚，就会导致心理上的畏缩，让孩子变得胆小、懦弱。

对孩子来说，运动玩耍就是学习，玩不好，就学不好，家长应该像对待孩子一日三餐那样认真带孩子一起玩乐游戏。

（一）婴幼儿的早期健康训练

让婴幼儿早期进行适当运动，不仅可以锻炼婴幼儿的肌体，也能促使婴幼儿智力的迅速发育。

刚出生的宝宝如何运动？婴幼儿活动能力差，家长应有计划地为他们创造运动条件。给婴幼儿做体操是一种非常好的锻炼方法，通过对骨骼和肌肉的锻炼，可以让宝宝更健康。

第一步是全身放松运动，即抚摸婴儿的全身，这能让婴儿更好地享受妈妈的抚爱。

第二步是活动婴儿的肘关节，将两个小胳膊轻轻上举，这个动作有点像大人平躺在床上伸懒腰。

第三步是抚摸婴儿小肚皮，抚摸的动作要轻柔。

第四步是屈伸婴儿的小胖腿。

第五步是活动婴儿的脚踝。

两个月以上的婴儿要进行多种肢体训练：

2~4个月的婴儿，家长应适当活动其四肢，锻炼肩部及腿部的肌肉。首先，让婴儿平卧，先将其上肢交叉伸屈，再将其下肢交叉伸屈，每一动作重复2~3次。

4~6个月的幼儿开始练习翻身运动的时候，家长可握住幼儿双脚，将其身体左右翻转。在幼儿翻身尚不自如时，可一手持其脚，一手持其上身帮助翻身。

6~8个月是幼儿开始练习爬行运动的时期，这时家长有必要逐渐训练幼儿的爬行能力，这里给家长介绍两个方法：一是家长应在大床上放置一些可按动的、色彩鲜艳的玩具（带响声更好），这样幼儿将探身、滚爬着去抓摸那些玩具；二是孩子空腹时，让他俯爬在床上，家长用手掌顶住幼儿的脚板，幼儿会自动蹬住家长的手往前爬行。渐渐地，幼儿就能学会用手和脚一起协调用力匍匐前进，然后再逐步学会胸部、腹部悬空，用膝盖和手掌一起协调爬行。

幼儿多爬行，能促进幼儿的协调性、灵敏性得到很好的发展，能帮助幼儿锻炼脊椎弯曲度和腰部肌肉，并能使幼儿变得更聪明。幼儿爬得越好，以后走得越稳。

8~10个月时，应帮幼儿做独自站立的准备运动。让其俯卧，将两脚提起，再慢慢地放下。这样重复多次，可锻炼上身及腕部力量。

10~12个月时，应帮幼儿做步行的准备运动。让幼儿蹲着或跪着，拉住幼儿双手，使其立起，这样重复多次，以锻炼其下肢肌肉。

需要特别提出的是：幼儿学步前不宜久坐。久坐对幼儿的生长和发育会造成不良影响。因为幼儿的骨骼柔嫩纤弱，骨骼中的钙含量不足，内含的丰富胶质和细嫩的皮肤及肌肉根本无法承受长时间的坐姿。另外，久坐会使幼儿局部的血液循环不通畅，肺的代谢产物不能及时运走，消化器官的活动受到抑制，易于造成脊柱变形的不良后果。

当幼儿可以站立，会爬行之前，正确的做法应该是，在平时作息中，用一个小时抱抱宝宝，并帮助宝宝熟练完成各种爬行和站立的训练，这样既可以锻炼上肢与下肢和全身各关节，又增进了骨骼与肌肉的正常发育和血液循环及大脑的正常发育。同时，也可增进与宝宝的感情交流。

别让学步车耽误了宝宝爬行。

人们的行走姿势、习惯大体上8岁前就形成并储存在大脑的运动中枢。所以，从幼儿时期就养成良好的爬行习惯非常重要，但是，不少妈妈看到宝宝能够稳稳当当地单独坐了，就着急买学步车想让宝宝学走路，中国有句老话"还不会爬就想走"，意为讽刺不打好基础急于求成的人。对于性急的妈妈们，应从这句话中得到启发。

幼儿1岁前学习爬行，对身体各部位动作的协调起着至关重要的作用，这就是民间所说的"三翻六坐九爬"，也是婴幼儿一个发育的过程，宝宝正是在这种自主运动中学会掌握平衡、增强条件反射、学会思考。而如果用学步车过早地将幼儿固定住，将会使幼儿失去大肌肉群运动的机会。如果幼儿学爬期得不到爬行锻炼，而在学站、学走的阶段又未能单独站立，走路可能不会提前。因为学步是需要力气的，而坐在学步车里的孩子需要活动时，可借助于车轮毫不费力地滑行，缺乏真正的自主锻炼。因此，该爬行的时候应让宝宝多爬一爬为佳。

幼儿刚开始学步时，家长可抱其两腑让其跳动，既锻炼各器官的生理功能，又能增加幼儿的欢快心情。值得强调的是，婴幼儿运动应根据不同生长时期的特点，循序渐进。

幼儿需要的是玩。对幼儿的早期教育要针对其天性，让他们在玩中体验快乐。孩子稍大时，家长可以鼓励他们在床上或客厅的地板上爬来爬去，这些简单的活动，既能让孩子感到无拘无束的快乐，又可以使孩子获得强壮的体魄。

我国著名儿童教育家陈鹤琴先生在《怎样做父母》一书中，告诫父母要让孩子有玩游戏的时间，孩子可以从游戏中得到许多新的体验，这也是帮助幼儿体验学习的过程。如果家长重视孩子的游戏，并予以良好的指导，不仅使快乐伴随着童年生活，更能促进幼儿身心健康发展。"游戏其实不是玩，是孩子健康成长生活的一部分。"孩子来到这个世界，最重要的是让他快乐。

（二）幼儿走爬运动有益健康

儿童体质的强弱既受先天因素影响，更与后天营养及运动有密切关系。充足的营养可以促进生长发育，积极进行爬走运动，可以促进婴幼儿新陈代谢，加速血液循环，改善呼吸、消化功能，调节激素的分泌，爬走还可以增强体质，提高抗病能力，促进智力发育。

1. 走爬运动有利于生长发育。经常进行走爬锻炼者，心脏贮备力量大，尽管心跳次数减少，但输出的血液量却增多了，不仅有利于供给身体各组织器官营养，还有利于心脏本身的休息。据测试，经常进行走爬运动的幼儿比不运动的幼儿，心跳每分钟少 9~10 次。

2. 走爬运动可使消化功能增强。运动使体内代谢加快，消化腺的分泌功能随之加强，从而分泌更多的消化液，胃肠蠕动也会增加。一个活泼好动的婴幼儿食欲比较旺盛，吃进的食物比不爱活动的同龄幼儿多 1 倍。中度运动量的幼儿所需食物也比不爱运动的幼儿多 1/3 左右。

3. 走爬运动能增加肺活量和肌肉力量。走爬运动的需氧量大大增加，排出的二氧化碳量相对增多，肺功能就相应得到锻炼。运动时流入肌肉中的血液较多，代谢旺盛，既使肌肉中的蛋白质增加，又使肌肉中长出更多的毛细血管，有利于肌肉活动。

4. 走爬运动能促进骨骼生长发育。运动时肌肉收缩舒张地活动，对骨骼有机械性的刺激作用，因肌肉都附着在骨骼上，运动时有关关节都随之活动，可刺激组成关节的骨骼，同时，肌肉运动可加快血液循环，有利于骨骼的生长发育，使胸廓得到良好发育、骨质坚实。

5. 走爬运动能促进大脑及神经发育，提高智力。经常运动可促进大脑的兴奋与抑制，使身体对外界变得更能适应，反应更加准确、迅速。运动可使大脑更多地建立条件反射。所以，经常运动的儿童活泼、聪明、接受新事物快、反应敏捷。

6. 走爬运动能增加形体美。幼儿时期的体态尚未定型，脊柱的生理性曲线于三四个月开始出现。如果早期进行适当的走爬运动，可以形成自然的曲线美，还能矫正轻微的生理缺陷，使身体更加健美。

幼儿时期是形成正确走爬姿势、取得平衡感的时期。从小养成运动的习惯，在其一生中起着相当大的积极作用。

7. 弹跳运动对幼儿更健脑。近年来，美国流行着这样一句话：喜欢弹跳运动的宝宝，不但发育良好，身体健康，而且智力也会得到提升。运动医学专家认为：幼儿的大脑正处于发育状态，弹跳发挥的作用能得到更大的回报。

（三）儿童健身按年龄来

2岁以下多爬爬孩子经历从爬到走，身子容易前倾，这时应鼓励孩子继续多爬爬，可以拉伸脊柱。

三四岁重点练四肢。三四岁时四肢发育较快，应多让孩子晒晒太阳，多走、多跑。"扔飞机"是比较好的运动，孩子需要频繁地俯身拾、拿起玩具再扔，很锻炼四肢。

五六岁重点锻炼肌肉。此时最好的锻炼是扔球。买一个充气球或小皮球，练单手或双手扔球、投篮，能很好地锻炼肌肉。

七八岁重点锻炼神经系统。此时在于提高平衡感、协调性及柔韧性。家长可让孩子多做做幼儿操，多走对侧（左手右脚，右手左脚，类似扭秧歌的动作），以训练身体协调性。再如跳绳、跳房子等。

8岁后重点锻炼内脏。这时可以尝试综合性运动项目了，比如打篮球、踢足球、慢跑等，使骨骼、肌肉、神经系统、内脏全面发展，还可增加孩子与大人交流的机会。

（四）爱玩的孩子才聪明

科学家曾对出生6周的婴幼儿进行脑生物电流测量发现，长期对婴儿进行身体的伸屈练习，能加速大脑语言中枢的成熟。

首先父母要让孩子远离那些各种各样的补习班，让他们轻松地玩起来；二是少玩开发智力的电动玩具，多玩"动手动脚"的小活动；三是父母一定要抽出时间来和孩子一起玩，这样才能培养孩子的"玩商"。

适合孩子玩的小活动如跳房子、抖空竹、掷沙包、跳皮筋等。

美国科学家研究证实，体育运动确实能让大脑变得更聪明。科研人员通过扫描显示，爱运动的健康儿童大脑内的海马体比不爱运动的儿童大12%（海马体是大脑的重要组成部分之一），因而更聪明，记忆力也更好。同样，英国的研究人员也发现，运动显著影响海马体，明显促进神经元生长以及细胞存活，提高记忆力和学习能力，同时增加与大脑可塑性有关的细胞数量，所以应该鼓励孩子从小加强体育运动。

（五）青少年运动强体魄

青少年时期是发展身体功能的主要时期。这一时期力量、耐力、速度、爆发力及各种运动技能都有显著提高，适当锻炼，可很好地促进骨骼发育、增强肌肉力量和技能以及肌肉功能。但是，当今青少年存在三大健康问题，体质下降、肥胖和近视困扰着他们。

有研究指出，中国92%的孩子没有校外体育运动，这种情况会让儿童进入一个恶性循环。缺少运动导致肥胖、体质下降，进而影响学习成绩；走上社会之后，会影响工作能力，肥胖的可能性高出两倍；体质差，易患病，医疗付出也高；进入中老年患病可能性更高。

青少年健康状况堪忧。青少年处于生长发育期，这个年龄段，外界对孩子成长的影响非常大。在社会竞争日趋激烈的时代，"不让孩子输在起跑线上"成为许多学校和家长的"共识"，导致少年课业负担沉重。名目繁多的课外补习班，使课余时间大大缩水。加之出于安全考虑，家长往往对孩子过度保护，生怕户外活动太"野蛮"、太危险，总是把孩子"禁锢"在家里，导致体育活动越来越少，其结果使少年体质呈不断下降趋势。

运动能有效提高青少年身体素质，全面提高体能。据调查，经常行走运动的青少年比较少参加运动者，身高平均高4~9厘米，体重增加4~9公斤，腰围增多2~5厘米，心血管及呼吸功能也高于普通学生，心跳慢而有力，心脏输出血液量多，肺活量大900~1300毫升。

从儿童时期培养儿童的运动习惯。7岁前是培养儿童运动习惯、运动心理和技巧的关键期，国外的学校都非常重视这一时期，每天都安排儿童进行1~2小时形式多样的体育锻炼，让孩子从小形成"运动惯性"，这样，当他们长大之后，就会对运动形成上瘾式的"依赖"，有利于实现长期坚持锻炼。

青少年运动处方。一是有氧运动。如健走、慢跑、骑车、游泳、球类运动等，通过大肌群参与节律性的反复运动，加速血液循环，促进新陈代谢和生长激素分泌。

二是弹跳运动。人体的高矮主要由下肢骨骼长短决定。跳绳、跳皮筋、蛙跳、纵跳摸高等弹跳运动，可使下肢得到节律性的压力，充足的血液供应便会加速骨骼生长，而且通过足部反射还会刺激大脑，智力也会得到提高。据专家介绍，一分钟的跳绳运动相当于 400 米跑的运动量，凡坚持跳绳运动的学生共同的感受是：跳绳使人快乐、精神饱满、手脚灵敏、反应快、心脏功能好，可以终身受益。

据台湾一项针对台湾地区 1173 名小学四年级学生的实验研究发现：只要每天跳绳 30 分钟，连续跳 20 周，能让学生平均身高从 137.1 厘米长到 139.9 厘米，且女生的长高效果比男生更明显。研究还发现，跳绳能让学生有较佳的交感及副交感神经（即自律神经）控制能力，这有助于孩子增强思维能力。

跳绳不只有助长高，对孩子的健康也是"全方位"的。比如，跳绳能促进血液循环，保护心脏，提高肺活量；跳绳能促进骨骼肌肉的强健、消除紧张情绪，有益身心健康。跳绳还有减肥的功效。如果清晨起床后，先跳跳绳，可使头脑清醒，精力充沛；晚上跳绳几分钟，也有助睡个好觉。

三是伸展运动。引体向上、踢腿、压腿等伸展运动，可增加柔韧性，使身体变得更加轻捷和灵活。此外，还有弓步走以及俯卧撑。弓步走可锻炼股四头肌群，对改善心肺功能有益。俯卧撑则可锻炼胸大肌。

对女孩来说，更适宜的是慢跑和仰卧起坐。可锻炼下肢及腹部肌肉。

青少年每天锻炼 1 小时是最低标准。世界卫生组织建议，对 5~17 岁的儿童和青少年，每天建议至少 60 分钟中等到高强度的身体活动，运动强度要大一点，最好是无氧运动，如连续两次 100 米快跑，可在最短时间达到运动最高峰值，刺激各器官均衡发展，有利于肌肉骨骼等生长发育。

走路上学最健身。许多研究数据表明，走路上学的青少年，其身高、体重、胸围的增长幅度，高于以车代步的青少年 20% 以上。每日坚持步行上学不仅对青少年的肌肉、骨骼系统的发育起着良好的促进作用，而且有助缓解学习压力和预防心血管疾病。

（六）中年人如何运动

人到中年，生理机能衰退明显，体质、体能、心、肺功能都逐步下降，动脉硬化速度加快，是慢性病高发期。女性 40 岁后，心脑血管疾病、骨质疏松等风险都会增加，中年是人生健康最关键的 20 年。

中低强度的有氧运动、力量训练和柔韧性锻炼的组合是中年人的最佳选择。1 周 3 次 40 分钟的慢跑或快走，每天 30 分钟在家里练哑铃和俯卧撑，有时间做一些压腿、下蹲、拉筋等伸展运动，可使身体达到理想的生理状态。

步行或骑自行车上下班，不仅可以健身、减肥、愉悦心情，而且可以避免堵车的烦恼。

骑自行车是一种两脚交替蹬踏，配合身体及手臂控制平衡，能使左、右两侧大脑开发的同时锻炼小脑。骑自行车可以活跃大脑，提高注意力，预防大脑老化。同时，由于骑车时下肢运动强度较大，分流到下肢的血流量增多，心率也随着蹬踏的速度和力度而变化，从而起到增强心肺功能的功效。

在减肥方面，骑自行车是一种周期性的有氧运动，能够消耗较多的热量，如此中等速度连续骑车40分钟以上，对减肥有显著效果。同时，蹬踏自行车还可收缩血管，加速血液循环，摄入更多的氧气，使大脑更加清新，令人心胸开朗，精神愉悦，有效舒缓压力。

三是骑在自行车上，可与大自然亲密拥抱，感受着日新月异的世界在自己的视野中向后飞驰，加之微微出汗的身体，会让全身内外通透舒畅。

四是骑车上下班可以避免许多烦心事：比如堵车，找不到停车位以及高昂停车费的烦恼等等。

青年人要把健康的生活方式和有氧运动融于生活，把健身运动整合到日常生活和工作节奏中，这样不仅易于常年坚持，而且能提高健康指数。

一是化整为零，让自己随时随地动起来，如上班后，利用休息时间做扩胸、伸展、扭腰等运动；午休时做10分钟快走或是爬楼梯等；参加会议，如果到早了就在附近走走路；坐飞机经常要提前候机，而且飞机晚点是常有的事，这个时间坐在候机室里会感到很烦，不如走动起来；上下班只要能坐地铁或公交就尽量不要用车。健康专家认为：步行上班至少有四大好处：可以减少骨质疏松；锻炼足弓；增强心肺功能；预防下肢静脉血栓形成。去距离不太远的地方，如去商场、菜市场购物，尽量走着去；晚上吃完饭出去散散步、慢慢跑一会儿。

（七）老年人复合式运动更有效

一位医学专家说，到目前为止，还没有一种方法能像体育运动那样，使老年人青春常驻。老年人的运动项目，一定要根据年龄、健康状况、条件、爱好等进行选择。一般来说，以选择各个关节、各部位肌肉都能得到较好锻炼的有氧运动、力量练习、柔韧性练习及休闲娱乐相结合的复合式健身方法效果更好。因为老年人由于神经系统出现老化和脑供血不足而使活动受到影响，70~80岁的老人脑血流量减少17%，神经活动灵活性降低，兴奋与抑制过程减弱，因而老年人记忆力减退，对外界反应变得迟钝，动作协调性变差，容易疲惫，精力恢复较慢。

体育锻炼对神经系统有兴奋作用。神经细胞经常受到刺激而兴奋，不仅能调整大脑皮层的功能，还可以减慢神经细胞退化的进程；全身性运动可提高各系统功能，调动神经系统的活动，减慢脑动脉硬化，延缓神经细胞衰老，改善脑部血液循环，提高脑细胞工作能力，促进大脑疲劳恢复。长期锻炼，可使大脑的兴奋、抑制传导等基本生理功能得到增强而保持完好。

1. 加强心血管系统的耐力锻炼。慢跑、步行（特别是健走）可加快血液循环，增强血管弹性，改善心肺功能，有效提高血液中高密度脂蛋白的数量，降低和限制胆固醇在血管壁上的积存，防止动脉硬化。

2. 加强肌肉力量的锻炼。由于有氧运动对肌肉影响较小，老年人随着年龄的增大，肌肉质量和数量的减少，造成支撑能力、平衡能力和稳定性下降，呈现出弯腰驼背，老态龙钟状态，"肌肉无力"还会增加老年人患老年性痴呆的风险，锻炼肌肉还可缓解抑郁症症状。所以老年人宜专门进行肌肉力量训练，如哑铃操、仰卧起坐、俯卧撑、拉力带等。另外，还要加强腿部和关节的锻炼，如深蹲、踢腿等。

以下几组老人肌力健身法，非常适合老年人的体力和要求。

两手支撑在墙上、窗台或椅子上做立卧撑，每组15~20次，做2组。背靠墙站立，两臂下垂，两手掌压墙，最大用力时间持续6秒钟，重复3~5次。两足并立，与肩同宽，全身直立，两手持2千克重的哑铃上提至肩部，然后两臂交替用力将哑铃向上举，每组10~15次，做2组。

仰卧在一长矮凳上，两足踏地，两手握4千克重的哑铃做仰卧推举，也可两臂交替推举，每组10~15次，做2组。两脚开立，双手持4千克重的哑铃下垂于身体两侧，全身直立，然后向左右两侧交替做上体屈伸动作，每组15~20次，做3组。仰卧在床上、地上或长凳上，两手置身体两侧向下按，两腿伸直并拢，上身不动，两腿向上举起，达到和上体成90度角即可，每组10~15次，做3组。

两足开立，与肩同宽，两腿伸直，挺胸紧腰，双手正握3千克重的哑铃下垂于体前，上体前屈弓身，两臂随体下垂，稍停。然后腰背肌用力，挺身拉起至上身完全伸直，再慢慢放下哑铃还原重做，每组 10 次，共做 3 组。

通过以上锻炼，老年人的肌肉组织结构和功能就会发生积极性的变化，这样可以大大减缓肌肉的老化过程，预防肌肉衰退的进程，从而提高老年人的身体机能和生活质量，安度晚年。

3. 椎体柔韧性锻炼。老年人的关节会逐渐变得僵硬，肌腱韧带失去弹性，动作协调和稳定性明显降低，容易跌倒摔伤。而适度的柔韧性练习可促进血液循环，松弛肌肉神经，有利于关节运动幅度及软组织弹性的恢复和提升，使肢体屈伸转动灵活自如。椎体腔内含有脊髓，是中枢神经系统的重要组成部分。为此，每天要有规律地活动颈、胸、腰、尾椎，尤其是颈腰椎，可依次做前后屈，左右屈，左右旋转，顺、逆时针方向旋转，幅度可由小到大，速度由慢到快，次数适量。另外，老年人还可根据个人爱好选择低运动量的球类、跳舞和其他多种文化娱乐活动。

这里要特别强调的是，老年人除散步外，还可以进行慢跑、游泳、太极拳、八段锦、五禽戏、门球、跳舞、经络拍打等，对老年人身体的新陈代谢都有良好的促进作用，对有慢性疾病和久病初愈的老年人更具有特别重要的健身作用。

4. 散步是最适合老年人的运动。国外通过对 65 岁以上老年人 4 年前瞻性研究发现，每周行走 4 小时以上的老年人比每周行走少于 1 小时的老年人，其心血管病住院率和死亡率有大幅减少。

我国也有一组资料，把老年人分成两组，一组 1 天平均走 4.2 公里，一组基本上不走路。结果发现，走 4.2 公里的这组老年人死亡、冠心病比基本不行走那组低 60%。那么，老年人如何掌握好散步的方法呢？

掌握好"度"：

首先要根据自身的情况量力而行。高龄体弱者，可缓慢行走，每分钟50~70 步，这样步履稳健，还可配合腹式呼吸。

有肩周炎、支气管炎的老年人，可甩臂行走，速度不宜太快，以舒适为度。

一般慢性病患者，运动量可达到中等上下，即每分钟行走以 100 步左右为宜。体质较好的，每分钟可以超过 100 步的中等速度行走。

健康的年轻老年人，每分钟可行走 120 步左右，这样步速较快，精神振奋，下肢矫健有力，大脑兴奋，健身效果最佳。

散步的要求：

一要心情愉悦地走。行走时心情要舒畅，身心和谐平衡。周身气血才能通达平和，百脉流畅。

二是呼吸技巧。老年人刚开始散步阶段，可用自然呼吸法，几分钟后可配合腹式呼吸，即吸气时腹部鼓起，呼气时腹部瘪下去。吸气时向前走 4~5 步，呼气时向前走 7~8 步。另外，吸气时心想（用意念）全身毛孔吸气，把天地精气吸入体内；呼气时心想把全身浊气都从涌泉穴排出体外。腹式呼吸，可以增大肺活量，增强肺功能，促进血液循环。

80 岁运动不言迟。当你变老的时候，运动绝对不可缺少。

西方的健康研究专家倡导：人到 80 运动不言迟。据美国体育运动科学与医学刊物报道，老年人到了 80 岁才开始运动，同样能增强免疫系统的功能，减少发病率。美国一项最新医学研究显示，80 岁后每天步行一小时对健康和延长寿命十分有益。荷兰的研究人员对 120 位平均年龄 79 岁的老年人进行 19 周行走运动后的研究：有行走运动习惯的老年人，不仅感冒者极少，而且免疫力大大提高。

芬兰和法国科学家最近的研究表明，影响力量和耐力退化的主要问题不是年龄，而是与一个人的怠惰生活方式有关。现代的例子是，2003 年一位 70 岁的日本老人、2008 年一位 76 岁的尼泊尔老人登上了珠峰。

这里有一个最为激动人心的发现：那些久坐不动的老年人，如果开始做一点适度的运动，相对而言，他们的健康收益是最大的。对老年人来说，运动不仅可以延长寿命、提高生活质量，并且远离了疾病，这才是最重要的收获。

运动对于养生的最大益处不在于推迟死亡日期，而在于在尽可能长的生命时期里获得健康和活力。

六、肌力和柔韧性锻炼

（一）肌力锻炼

1. 肌力对健康有举足轻重的作用

人体肌肉享有"生命发动机"的美称，是身体素质的基础，是力量的储存库。

人的活力取决于拥有肌肉的多少。

随着年龄的增加，血管扩张功能受到抑制，肌肉蛋白合成减少，人体肌肉就会萎缩，肌肉力量也会降低。由于上年纪后大多户外运动明显减少，接收紫外线照射以及维生素 D 合成不足，导致维生素 D 缺乏，这也会使肌肉衰减。长期缺乏锻炼或锻炼不当均会导致肌肉衰退。

为什么老年人容易出现脑供血不足、眩晕、哮喘、便秘、尿急、尿频等症状？一项最新研究发现，这是肌肉萎缩和肌肉减少造成的。因此，老年人进行肌肉锻炼不仅有助于防止老年痴呆、糖尿病、冠心病、脂肪肝、高脂血症等多种病症，还对强身健体、延年益寿，具有不可估量的作用。进行肌力锻炼除了能使老年人的肌肉更加健壮外，还可以提高其耐力，增强骨密度，改善人体对胰岛素的敏感性；同时也有助于提高日常生活自理能力。

肌肉锻炼主要以发展肌肉耐力和提高内脏机能水平为主，从而使人的骨骼更坚强、肌肉强壮，代谢旺盛，同时还可起到减肥作用。肌肉对骨密度、脂肪比例、平衡能力等都有着重要影响，肌肉衰弱首先累及心脏，是诱发心血管病的"帮凶"；肌肉减少关节的负担就会加重，诱发关节痛，更为严重的是还会造成身体新陈代谢减弱，免疫力下降，内脏和中枢神经都会受影响。由此可见，人体的活力取决于其拥有肌肉的多少，肌肉越多，身体就越健康。

（1）肌肉是保护关节的卫兵。我们的骨骼就像是一块一块的积木，积木和积木相接的地方就是关节，能把这些积木搭起来、固定住、不散掉，靠的主要是肌肉和关节周围的韧带。所以要想关节稳固，就要练好关节周围的肌肉，肌肉强壮了就能对关节起到保护作用，防止各个骨关节发生伤痛。

以膝关节为例，它的周围有很多肌肉，这些肌肉帮助膝关节发挥支撑的作用。如果这部分肌肉衰退，支撑身体重量的力量就会减弱，膝关节就会变得不稳定，我们就会感到膝关节疼痛。一些中老年人或者是长期坐着不活动的人，经常会出现腰背痛，这种现象出现的一个重要原因是他们长期缺乏锻炼，使得他们腰背部的肌肉萎缩，力量下降，无法很好地固定腰椎的关节，从而造成小关节错位、椎间盘脱出等问题的出现。

（2）肌肉是人体的第二心脏。我们全身的血液循环是靠心脏一下一下地收缩，把血液挤压到血管中，然后流遍全身的。健康的成人心脏每分钟可以送出

7升血液。但是由于毛细血管遍及身体各个角落，流进毛细血管的血液要回流到心脏，单靠心脏这一个"泵"的力量，就显得不够了，特别是小腿和脚部，离心脏最远。因此血液从心脏流到脚尖，再流回到心脏的过程也较长，而且脚位于身体的最下端，所以流下去的血液要是没有足够的压力，就很难顺畅地流回到心脏。这时，小腿肚和脚部的肌肉像"泵"一样，压迫血管使血液往上流，经由小静脉、静脉，最后流回到心脏，使人体整个的血液循环得以顺利完成。可见，肌肉素有人体"第二心脏"之称。肌肉越发达，肌肉收缩越有力，就越可促使静脉血液回流至心脏更有力，促进血液循环。

（3）肌肉是消耗血糖的工厂。肌肉是身体内最大的葡萄糖储存库，也是人们体内最大的葡萄糖消耗工厂，因此对血糖的调节具有重要意义。肌肉越强壮，它的能量代谢就越大，消耗体内的"糖"的能力就越强。另一方面，胰岛素要发挥作用也离不开肌肉组织。肌肉质量高，就能使胰岛素提高代谢效率，处理的葡萄糖多，在一定程度上可以降低患Ⅱ型糖尿病的风险。很多Ⅱ型糖尿病的发生也同肌肉的衰退有一定关系。因此，运动强壮肌肉的作用也有助于改善血糖的调节能力。

（4）强壮腿肌助长寿。人老先老腿，腿肌对人的寿命有很大的影响。双腿的肌肉含量、骨骼重量、血管和神经分布量几乎占据了全人体的一半，运动双腿，可以调动大量腿肌、骨骼、血管、神经参与，健身效率最高。众所周知，人体的血液循环、静脉血液的回心过程全靠肌肉收缩来完成，除睡眠外，血液总量的50%都在下肢，因而每一次腿部运动，都等于有节奏地将血液将往心脏送。另外，人体内的经络50%在腿部，因此，进行腿部运动对人的健康极其重要。

人的腿部肌肉随着年龄增长而逐渐下降，老年人腿部肌力丢失后，就会造成支撑不稳、行走困难，甚至跌倒，易造成骨折或脑意外，这也是老年人致残、致亡的原因之一。

即便是85~95岁之间的高龄老年人在进行肌肉力量训练后，其肌肉群仍可增长300%，肌肉纤维组织质量和神经系统的调节功能同样可以得到改善，特别是神经系统的强度和集中能力都能得到提高。而且在肌力锻炼的影响下，细胞内的肌红蛋白和肌球蛋白等收缩物质含量增加，脂肪减少，从而使肌肉的黏滞性降低。

美国有氧运动之父库珀博士推荐的健身指南，也提出了与我们传统的健身观念完全同的理念：年龄越大，力量练习的时间应该越长。

美国人体运动学和体育科学院院士、国际著名运动与健康学者朱为模博士说："衰老迹象是可以通过力量训练来得到延缓甚至纠正的。"这里所指的"力量"，就是"肌肉力量"。

为此，世界卫生组织号召现代人，健身更应注意力量素质（借助于肌肉的收缩，克服外界阻力或反作用于外界阻力的能力）的提高。也就是通过肌肉锻炼来增强每一个人的肌肉力量和耐力。

2. 肌力锻炼的方法

肌力锻炼的方法是通过对抗阻力锻炼，达到肌肉收缩，从而使肌肉力量增大、无氧耐力提高和肌肉体积增大的锻炼。

比较简单的力量锻炼方法有：

（1）上肢肌力锻炼宜采用哑铃练习。动作为直立位或坐位，上肢前举、水平举及屈肘举。

（2）心肌锻炼。心脏由心肌组成，心肌健壮则心功能强，心肌衰退则会出现全身供血不足。锻炼心肌可采用直立下蹲：站立，挺直腰，缓慢下蹲，然后再立起身，反复20次。可增加心脏供血量，增强心肌舒缩能力，达到强心的目的，还可锻炼大腿肌肉。

（3）腹肌锻炼。腹部肌肉减少会导致脊柱的生理曲度改变，引起腰痛、便秘等症。腹部脂肪增多，还是罹患糖尿病、冠心病、脂肪肝的危险诱因。锻炼腹肌可采用空中蹬车：仰卧，下背部紧贴床面，双手向两侧伸直，腿抬起缓慢做蹬自行车的动作，练习5~10分钟，每日2次。通过腿部运动牵拉腹部肌肉，并对腹部有挤压作用，可增强腹肌的肌力和耐力，还可预防腰痛、便秘等多种病症。

扎马步锻炼大腿肌：双脚自然分开，与肩同宽，然后慢慢下蹲，使膝部弯曲，保持此姿势5~20分钟。一般刚开始练习时，坚持时间较短，长期练习坚持的时间会渐渐延长，这说明大腿肌肉变得发达了，大腿肌力也增加了。

耻尾肌（又叫 PC 肌）锻炼：耻尾肌是人体阴部的一组肌肉。随年龄增大，耻尾肌逐渐萎缩，中老年人易出现尿急、尿频、性功能障碍等病症。锻炼耻尾肌方法：每次小便时，坐在马桶上，有意识地收缩阴部肌肉，使尿流中断。反复排尿、止尿，就像反复开关水龙头一样。长期坚持能增强耻尾肌的弹性，改善老年性功能障碍和尿急、尿频症状。

此外还可做俯卧撑、平板支撑、站立提膝、卷腹等运动。在等电车或公共汽车时也可以轻松地完成一些力量练习，比如脚跟升降运动：两腿轻轻分开，站立，脚跟提起、落下，提起、落下，反复运动，一组 5~10 次，做完一组运动后休息 1 分钟，再重复 3~5 组相同动作即可。

（二）柔韧性锻炼

柔韧性指的是关节能在一个很大的范围内无僵痛感地自由活动的能力，也就是关节附近的肌肉可以有规则地伸展。

我们仔细地观察会发现，老年人走路时迈出的距离较短，且两脚之间的距离较宽，加上步伐比较缓慢，行走的速度明显下降。这与老年人肌肉韧带的弹性和关节的灵活性下降有关。

人到中年以后，连接骨与骨关节囊、韧带、肌腱等会逐渐发生变性、老化、柔韧性也越来越差。当我们变得衰老时，我们关节附近的组织会变薄、变脆弱，肌肉体会缩短，活动的范围由此变小。关节柔韧性减退的过程，自然老化只占 1/3，其余 2/3 与运动锻炼不足有关。

柔韧性锻炼的重要性至少体现在以下三个方面：在日常生活中保持动作协调，防止运动伤害，减少背部问题。

通过肌肉、关节的压伸、扭转，使肢体、躯干尽量"缓慢地拉伸"，从而扩大关节、韧带的活动范围，防止肌肉萎缩、关节僵硬、挛缩，锻炼灵敏性和协调性。柔韧性好，即肌肉、肌腱和韧带的伸展性和弹性很好，有利于速度的发挥，让人的动作姿势优美，在发生意外事故时能避免和减轻损伤，提高工作效果和生活质量，同时还能延缓血管弹性的下降和皮肤的松弛。

1. 柔韧性锻炼方法

腿部柔韧性锻炼：一腿伸直站立，另一腿抬起，脚跟放在适当高度的物体（椅子、栏杆、窗台、台阶等都可以利用）上面，膝关节伸直尽量勾脚尖，感到大腿后面被牵拉得有点痛，但可以忍受，一只手可扶在旁边的物体上保持平衡。保持时间5~10秒或更长一点（切忌身体一下、一下向下压），注意放松大腿后面的肌肉。当大腿后面被牵拉的感觉减轻后，上身向前倾一点，被牵拉的感觉又会加重，坚持一会儿，再次前倾。进行4~5次以后，换一条腿做同样练习。随着腿部柔韧性的改善，可逐步选用更高一点的支撑物。

两个前脚掌站在台阶或楼梯上，脚跟悬空，手扶栏杆以保持平衡。膝关节伸直，身体重心向下降，这时会感到小腿肌肉被拉紧。练习方法同上，保持一段时间，待被牵拉的感觉减轻后，重心再下降一点，脚跟再降低一些，连续进行4~5次。如找不到合适的台阶、楼梯，可在家中练习，背靠墙站立，脚跟着地，但两个前脚掌踩在砖头或适当高度的木块上，也可收到同样的效果。

关节柔韧性锻炼：在人的关节构造中，关节软骨的营养输送要靠挤压作用，挤压可以使关节滑液中的营养成分渗透到软骨细胞中。充分活动关节，产生挤压，关节软骨才能得到充分的营养；此外，活动中关节滑液也能均匀分布于关节表面，产生润滑作用，减少摩擦。

关节操的做法：

膝部及髋的运动：

站立或座位，向前抬腿、屈膝，然后伸直腿，屈膝的幅度要尽量大，双腿交替各做6次；

站立，左腿向后伸直抬起，然后屈膝，再放松，双腿交替进行；

站立或座位，向前抬腿屈膝，以髋关节为轴心，大腿做向内、向外的旋转运动，两腿交替进行。

踝关节的运动：

站立，双脚脚跟抬起、放下，做10次，再抬起脚尖，放下，做10次；

脚跟抬起，以脚尖为支撑点，脚踝分别向内翻和向外翻，各做6次，再以脚跟为支撑点，脚尖翘起，做脚踝的内、外翻运动；

抬起脚跟，以脚尖为支撑点，作踝关节向各方向的旋转运动。

无论哪个年龄段，通过锻炼柔韧性都可以提高柔韧性。一个小运动量的全身性伸展锻炼不仅是处理关节炎和骨质疏松的重要部分，而且有助于保持大腿筋和臀部的柔韧性，这是减少腰背痛的关键因素。

最大限度活动关节的能力是健康的一个重要组成部分。每个关节都有各自的柔韧性，因此，一个好的柔韧性锻炼应当包括所有肌群，而不仅是最常使用的肌肉。

2. 做柔韧性拉伸时要注意以下事项

做拉伸运动之前，不管是为了其他运动还是为了增强柔韧性来拉伸，必须做几分钟有节奏的全身运动，如原地踏步、脚尖踏步、脚跟踏步、高抬腿等。

做一些上身的热身运动。

举臂运动：将双臂举起，抬起肩胛骨，放下。

绕肩运动：将双臂举起，向后拉并放下，继续做绕肩运动。

对高龄老人，用简单易行的方法也是很有必要的。

腕部：两手向外，做压指压腕的动作，充分向前，向上伸展或有节奏地振压；握拳、张开，反复练习；手腕屈伸、绕环；用左手掌心压右手4指，连续推压，两手交替进行。

肩部：寻找一个稳定的支持物，面对支持物，手扶一定高度，上体前俯，做向下振动压肩动作。

腰部：坐在垫子上，两腿伸直、挺胸、向前屈体弯腰，两手尽量伸向前方，使胸部贴近腿部，并持续一段时间。

腿部：选择高度合适的支撑物，单腿提起，腿跟放在上面、两腿伸直、立腰、收髋，上体前屈，向前向下振压，左右腿交替进行。

以上各个动作每次做3~5次。

七、运动的最佳时间和要掌握的原则

（一）运动的最佳时间

一天中何时为最佳运动时间？一般来讲，运动是可以不受时间限制的，但行走运动需根据季节、天气、工作、生活和自身的生活习性等具体情况做出安排。

不同人群不同季节的运动时间应区别对待。

由于每个人年龄、体能等情况不同，不同季节的气温差异，要求所有的运动者都在最佳时段进行锻炼也是难以实现的，所以专家们指出：对于大多数不能在最佳时段锻炼的人，可以根据自己的情况，选择上午 9~11 点，下午 15~21 点中的任意时间段进行有氧运动，也是不错的选择。即使晚间行走，尤其是在春、秋季节，明月当空，繁星闪烁，清风习习的夜晚，更会令人心旷神怡，倍觉舒适和陶醉。

有早起晨练习惯的老年人和由于家庭生活安排等原因适宜在清晨运动的人，选择晨练也并非不可，但要遵守"晨练原则"。

在夏天，则可在早晨太阳刚升起时，空气还有点凉意的时候外出运动，能呼吸新鲜空气，使人下午更有精神，夏日的晨阳让人获得更多的维生素 D。

秋冬季节要尽可能选择阳光充足的时候，即上午 10 点到下午 15 点之间。这一时段，阳光中的紫外线有杀毒、补钙作用，紫外线可以提高机体免疫力，运动时最好背部冲着太阳。背部为阳之阳，后背暖了，全身舒服。

但值得注意的一点是：城市空气中的污染物特别是汽车排放的化学污染物，可能导致癌症和其他呼吸系统疾病。基于这一原因，步行运动应避开汽车运行的高峰时段，这样才能使步行运动达到最佳健身效果。

（二）行走运动要掌握的三个原则

行走要掌握的三个原则是：有序、有度和有恒。

1. 有序

行走运动要循序渐进，量力而行。根据人体对刺激的适应规律，人体对运动负荷（运动量）的适应和承受能力的提高，运动要有一个渐进的过程。如果在行走过程中始终保持在同一运动量，就不能提高人体的工作能力和运动能力。如果行走一开始就采用健走方式，可能导致心脏骤然加快、血压上升等不良反应，只有循序渐进地增加运动量，才能有效地增强体质、增进健康。

据此，在进行行走运动前后，必须认真做好热身运动和放松运动。

2. 有度

每次行走的运动量要适度。行走健身的效果如何，取决于如何科学掌握运动量，而合适的运动量，又取决于如何掌握合适的运动强度。运动强度应根据运动者所选择的行走项目来确定。

运动适量、适度是关键。行走强度是指在单位时间内所走的步长和步数（每步的长度），步长以米来表示。由于各人的年龄、性别、体质、健康状况和行走水平都不相同，因而即使是同样的运动量，对不同的行走者所引起的生理反应也是不同的。

健走运动时，要根据适合自身状况的运动强度，确定自己的运动量，每天走固定的时间或距离。用这种方法持续走半小时以上，在行走中以感到呼吸加快、稍微有点喘，但还能与人正常交流为标准，这样会令你全身的骨骼、肌肉得到充分有效的锻炼，它给身体带来的刺激比那种随意溜达两个小时更有效。

如何衡量行走运动强度？

衡量行走运动强度，现行大多以运动时的有效心率来表示，也有其他多种方法：

（1）用心率表示运动强度：

心跳 + 年龄 =170。比如：某人 60 岁，运动时合适的心跳为 110 次 / 分钟、70 岁的老年人运动时心跳为 100 次 / 分钟为合适的运动强度。

其实，人的脉搏次数并不都与年龄有关，脉搏的快慢决定于每个人心脏功能的高低。经常运动的人，心脏功能高于不运动的人。健康状况不佳，特别是心血管系统的慢性疾病，会使心脏功能明显下降。

据此，笔者认为，众多专家提出的用心率衡量运动强度的方法并不十分科学。

（2）用"有点累"来衡量行走强度：

人在运动过程中自我用力的感觉可分为 6 级：很轻松→轻松→稍累→累→很累→非常累。通过大量研究和实践证明，只要运动时自觉"稍累"时，就已经达到了有氧运动的强度水平。这种"稍累"就是运动中的"中等强度"或称之为"适度"。

（3）观察行走运动后的身体表现：

一是行走运动后脸色微红；

二是行走运动后出汗，但不是大汗淋漓。冬、春季略有汗意，夏、秋季汗出湿衣即好；

三是行走运动稍感疲劳、微喘，有轻度的肌肉酸痛感，但很快恢复正常，不会影响正常生活；

四是行走运动后，全天精神好、心情愉快，全身感到轻松舒适，对行走产生极大的兴趣，还想继续出去行走；

五是睡眠改善，食欲有所增加，大小便正常。

3. 有恒

行走运动要持之以恒。美国学者曾对一组 40~50 岁的锻炼者进行试验，让他们每周行走 4 次，每次 30 分钟，3 个月后，他们的最大吸氧量增加了 10%，但停止运动 1 个月后，他们的吸氧量又降到与运动前相差无几。由此可见，中老年人要想通过行走运动强身健体、预防疾病，也须持之以恒。这种持之以恒是对毅力和信心的培养。

大量事实证明，运动健身必须长期坚持，持之以恒。如果"三天打鱼两天晒网"就不可能达到强身健体、祛病延年的功效，甚至反而有害于身心健康。

第二节 脑运动——静养生

生命不仅在于肢体运动，生命还在于静养。所谓"静"，这里指的是寂静、安静、平静、静心，达到精神贯注专一。

静可以使人体分泌多种激素，这些生化物质能杀菌、助消化、促生长、抗衰老、提高免疫力、调节新陈代谢，促进机体新的平衡。

静可以降低消耗，养精蓄锐，积蓄生命能量，保养精神，尤其是在当今这样一个躁动、焦虑的年代，保持精神的宁静尤为重要。《内功图·动静互根说》指出："使动而不静，如浮萍飞羽，无所定止，精必绝，气必摇，而神必茫。静而不动如枯木死灰，毫无生气，精必颓，气必馁，而神必倦。"由此可见，生命在于动与静的平衡。近代研究发现，当人的身心都入静以后，人的脏腑、肌肤、心血管、神经等系统都处于松弛状态，这时机体的气血调和、经脉通畅、脏腑功能活动有序。

现代生理学研究认为：人在进入入静状态时，对人的生理影响有以下五个方面的好处：（1）呼吸运动变得缓慢、均匀、深长；（2）新陈代谢率有所下降；

（3）促进消化系统运动，消化液分泌增加，胃肠蠕动增强；（4）血液循环可双向调节，使高血压降低、低血压升高；对血液成分和激素水平有良好影响，可使血液中的红细胞、白细胞、血小板的数量增加，提高机体的抗病能力；（5）对神经系统机能的作用是多方面的，主要是心静则心安。入静以后能减少切断体外各种恶性刺激或不良干扰，充分发挥人体原有的自我调节机能，纠正偏差，修复缺损，自我完善。

静养生，就是使自己勤用脑、多读书、常静坐。

一、勤用脑，抗衰老

人的衰老主要是脑细胞死亡加速，血流量减少，脑功能衰退形成的。英国神经生理学家科斯塞利斯指出："大脑用得越少，越易老化；大脑开始工作的时间越长，脑细胞老化的速度越慢。"

在现实生活中，作家、书画家中的长寿者的比例大大高于普通人群。多数人认为，作家、书画家是文弱之人，经常待在书房，很少活动，体质也相对较差，但在诸多长寿人群中，作家、书画家、艺术家、科学家等群体中却大都是寿星。原因就在于他们精于动脑——养心（静养生）。古人有"寿从笔端来"，绝非虚言。

创造力越强的人往往寿命也越长。研究表明，人的聪明才智不单是由脑细胞的数量决定的，而要看脑细胞的开发和应用程度，而脑细胞的再生能力和人的勤奋用脑程度成正比。因此，大脑细胞的工作能力需要长期坚持锻炼逐步增强并保持其活力，如果长期不用脑，已获得的才智也会衰退。科学家通过大量实验证明，大脑用得越多，神经元储备越多，认知和记忆能力就越强。勤用脑的人与很少用脑的人相比，脑的老化和智力衰退要慢很多。

日本科学家发现，勤用脑的人血管多处呈扩张状态，脑组织有足够的血液、营养供给，为延缓大脑衰老提供了物质基础。因此，勤用脑的人，尽管年龄高达八九十岁，但他们的思维过程仍像年轻人一样敏捷，并保持着完整的认知能力，其智力、视力和反应能力均较同龄人好。

科学家经过测试，发现脑的潜力是惊人的，人的一生，只用了脑的 20%，还有 80% 的贮备量，人脑有 170 亿个神经细胞，一生中只用了 2%～4%。所以只要善于开发脑，就不怕脑衰老，脑用得越多，大脑内各种神经细胞之间的联系就越多，形成的条件反射也越多，脑子就更灵活。现代医学仪器显示，勤用脑的老年人与同龄人相比，脑中空洞少，脑沟回面多而深。由此可见，人到老年时再用脑，仍不为晚。

对于作家而言，用脑是一项必不可少的活动。思考，堪称是保持记忆力、预防老年痴呆的灵丹妙药。写作的过程，也是一个思考的过程，依靠思考和写作，作家们可以实现自己潜意识里的梦想，必然身心愉悦，体健身轻，自然而然增加了健康与寿命的砝码，一点一滴积累起来，高寿便是情理之中的事了。

清人何乔潘《心术篇》中说："书者，抒也，散也。抒胸中之气，散心中郁也。故书家每得以无疾而寿。"唐代文学家韩愈在形容书法家张旭作书时说道："喜怒、窘穷、忧悲、愉侠、怨恨、思慕、酣醉、无聊、不平，凡有动于心，必以草书焉发之。"清人周星莲在《临池管见》中说："作书能养气，亦能助气，静坐作楷书数十字或数百字，便觉矜躁俱平。抑若行草，任意挥洒，至痛快淋漓之候，又觉灵心焕发。"当代已故书法家潘伯鹰先生曾说过："心中狂喜之时，写字可以使人头脑冷静下来抑心中郁，写字可以使人忘掉郁抑。我以为延年益寿，这算妙方。"以上这些论述，道出了书画使人长寿的真谛：养神。

二、静心读书享安宁

静心读书可以使你忘记周围的世界，与智者先贤对话，尽情享受前人用智慧与思想设下的盛宴，可以说，书是灵魂的居所，书是精神的家园，书是深情的朋友，书又是疗伤的良药。静心读书可以获得无穷乐趣。

多看书多读报，每天学习新知识，让大脑始终都处于运动和学习的状态中，就能让大脑长期处在一个比较活跃的状态中。

美国普林斯顿大学研究发现，写字可强化学习过程，储存和内化接收信息，记忆更牢靠并提高学习效率。更为重要的是，写字还能在一定程度上全面提高健康状态。有研究显示，写字的好处不仅会在短期内显现，而且也能让人获得长期回报，如改善情绪，提升幸福感，减轻压力等。写字可以减少人的心理焦虑，因此，老年人多动笔、多抄书，多练书法。

对大多数人来说，特别是老年人，都要练成书法家、画家、作家是不可能的。但是，每一个人都可用阅读、书写、听音乐、下棋等活动，让自己的"心"静下来。

如何能做到静养呢？笔者根据前人的经验结合自己多年来健身的切身体验认为，静的方法很多，但最有效的办法是：让自己慢下来。只有慢下来，才能静得下来；慢下来，体温才能降下来；也只有静下来，心跳、呼吸才能慢下来；心跳呼吸慢下来，生命活动才能节约能量消耗。要把节奏慢下来，首先要心（神）先慢下来。一个急性子的人，整天心急火燎的人，他的心不可能慢下来，呼吸、心跳也都慢不下来。

慢养生，就是慢用脑、慢动作、慢吃、慢睡、慢说话、慢做家务、慢散步……总之，一切都应慢节奏。然后达到慢心跳、慢呼吸、慢消耗，最后进入慢节奏的生命状态，最终达到慢衰老。

上班族，大家都进入一个快节奏的生命状态，不快，就会被淘汰，但 8 小时之余，紧绷着的生命之弦就应该放松，尽量减慢节奏，这样白天紧、晚上松，生命之弦才能保持弹性而不致被折断。一个人的生命能量是有限的，能量释放的速度决定了生命的长短。真正能延长生命的，不是神奇的药丸，而是节能的生活方式。

三、静坐——静养生的法宝

静坐养生可追溯到 5000 年前的黄帝时代，据《庄子》记载：黄帝曾向广成子询问长寿之道，广成子说："无视无听，抱神以静，形将自正。必静必清，无劳汝形。无劳汝静，乃可长生。目无所视，耳无所闻，心无所知，汝神将守形，形乃长生。"这段精辟论述就是打坐中的真实感受和长生之道。

（一）静坐最养生

静坐既可养生延寿，又可开慧增智。少林寺主持德禅法师说："一旦入静，杂念尽除。"从医理上说：这时气血调顺，心平气和，呼吸均匀，经络疏通，自然可达到增强体质、防病治病、延年益寿的目的。

　　美国哈佛大学教授和马里兰大学哈里博士经过五年研究后说："冥思静坐对视力、血压、认识功能的激素水平的提高大有好处，可调治许多不治之症和心脏病、关节炎等慢性病。"美国耶鲁大学医学院外科医生伯尼·塞格尔也认为："沉思冥想是松弛思想的行动，可调治视为绝症的艾滋病和癌症。"美国哈佛医学院心脏病专家赫伯特·班森指出，静坐冥想可以使肌肉放松，焦虑减轻，紧张激素的活络程度下降。美国艾奥瓦州玛赫西管理大学的研究人员发现，沉思冥想能够使罹患心血管病的患者心脏病发病概率减小一半。荷兰科学家研究表明：打坐沉思者比其他人致病的可能性低 50%，在感染威胁生命的重病方面低 87%。科学家发现，静坐时大脑中出现的大量 α 波，明显促进一种激素的增长，从而会使血管扩大，血液畅通，会使人体机构组织细胞进行新陈代谢的三磷酸腺苷明显增高，增加人体免疫功能。

　　静坐不但对失眠健忘、消化不良、头晕眼花、贫血体弱等身体疾病有效果，而且对忧郁烦闷、恐惧退缩、愤恨恼怒、精神紧张等精神疾患也有很好的疗效。现代人最缺乏的是静心，把心静下来，才有可能真心感受生活；把心静下来，才有可能看到事情的真相；把心静下来，才有可能有效地面对生活的动力和矛盾。

　　把心静下来，首先要有好心态。诸葛亮说："非淡泊无以明志，非宁静无以致远。"把心静下来，才能平静地对待一切，不攀比，不嫉妒，不自卑，不浮躁；才能想到生活、想到属于自己的真正爱好；才能忘记名利，忘记烦恼；才能愉悦健康地生活。

　　把心静下来，是一种自由超脱的生命状态，是一种涵养和智慧。心静，不仅是一种气度，一种修养，更是一种素质，一种生存的本领。

（二）静坐的方法

1. 两脚的安放

　　双盘膝：少年筋骨柔软，可用此法。就是把左脚小腿架在右股上面，使左脚掌和右股略齐，再把右脚小腿牵上，架在左股上面；这时候两脚掌向上，两股交叉，好像三角形，这叫作"双盘膝"。它的好处是：两膝必定紧贴坐垫上，坐的姿势自然端正，不会向前后左右歪斜。但这种双盘膝姿势，不容易学，中年以上的人，学起来更难，不必勉强。

单盘膝：坐时把左脚小腿，架在右股上面，右脚放在左股下就可以了。这比双盘膝容易得多。它的缺点是左膝盖不能够紧贴坐垫，入座稍久，身体要向左边歪斜；只要你自己觉得歪斜，慢慢改正，也没有妨碍。

下盘法：倘若老年人，连单盘也做不到，那就把两小腿向下面盘，也可以的。不过两膝盖都落了空，更容易歪斜，应随时注意改正。

平坐法：两腿有毛病的人，连向下盘也做不到，那就把两脚垂下平坐也可。但须把左脚跟靠在右脚背上。叫作"四肢团结"；或两脚底平放地面也可，但腿与脚掌要保持九十度直角。

初学盘腿时，入坐长久必感觉两脚麻木，此时可以徐徐放开，等到不麻木时再盘；或就此起身徐行，等到第二次再坐，都可以。

2. 两手的安放

两手应该宽松，丝毫不可着力，把右手背放在左手掌上面，轻轻搁在两小腿上，贴近小腹。但如平坐时，也可以将两手放在两大腿上部，掌心向下，自然放平。

3. 头部的姿势

练习时，头颈、面孔、眼睛、嘴巴的动作都要注意：头颈要平直，面孔朝前，眼睛轻轻闭合，嘴巴也要闭合不可张开，舌尖抵住上颚。

4. 卧式的姿势

平常仰卧法：行、住、坐、卧，是人们举止的四种威仪，都可以用习静的功夫。当然，行时习静为最难，住时也不容易，非到功夫很深时办不到，坐时行功最合标准，所以把它作为主要的练习方法。卧时虽易致昏沉，但在不便坐或不能坐时，不妨以卧式来做代替。卧式如人们睡卧一样，有仰卧侧卧两种。仰卧姿势与平常仰卧一样，但需将头肩等部位略微垫高至自己觉得最舒服的程度，耳目口鼻等的姿势均同前述。

狮子王卧法：此法是侧卧，侧卧虽然左右都可，但以笔者的研究，当以右侧为宜。因左侧卧则心脏常受压迫，不是很好；右侧卧的耳目口鼻等的姿势也同前述，但头及上身略前俯，上面的腿比较下面的应更加弯曲些，使达最舒适的程度，自膝盖以上的大腿叠于下面的腿上，膝盖以下的小腿和脚自然贴放于下面小腿和脚的后面，下面的腿自然伸出，微微弯曲。上面的手也自然地伸出，掌心向下，轻轻放于髋关节上面，下面的手，把掌心向上，自然伸开，放于头畔枕上，距离头部少许，以觉得最舒适为准。这个卧法，在功夫上有个名字，叫作"狮子王卧法"。

5. 精神的集中

静坐的时候，要把精神集中在小腹部（即脐下约一寸三分的部位，称"下丹田"）。初学的人，对这种功夫，极难下手。人们的妄念，一起一灭，没有一秒钟停止，所以说：心猿意马，最不容易调伏。静坐的最后功，就是能够调伏这些胡思乱想的妄念，妄念一旦消除，就能出现一种无念境界。那么怎样下手呢？静坐时候，把一切事物放下，把全部意念集中在小腹，如果妄念又起，就再放下，这样反复练习，久而久之，妄念自然会逐渐减少，达到无念的境界。这是最上乘的方法。如初学者觉得这种定力的根基不够，可以轻闭两眼至微露一线之光，而目观鼻准，这叫作"目若垂帘"。静静地自然以鼻呼吸，以至不闻不觉，口须自然闭合，遇有口津多的时候，可缓缓分小口咽下。最要紧的仍在自然地意守下丹田，方法如上。

还有一种方法，仍将两眼轻轻闭合而用"数息"的方法，一呼一吸叫做"一息"，从一数到十，周而复始，使精神自然集中，这叫作"心息相依"。其他姿势一如前述，而最重要的，意念仍是"意守下丹田"。这种方法，也有很大的帮助。要记住：就是在实地练习时觉得最舒服的一种。

初学静坐的人，常常说：我没有学静坐的时候，妄念倒还少，一入静后，妄念反而格外多，不知是什么缘故？这实在是一种误解。要知道，人的妄念，本来随时都能有，平时因和外面环境的接触，把注意力分散了，故不觉得多；习静以后，意念集中于内，才觉得妄念忽起忽灭，不可捉摸，这是一种初步的自觉。能够从这入手，反观自心妄念是怎样生起来的，练习久之，妄念，自然渐渐会减少，不必怕它。

初学的人，会有两种境象：一是散乱，没有办法把情绪安定下来；一是昏沉，时时要打瞌睡。大概初学的人，起先都是容易散乱，无法收敛，练习的时日稍久，妄念减少，就容易昏沉。这是学静坐者的通病，不必奇怪。治散乱的毛病，应该把一切念头，完全放下，空空洞洞，什么也没有，专一注意在下丹田，自然能够徐徐安定。治昏沉的毛病，应该把意念提起，专注在鼻头尖端，把精神振作起来。一般说来，人们因为白天劳累的缘故，夜里入坐，就容易昏沉；早上起来入坐，因为夜里睡眠已足，就不至于昏沉了。

（三）呼吸的练习

上面说到人们的生命寄托于呼吸，呼吸练习法要对准呼吸下手。

一般人的呼吸往往短而浅，不能尽肺部张缩的力量，因此也不能尽量吸入氧气呼出二氧化碳，以致血液不清，易致疾病。这里举出练习方法如下：

（1）呼吸时气息的出入，应该极轻极细，连自己的耳朵也听不见出入声音。

（2）气息应该慢慢地加长，使它达到小腹；但要纯乎自然，不可用力。

（3）人的胸部在肺的下面、胃的上面有横膈膜（也叫膈肌），开始练习呼吸的人，往往会觉得胸中气闷，这是因为没有推动膈肌的缘故。推动的方法，是吸气时从鼻中徐徐吸进新鲜空气，使肺底舒张，膈肌下降；呼气的时候，吐出浊气，下腹部收缩，使膈肌向上升。这样一上一下膈肌的运动就会灵活，觉得胸部空松，就不觉气闷了。

（4）腹中的大小肠最为柔软，血液容易到此滞留。呼吸的气息渐渐深而长，达至小腹，腹部就有弹力，能够把滞留在腹腔内的瘀血逼出去，达于四肢。

（5）呼吸的气息，必须从鼻腔出入，不可用口。因为鼻子是专司呼吸的器官，鼻孔里有毛，可以阻止灰尘和微生物进入呼吸道，倘若把嘴张开呼吸，则灰尘和微生物容易入口，发生疾病，所以不但静坐时要闭口呼吸，在平时也应以闭口呼吸为宜。

治病与防病的功效：呼吸习静法，对于防病治病的功效是说不尽的，大凡慢性的内症，药物所不能治的，此法可能奏效。

"动"和"静"是养生的两大法宝。但无论是躯体之动，还是大脑之动，动与静都要讲究平衡。古人云："过动则气耗，过静则气滞。"气耗了，机体就虚；气滞了，机体就郁。所以，动静平衡是最能体现健康的辨证法。

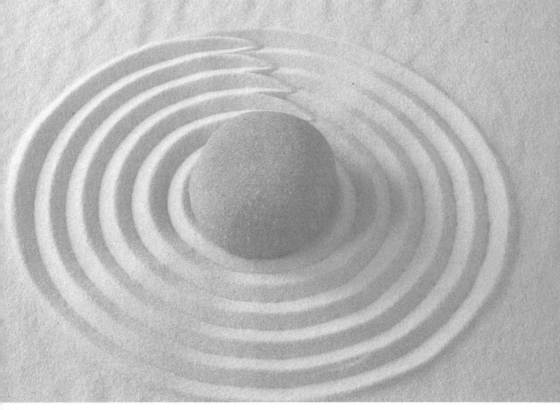

第五章

戒烟、限酒

全世界最不好的嗜好是吸烟。

吸烟，从内毒到外毒，有百害而无一利。

酒为百药之长，饮必适量。过量饮酒伤肝、伤脑、伤心、伤各个脏器，对人体的危害极大。

第一节 戒烟

我国是世界上最大的烟草生产国和消费国，也是受烟草危害最严重的国家之一，全国吸烟人数超过 3 亿，15 岁以上的人群吸烟率为 28.1%，有 7.4 亿非吸烟人群遭受二手烟的危害，烟草消费带来了沉重的疾病负担，每年死于与吸烟相关疾病的人数达到 136.6 万，约 10 万人死于二手烟的"暴露"而导致相关疾病。

2013 年 9 月 12 日，世界卫生组织烟草和健康合作中心发布信息指出：现在吸烟者中将来会有一半因吸烟而提早死亡，吸烟者的平均寿命比不吸烟者缩短至少 10 年。

一、吸烟的危害

香烟中的添加物达 500 多种，在香烟的烟雾中包含了化学成分高达 5068 种，其中 69 种为已知的致癌物，对人体危害最大的是尼古丁、一氧化碳、氮氧化物、焦油和各种自由基等。这些有害物质对人体黏膜、血管、细胞及各个组织器官均可造成损害，可造成 40 多种致命疾病。一支烟所含的尼古丁就足以杀死一只小白鼠。香烟烟雾中的一氧化碳同血红蛋白的结合能力比氧大 240~300 倍，严重地削弱了红细胞的携氧能力，使血液凝结加快，容易引起心肌梗塞、中风、心肌缺血等心血管疾病。长期吸烟不仅对身体造成损害，如引起慢性支气管炎、肺气肿、肺炎、心脏病、高血压、肺癌、胃癌、口腔癌、喉癌等，而且吸烟还会伤害到其他机体系统，如消化系统，甚至生殖系统等。目前，以吸烟为明确危险因子的消化系统癌症主要包括胃癌、食道癌、胰腺癌和肝癌、胆道癌、结肠癌，膀胱癌也与吸烟密切相关。据报道：吸烟者肺癌发病率比不吸烟者高 10~20 倍，喉癌发病率高 6~10 倍，冠心病发病率高 2~3 倍。由吸烟导致的脑出血增加 3 倍，循环系统发病率高 3 倍，气管类发病率高 2~8 倍。

据卫计委提供的第三次全国人口死因调查数据显示，肺癌死亡率在过去的 30 年增加了 465%，造成这一悲剧的主要元凶就是吸烟。这是因为烟草成分及燃烧的烟雾中有 3、4 苯并芘、砷、亚硝胺和一氧化碳等多种致癌和促癌物质。香烟中还含有大量放射物质，如每天抽烟 30 支，一年中肺部受到相当于正常人经受 300 次 X 线胸透的放射剂量，其放射性损伤诱发肺癌的危害是不言而喻的。

吸烟最易患肺癌。据有关部门研究，每天抽一盒烟甚至更多的人相对比不抽烟的人，男性患肺癌死亡的概率要高 33 倍，女性高 27 倍，而心血管疾病则无论男女都要高出 4 倍。对于那些每天抽烟仅在 4 根以内的人来说，他们患心血管疾病死亡的概率仍然要比从不抽烟的人高出 3 倍。女性患肺癌死亡的概率则高 5 倍，男性高 3 倍。

吸烟易患胃癌。饭后吸烟随着胃肠蠕动的加强增加烟雾的吸收量，因而促进胃癌形成的危险性就更大。据研究，吸烟者胃癌的发病率较不吸烟者高 1.5 倍，美国和欧州食管癌病人中 80% ~90% 的人有吸烟史。

吸烟易患糖尿病。据日本大阪大学研究生院的研究小组披露，在对 35~45 岁的男性患者的研究中发现，每天吸烟超过 30 支罹患糖尿病的可能性比不吸烟者大 4 倍，每天吸烟在 20~30 支的人患糖尿病的可能性比不吸烟者大 3 倍，每天吸烟在 20 支以下的患糖尿病的可能性比不吸烟者高出了 88%。

吸烟易患风湿性关节炎。瑞典卡罗林斯卡医学院研究人员经过对 3.4 万名人员调查后发现，吸烟与风湿性关节炎的发病存在关联。每天吸 1~7 根香烟的人患类风湿病比不吸烟者增加 2 倍以上，即使戒烟 15 年以后，这种风险也依然存在。

吸烟增加心率失常。风险美国一项研究发现，吸烟会增加一种常见的心率失常——心房颤动的危险。研究人员发现，现行吸烟者与从不吸烟的人相比，罹患心脏颤动的风险要高出 2 倍。这项研究证实，房颤与吸烟有关。

吸烟增大动脉硬化风险。当全身血管大范围出现硬化表现时，血管弹性下降，血压自然上升，当血压处于峰值时，高血压患者出现急性脑出血等心脑血管急性事件的风险就会上升。

吸烟伤胃。尼古丁从多个方面伤害胃黏膜，在尼古丁的作用下，胃的进口变得松弛，有腐蚀性的胆汁反流到胃里，抑制合成对胃黏膜有修复作用的前列腺素，促进胃酸分泌，在胃黏膜屏障破坏的基础上，直接腐蚀胃黏膜，所以吸烟多的人极易患胃炎。

吸烟增加脑萎缩风险。加拿大一项研究发现，长期吸烟会加速大脑皮层变薄，导致认知功能减退。

对心脑血管系统的影响。吸烟者与不吸烟者相比较，冠心病发病率高 3.5 倍，心肌梗塞发病率高 2~6 倍，若同时患有高血压及血脂异常，则冠心病发病率增加 9~12 倍。因为吸烟损伤血管内皮细胞、促使血小板聚集，还可使心肌等组织缺氧，血黏度增加，血管痉挛、狭窄，血液内胆固醇增高而高密度脂蛋白反而降低，还易引起脑血管梗塞致缺血性中风。

对呼吸道的影响。吸烟是慢性支气管炎、肺气肿、慢性阻塞性肺病的主要诱因之一，进而发展成肺源性心脏病，易发生自发性气胸，也易引起慢性咽炎及声带炎症。

对消化道的影响。吸烟刺激胃酸分泌增加，比不吸烟者增加 91.5%，加之又抑制胰腺分泌碳酸氢钠，造成胃及十二指肠酸负荷增加，易诱发消化道溃疡。烟碱使胃贲门及幽门括约肌张力下降，导致发生反流性食管炎。

对生殖系统的影响。吸烟致女性月经紊乱、受孕困难、宫外孕，使雌激素水平下降，进而诱发骨质疏松，使更年期提前。还会使女性心血管病变增多，自发性流产增多，胚胎发育迟缓，导致前置胎盘及胎盘早期剥离。吸烟也可使睾丸功能损伤，致男性性功能下降甚至不育。

对视力、听力的影响。吸烟可使眼底黄斑变性（因眼底动脉硬化、血小板聚集、局部缺氧），产生"烟草性弱视"。在强烈噪声中吸烟，可致永久性听力衰退甚至耳聋。

增加老年黄斑变性风险。吸烟是目前最确定、最直接及证据最多的老年性黄斑变性致病因素，吸烟者人群患湿性老年性黄斑变性的风险可增加 2~3 倍。

对睡眠的影响。德国一项调查发现，吸烟者的睡眠时间比不吸烟者少，而且睡眠质量也较差。实验显示，一夜睡醒后，吸烟者依然困倦的概率是不吸烟者的 4 倍。

对口腔的危害：

易患口腔癌。口腔癌占全身肿瘤的 5%~6%，是世界上 6 种最常见的癌症之一。大量的流行病学研究，已经证实吸烟与口腔癌密切相关，吸烟人群中口腔癌的发生率及死亡率比不吸烟者要高 2~3 倍。此外，吸烟可以加重再次发生口腔癌的危险性。口腔癌治愈后继续吸烟者，40% 可发生第二原发癌，而治愈后戒烟者仅 6%，非吸烟者治疗后的 5 年生存率明显高于吸烟患者。

口臭。口臭是指呼吸时口腔发出的不良气味，是影响人们进行社会交往和造成心理障碍的原因之一。口腔内微生物腐败，消化口腔滞留物质产生挥发性硫化物等异味物质，是导致口臭的主要成分。

牙周病。吸烟者较非吸烟者牙周病的患病率高，病情重，而且烟龄越长，每天吸烟的量越多，牙周病越严重。

口腔黏膜白斑。长期吸烟，烟草中的有害物质能够刺激口腔黏膜，直接攻击口腔黏膜上皮细胞，使其发生变化，吸烟时高温可使口腔黏膜接触部分灼伤。

吸烟影响药效。在常用药中主要有如下 10 类：抗凝血药、解热镇痛药、平喘药、抑酸药、降糖药、抗心绞痛药、口服避孕药、抗抑郁药、麻醉性镇痛药、维生素 C。

吸烟半小时内服药影响药效。近年来，大量研究证明，吸烟会降低药效，甚至贻误病情。吸烟影响药效的主要原因有两种：一是吸烟时外周血管收缩，血压升高，致使药物的吸收减少；二是香烟中的有害成分如尼古丁、烟焦油等，可使肝脏内参与药物代谢的酶的活性增强和数量增多，从而加速了药物在体内代谢，促进药物的排出，降低了血液中药物的有效浓度。

吸烟影响营养吸收。每天抽 1 包烟，会致体内 50~200 毫克的维生素 C 流失，维生素 C 是强抗氧化剂，能消除人体内有害的自由基，阻止低密度脂蛋白，减少动脉硬化的形成，预防心脑血管疾病。

吸烟对青少年的危害。青少年正处于生长发育时期，各系统、器官尚未发育成熟，对外界有害因素的抵抗力较成年人弱，易于吸收毒物，损害身体的正常发育。吸烟损害大脑，使思维迟钝、记忆力减退，影响学习和工作，使学生学习成绩下降。研究表明，吸烟者的智力效能比不吸烟者减少 10.6%。

吸烟对孕妇和胎儿的危害。首先，吸烟可使夫妇双方的生育能力下降。据英国的一项研究表明，每天吸烟 10 支以上的妇女不孕率为不吸烟妇女的 1 倍。其次，妇女吸烟对胎儿发育和健康的危害极大。烟草中含有大量有毒物质，这些有毒物质可以随烟雾被母体吸收到血液中，使母体及胎盘中的血氧含量降低。胎儿由于缺氧，生长发育迟缓。再次，孕妇吸烟可增加胎儿先天性畸形的发生率。有资料表明，吸烟母亲所生先天畸形儿的数量是非吸烟母亲的 2.3 倍，吸烟导致发生无脑儿、腭裂、唇裂、痴呆和体格发育障碍等畸形儿的概率是不吸烟者的 2.5 倍。

晨起吸烟致癌风险倍增。肺脏在清晨生理活动旺盛，通换气也较活跃，若在此时吸烟，使人吸收更多的尼古丁、烟焦油等有害物质。有数据表明，晨起吸烟，会使人体吸收上述有害物质增加 2 倍左右。另外，据国内的一项研究显示，晨起吸烟会让血压在短时间内上升速度加快，从而更易引发各类心脑血管疾病，直接增加死亡风险。

饭后一支烟的危害比平时抽烟要大 10 倍。这是因为人进食后，消化系统立刻全面运动起来，人体胃肠蠕动十分频繁，血液循环加快，全身毛孔也都张开，这时吸烟，肺部和全身组织吸收烟雾的力度加强，烟雾中有害物质会强力刺激呼吸道和消化道。从韩国首次公布的内窥镜下的人体肺部影像，15 年烟龄者的肺表面布满了黑色的斑和纹理，30 年烟龄者的肺部黑斑是密密麻麻的。所以，即使烟民实在难熬，也要将吸烟时间放在饭后半小时。

性爱后吸烟危害大。大畅快淋漓的性爱后，点上一支香烟，让身心逐渐放松，是不少人的习惯。英国一项研究发现，性爱后吸烟是平时吸烟危害的 10 倍。

首先，烟草中的尼古丁对中枢神经系统有先兴奋后抑制的作用，一氧化碳对人体的影响也很大，它们都会降低人们体验美妙性爱的感受；其次，烟草燃烧后的烟焦油，因含有苯丙芘，可导致阴道干涩；再次，性生活是一项比较剧烈的运动，做爱过程中肌肉、骨骼，尤其是神经系统会极度兴奋，全身血管扩张，血流速度增快，能量消耗加大。如果结束性爱时马上吸烟，香烟中的有毒物质很容易被吸入到体内，给心脑血管健康带来不利影响，甚至会导致心绞痛和呼吸困难的发生。另外，烟雾中的尼古丁会促使阴茎海绵体平滑肌收缩，破坏阴茎的血管，抑制血液流量，因而影响勃起的能力。

人在郁闷时抽烟对身体的损害更大。情绪低落时，人体免疫力低下，容易抽更多的闷烟，吸收的有害物质更多，罹患肺癌的危险更大。

不能忽略的二手、三手烟的危害。二手烟是由香烟、烟斗或雪茄燃烧时，飘出来或吸烟者抽烟时呼出的一种混合烟雾。在许多吸烟的场所中，二手烟是最常接触到的污染物。抽烟者喷出的烟雾可散发超过4000种气体和粒子物质，大部分这些物质都是很强烈的刺激物，其中至少有40种在人类或动物身上可引致癌病。在抽烟者停止吸烟后，这些粒子仍能停留在空气中数小时，可被其他非吸烟人士吸进体内，亦可能和氡气的衰变产物混合一起，对人体健康造成更大的伤害。

二手烟影响非吸烟者，除了刺激眼、鼻和咽喉外，也会明显地增加非吸烟者患上肺癌和心脏疾病的危险。美国一项研究显示，吸烟除损害自身听力外，而被动吸烟者的听力损害程度更大。如果儿童与吸烟者同住的话，他们的呼吸系统会较容易受到感染。其他影响包括增加咳嗽、气喘、痰多、损坏肺部功能和减缓肺部发育等。

吸二手烟会导致肥胖。研究发现，香烟会激发一种被称为"神经酰胺"的微小脂质，该物质会改变细胞线粒体，抑制细胞对胰岛素的反应能力，进而扰乱正常细胞功能。而一旦发生胰岛素抵抗，身体就会需要更多的胰岛素。胰岛素水平一旦升高，体内脂肪就会增多。

三手烟对人们的毒害也是很大的。三手烟指的是吸烟者在将烟熄灭后的一段时间内，烟雾在室内建筑、衣物、头发等表面和灰尘中残留的有毒物质，包括尼古丁衍生物、重金属、致癌物、辐射物质等。

为什么被动吸烟者受危害这么大？这是因为主动吸烟者吸烟时吸入肺中的只是少部分的烟，大部分的烟通过嘴巴吐出，或是烟本身直接排到空气中。而被动吸烟者不仅吸入了主动吸烟者吐出大量的烟，而且把在燃烧时排放在空气中的烟也吸了进去，这样一来，被动吸烟者吸入的烟比主动吸烟者吸入的烟还要多。研究发现，被动吸入的烟中有害化合物的含量比主动吸入的烟中的含量要高，因此对人体的损害也就更大。

二、没有哪一种卷烟是安全的

香烟中只有有害物质，没有所谓的有益物质。

除了焦油以外，其他添加物对健康的伤害同样可怕。即使一些香烟中添加了薄荷或者中草药，让吸烟者的喉咙有清凉的感觉，但这并不代表危害就减少了，甚至还有可能起到推波助澜的作用。

藏在过滤嘴中的剧毒。最初香烟过滤嘴的填充物是"木质纤维"，即醋酸纤维，对人体无害，而且过滤效果也较好，但价格较高。国内烟草行业为了降低生产成本，把过滤嘴材料更换成聚丙烯（一种塑料原料）代替，该物质经过化学和物理处理拉成了纤维丝，在过滤嘴中会产生很多肉眼看不到的细碎纤维丝，吸烟时被吸入肺里，这些细小的纤维就再也不能从肺泡里出来了。另外，烟草行业为了让消费者看不出来，还在纤维里面加了黏和剂，但由于很黏，没法生产，于是又加入了稀释剂。这两种物质都是挥发性质的胶体，内含大量的苯、芳香烃类的化合物。更为严重的是，滤嘴在连接香烟时，由于塑料容易黏刀，不好切割，烟草业又在刀片上涂抹硅油（又一种致癌物），让身体受到更大的毒害。还应指出的是，还有少数过滤嘴生产企业通过制假售假，以降低成本使用更劣质的材料谋取更多利润，从而导致过滤嘴的毒性更大。

事实上，无论香烟使不使用过滤嘴，其毒性都不会降低。过滤嘴最大功能是减少焦油，但无法过滤掉其他任何有害物质。所以，即使使用过滤嘴，同样会引发肺癌和其他毒性。香烟加了过滤嘴，吸阻变大，香烟内的物质燃烧不充分，就会增添新的毒素。如一氧化碳、苯并芘等，都是在吸烟过程中由于烟草所含有机物质不完全燃烧而生成的，吸烟时阻力越大，供氧越不充分，燃烧就越不完全，有毒物质的生成量也就越多。无论香烟使用多好的过滤嘴，声称由此可以滤去所有有毒物质的说法，都是误导消费者。

三、烟民为什么不易戒烟

很多人认为，烟民之所以戒不了烟，是因为他们没有毅力。其实历史上很多名人甚至非常有毅力的精神领袖尤爱烟草，比如美国作家海明威、英国前首相丘吉尔，还有我们的鲁迅先生等等。

当然，香烟并不因为这些名人的背书而变得更健康一些，它确实是当今世界危害健康的几大杀手之一。根据世界卫生组织的估计，到 2020 年，全世界的烟民人数将上升到 16 亿。那么，到底是什么东西让烟民的数量不断上升，又为什么人们在知道它的危险性之后，还是忍不住想要抽烟？

烟草中的尼古丁是一种与海洛因和可卡因有同等作用的成瘾药物。烟草使用者对尼古丁产生依赖，它能使心脏跳得更快，血压升高，并且降低食欲，尼古丁还有提升和放松精神的作用，所以戒烟很困难。很多人不明白，烟可以暂时不抽，但心瘾难戒，心瘾是最容易最简便的带来快感的方式。看到别人抽，自己也想抽。因此，戒烟就会反反复复。正如马克·吐温的那句名言：戒烟很容易，我已经戒过几百次了。

人类被烟瘾控制深层的原因是多巴胺（一种脑内分泌，它主要负责大脑的情欲、感觉，将兴奋及开心的信息传递，也与上瘾有关。爱情其实就是大脑中产生大量多巴胺作用的结果。所以，吸烟和吸毒都可以增加多巴胺的分泌，使上瘾者感到开心及兴奋）。没错，正是这种存在于大脑的中心——脑丘里的物质在我们感受到爱情时，在我们享受美食时，在我们吞云吐雾时，脑丘就开始释放多巴胺，人就会感受到愉悦。因此，如果要从医学上解释人从抽烟到享受的整个过程，大概就是：吸烟——尼古丁被吸入肺部——随着血液循环进入大脑——大脑受到刺激，开始分泌多巴胺——感到愉悦。久而久之，人开始对吸烟这个行为形成了条件反射，因为直觉告诉我们，吸烟可以使人们感受到快乐。自此，这种生理需求就转变成了心理需求。

四、戒烟比吃药还重要

吸烟对身体的危害是日积月累、逐渐加重的，有症状的时候往往已经不可逆转。国外相关机构在进行了大量流行病学调查后发现，吸烟后 20~30 年是相关疾病的高发期。对于戒烟任何时间都不晚。研究表明，如果在患上慢性病之前戒烟，1 年后因吸烟致病的几率会降低 66%；10 年之后患上因吸烟而导致严重疾病的几率，可以像从未吸过烟的人一样。当然，每个人的体质都是有差异的，烟草也不可能让 100% 的吸烟者都患上肺癌或者早死。但不可否认的是，烟草确实过早地夺去了许多人的生命，如果仅仅根据身边的个别现象就认为吸烟可能无害，这其实是一种对自己生命的漠视。

戒烟的好处是立竿见影的。从大的方面看，可以延长寿命。据《英格兰医学期刊》的报道，在 55~64 岁戒烟，能够挽回 4 年的寿命；在 45~54 岁戒烟，能够挽回 6 年的寿命；而在 35~44 岁戒烟，能够挽回 9 年的寿命。据美国《时代周刊》报道，美国控烟为 800 万戒烟者每人延长了约 19.6 年寿命。因此可见，早一天戒烟，就减少一分早死的危险。

戒烟比吃药还重要。有些心血管疾病患者很爱惜身体，每天都坚持服降糖、降脂、降压药物，但还是继续吸烟。他们不知道，单单戒烟一项，即可使冠心病死亡率下降 36%，其效果甚至明显高于目前治疗冠心病最有效的药物阿司匹林（15%）、转换酶抑制剂（23%）、阻滞剂（23%）和他汀类药物（36%）。也就是说，戒烟的作用比每天吃的降压药、降血脂药还要大。如果不戒烟，就好比木桶的短板：一个木桶断了一块木板，即使其他地方都完整，但缺一块木板使水照样外溢。同样道理，吸烟会使其他药物的治疗效果付诸东流。

五、树立坚强意志，说戒就戒

为了提高国民的健康素质，为了下一代的健康成长，全社会都应当共同努力，造成吸烟有害的强大舆论，树立起不吸烟的道德新风。

明知香烟有害者占 95%，而想戒烟的人仅有 50%，戒烟成功的则只有 5%。

从认识戒烟到戒烟成功，差别如此之大，为什么呢？这就是明知山有虎，偏向虎山行。2009 年 8 月 7 日，新探健康研究中心发布的《中国控烟观察》报告指出：目前我国吸烟人数仍然超过 3 亿，每年死于吸烟相关疾病者达 100 万人；遭受被动吸烟危害的人数高达 5.4 亿，其中 15 岁以下青少年儿童有 1.8 亿。报告指出，很多烟草企业仍为控烟工作设置种种障碍。如果目前状况不加改善，到 2025 年我国每年死于吸烟相关疾病者将达 200 万人。

烦躁不安、无所事事等一系列戒烟引起的不良症状，是戒烟者无法忍受的痛苦，所以戒烟后容易复吸；其次，由于养成习惯，如在思考问题，或工作告一段落时，抽支烟可缓解紧张；与朋友生意场上洽谈生意时互相递烟可以表达愉快的心情；与人谈话发生矛盾时，抽烟可缓解僵硬气氛……一旦戒烟，就会导致情绪不安，感觉发热，工作精神不集中。另一方面，手和嘴唇的接触习惯和需要，会使戒烟者难以忍受。但香烟成瘾不像吸毒那样严重，吸烟者只要有决心，有坚强的意志，可以说戒就戒。我们提倡自觉戒烟，只要有坚强的意志，完全可以戒掉，无任何副作用。戒烟必须严格控制外界的诱惑，亲朋好友再递好烟，也要婉言拒绝，这是戒烟成功的关键。

六、戒烟后"复吸"，肺功能更受伤

许多烟民已经认识到吸烟的危害性，下决心戒烟的不在少数。但遗憾的是，一些人戒烟后没多久，经不住诱惑，又重复吸了。殊不知，这种戒烟后再吸烟的行为是极不可取的，其危害甚至比不戒烟还要严重。

研究人员曾经对 477 名戒烟者进行了调查。结果显示，戒烟不当会加重吸烟者现有疾病的病情。与一直吸烟的人相比，戒烟后复吸的人肺功能衰竭更快，更容易受到烟中有毒物质的侵害，吸入的有害物质更多。

七、戒烟的好处

据科研人员多年的实验发现，戒烟后，其体内器官会发生一系列有益的变化：48 小时内：神经末梢的功能逐渐开始恢复；嗅觉和味觉对外界物质敏感性增强。

72 小时内：支气管不再痉挛，呼吸大为舒畅，肺活量增加。

2 周至 1 个月：血液循环稳定；走路稳而轻；肺功能改善 30%。

1 ~ 9 个月：咳嗽、鼻窦充血、疲劳、气短等症状减轻；气管和支气管的黏膜上出现新的纤毛，处理黏液的功能增强；痰减少，肺部较干净，感染机会减少；身体的能量储备提高；体重增加 2~3 公斤。

1 年内：冠状动脉硬化危险下降。

5 年内：比一般吸烟者（每天一包）的肺癌死亡率由 1.37% 降至 0.72%，甚至近于不吸烟者的死亡率；口腔、呼吸道、食管癌发生率降至吸烟者发病率的一半；心肌梗塞的发病率几乎降至非吸烟者的水平。

10 年内：癌前细胞被健康的细胞代替，肺癌的发生率降至非吸烟者的水平；口腔、呼吸道、食管、膀胱、肾脏、胰腺的癌症发病率明显下降。

15 年内：冠状动脉硬化的危险与不吸烟者相同。

因此，任何时间戒烟都不算迟，而且最好在出现严重健康损害之前戒烟。

当前影响戒烟的因素很多，有不少人认为，国家每年从烟草获得巨额税收，对国家有利。其实并非如此，世界卫生组织在 2002 年报告的一组数据指出：当年，某国从烟草厂家的直接税收为 49 亿美元，但同年因吸烟而造成的直接经济损失达 78 亿美元，还不包括许多由吸烟而带来的环境与卫生方面的经济损失。

吸烟危害国民健康的问题，诸如肺气肿、肺炎、肺癌、哮喘、心肌梗塞、心脏病、高血压、心血管疾病、脑血管疾病等有一半以上与吸烟直接相关，也是中国人最常见的死因。目前，死亡与吸烟直接有关的中国人，每年约 45 万，也就是说，每天死于与吸烟直接有关的人多达 1500 人！因此，烟草经济上的收益实际上是虚假的。

八、戒烟，路在何方？

靠烟民的自控能力。从国内外许多成功戒烟的事例看，个人的自控能力最为关键。只有当烟民珍惜自己的生命，把生命放在首位时，才能产生坚强的意志力戒掉烟瘾。

"快速戒烟"是最有效的戒烟方法。美国牛津大学科学家证实，慢慢戒烟非常挑战吸烟者的毅力，戒烟成功可能性非常低。

全社会要树立起控烟气氛。2015 年 6 月 1 日，全国实施了"史上最严禁烟令"，明确公共场所不能吸烟，并加重处罚力度；虽已收到一些成效，但效果并不十分明显。

世界卫生组织驻华代表施贺德博士表示："如果吸烟率不降低，会给中国的卫生系统和经济社会发展带来巨大损失。这次中国要求领导干部带头在公共场所禁烟，此举令世界卫生组织深受鼓舞。"

提高香烟的征税和香烟的价格，使烟民抽不起烟。

所有医院要开设免费戒烟门诊，用药物帮助烟民戒除烟瘾。

真正控烟最有效的措施，排在前几位的是大幅提高烟草税、加大烟盒警示标志、扩大公共场合禁烟范围。遗憾的是，这些被证实最有效的控烟措施，还远没有真正得到落实。

第二节　限酒

酒，自古就是一种特殊的药物。《本草纲目》记载："酒，天之美禄也，少饮则和血行气，壮神御寒，消愁遣兴；痛饮则伤神耗血，损胃亡精，生痰动火。"

酒为百药之长，饮必适量。过量饮酒伤肝、伤脑、伤心，伤各个脏器，对人体的危害极大。

一、饮酒必适量，痛饮危害大

过量饮酒伤肝、伤脑、伤心、伤各个脏器，对人体的危害极大。喝醉一次白酒，等于得一次急性肝炎。

20 多年前，我国的白酒年产量是 460 万吨左右，相当一个西湖的储水量。到了 2006 年白酒年产量达到 855 万吨，已经能灌满两个西湖了，现在的白酒年产量已远超 1000 万吨，酒产量年年激增，把好多人喝得稀里糊涂。

"酒是穿肠毒药"，酒喝多了对健康绝对有害。因为喝酒的不是嘴，是肝！喝一两酒，肝脏得忙活两个钟头还忙不完。长期喝酒的人，手哆嗦、头晕，就是肝中毒造成的。多年来，酒场流行"感情深，一口闷"，饮酒用的杯子越来越大，甚至用喝水的大玻璃杯饮酒，一下子可以灌进 200 毫升以上的白酒，按 60° 白酒计算，"一口闷"的结果是 120 毫升酒精入肚，一下子就进入醉酒状态了。造成中年早逝的"危险三联症"就是"饱食""酗酒""激动"。吃了饭以后血全跑到胃里来了，如果本身体内其他器官供血就有些问题，再一酗酒，酒行药势，血管一扩张，血液就流到全身四肢去了，大脑、心脏就会出现缺血的问题。喝完酒容易激动，一激动就会造成体内的动脉粥样斑块表面破裂，形成血栓。形成的血栓不断地增大，使冠状动脉迅速变得狭窄甚至堵塞，诱发心绞痛与急性心肌梗塞。

喝酒伤身的事例，古今中外随处可见。唐代诗人杜甫，与饮酒作诗结下了不解之缘。杜甫喝过难以计数的美酒，写出了世代传颂的诗篇，据郭沫若统计，在杜甫现存的诗文 1400 多首中，谈到酒的就有 300 首。郭沫若称杜甫为"酒豪"。杜甫嗜酒成性，他在十四五岁时就自称是"酒豪"了。根据唐人郑处海的《明皇杂录》记载，杜甫死于牛肉白酒。大历五年（公元 770 年）夏天，杜甫因避兵乱到衡州，恰遇洪水，因无食物，饿了一天。聂县令找到他后，送来了许多牛肉白酒，杜甫正是过量用酒肉后才与世长辞的。

酒精进入体内主要经肝脏分解代谢，酒精对肝细胞具有毒性作用，使肝细胞对脂肪酸的分解和代谢发生障碍。故饮酒越多肝内脂肪酸越容易堆积，易导致酒精性脂肪肝。常饮酒的人，脂肪肝的患病率为 30%～50%；如果健康人每日饮酒含乙醇 100~200g，连续 10~12 天就可发生脂肪肝。持续饮酒，每天超过 80~100 克的人，酒精性脂肪肝的发生率上升 5~25 倍。肥胖者 50%肝内有脂肪浸润，因脂肪组织增加，游离脂肪酸释出增多所致。由于肥胖者常伴有高胰岛素血症，促进了肝脏内脂肪酸合成，加上饮酒，导致肝脏脂肪酸蓄积，超过了肝脏的处理能力，最终就会转化为中性脂肪，沉积在肝细胞内，形成脂肪肝。国外有一个研究小组发现，长期过量饮酒，包括啤酒、红酒都会引起脂肪肝。

世界卫生组织专家发表报告指出："有人说一天喝一杯啤酒，不需要去看医生，这句话是完全错误的，是没有任何科学根据的，它的目的是出于商业利益。"大家要明白，科学家的声音是很小的，资本家的声音却很大。要牢牢记住一点：广告是酒商做的，他当然希望你多喝酒。需要知道的是，饮酒后约80%的乙醇迅速被吸收，其中90%在人体的"化学工厂"肝脏内进行代谢转化。肝脏内的化学反应过程是：肝细胞把乙醇分解为有毒性的乙醛，再转化为无毒性的乙酸，最终代谢为二氧化碳和水。喝酒过量，肝脏的解毒功能便力不从心。嗜酒者往往出现面颊通红、双目充血、喜怒无常、恶心呕吐，就是乙醛产生了肝脏毒性，作用于神经系统的结果。

长期过量饮酒还可以引起精神、心理与生殖系统疾病，导致眼球震颤、外直肌麻痹、共济失调、记忆力丧失、时空定向力障碍、周围神经麻痹。一般损害表现为：情绪不稳定、人格改变，与心理有关的器官发生功能障碍，如性功能障碍等；生殖系统疾病方面男性表现为性功能低下、睾丸萎缩、睾酮水平下降、精子生成受损、促性腺激素分泌低下；女性主要表现为孕妇饮酒所生的孩子易患"胎儿酒精综合征"，因为酒精可通过胎盘屏障、毒害胎儿，影响胎儿正常发育、造成流产、死产、早产或畸形！饮酒对胎儿的危害很大，由于酒精对生殖细胞有不良影响，可以使受精卵的质量下降，产生灾难性后果。所以，作为对后代负责的父母，都应该控制饮酒量。

酒精有活化致癌物的作用，抑制人体免疫功能、伤害肝脏。饮酒首侵口腔、消化道门户。饮酒与口腔、食管癌、咽喉癌和结肠癌的发病相关，与胃癌和肝癌的发生也关系密切。每日乙醇摄入量超过120克者，喉癌危险比不饮酒者高5倍。每日摄入乙醇超过30~50克者与不饮酒者相比，结肠癌、直肠癌的危险性达2倍。乙醇可以改变肝功能，从而影响雌激素和脂肪代谢，影响肝功能对致癌物和促癌物的清除，增加这些物质对乳腺组织的破坏作用。

酒精增加癌症风险的证据是很充分的。饮酒后，乙醇会改变身体里的遗传物质，影响蛋白质和脂肪的正常功能，影响营养的代谢吸收，增加可引发乳腺癌的雌激素，因而引发癌变。

为什么喝了酒以后能丧命，就是酒精中毒造成的。李时珍在《本草纲目》里写道："过饮败胃、伤胆，丧心、损寿，甚至黑肠腐胃而死。"孙思邈在他的《千金方》里也告诫嗜酒者："久饮酒者，溃髓蒸筋，伤神损寿。"

下面再具体地讨论一下过量饮酒对身体的危害：

世界卫生组织统计，有 60 种疾病都和饮酒有关，酒精引起的疾病发病率和死亡率均高于烟草。美国研究发现，长期酗酒，全身器官都跟着遭殃：从肝脏、肠胃、胰腺、大脑、心脏、骨骼、耳朵和眼睛，都会受到不同程度的损伤。

酒精会使人体的神经系统从兴奋到高度抑制，严重时还会破坏神经系统的正常功能。啤酒的酒精浓度虽然较白酒低，进入胃后，可使胃壁减少分泌前列腺素 E，造成胃黏膜充血和水肿，出现食欲减退、上腹胀满。

过量摄入酒精易出现急性酒精中毒，造成大脑皮层或大脑中枢抑制，严重者会昏迷甚至死亡。长期慢性酒精中毒更易引起食管胃壁损坏、骨质疏松等。

饮酒伤肾：酒精进入人体后，会抑制抗利尿激素的产生。身体缺乏该激素后，会抑制肾脏对水分的重新吸收。所以饮酒者会经常往厕所跑，身体水分大量流失后，体液中的电解质平衡被打破，恶心、眩晕、头痛症状相继出现。如果已经患了肾病，又无限制地大量喝酒，会使尿酸沉积，导致肾小管阻塞，造成肾脏衰竭。

饮酒伤胃：酒精能使胃黏膜分泌过量的胃酸。大量饮酒后，胃黏膜上皮细胞受损，诱发黏膜水肿、出血，甚至溃疡、糜烂，严重的会出现胃出血。

饮酒过量，肝脏"最受伤"：中华医学会肝病学会主任委员贾继东教授指出，短时间内摄入大量酒精会造成急性酒精中毒，长期如此，容易诱发酒精性脂肪肝、肝炎，甚至是肝硬化。大量饮酒还容易导致高尿酸血症和高脂血症等代谢病，会灼伤消化道黏膜，破坏生殖系统。

饮酒伤心脏，可诱发心肌炎：酗酒的人，心肌细胞会发生肿胀、坏死等一系列炎症反应。在酒精的作用下，心率加快，心脏耗氧量剧增，心肌因疲劳而受损，导致酒精性心肌病。

饮酒伤骨：一是导致机体脂肪代谢紊乱，从而影响骨骼、肌肉等系统的生长、降低骨密度。二会引发凝血功能障碍。三是酒精中含有的乙醇会伤害骨骼中的成骨细胞引发骨科疾病。其主要表现有：骨质疏松提早 5~10 年，酗酒是股骨头坏死的首因，诱发痛风、关节受损。四是妨碍十二指肠内的钙代谢，尿中排出的钙和磷酸盐均增加，加速体内钙质的流失，引起骨质疏松症，这是发生骨折的主因。

饮酒可诱发急性胰腺炎：酒精刺激胃壁细胞分泌盐酸，使得胰腺分泌亢进。

过量饮酒加速记忆衰退：英国一项研究发现，中年人过量饮酒会加速记忆力衰退和认知能力减退，整体智力水平下降速度要比正常水平快 6 年。

饮酒伤脑：酒精依赖实质上是一个慢性自杀过程，很多人从 20 多岁开始喝，形成饮酒习惯，越喝越多，大量饮酒严重损害肝脏、消化系统及整体健康，不仅导致大脑的生理基础发生改变，寿命也大大缩短。

美国罗格斯大学的研究人员发现饮酒或可导致成人脑细胞的再生量减少 40% 左右。原因就在于，那些管理大脑健康的神经细胞因为酒精的作用而被抑制再生。据研究，饮酒 6 分钟后，脑细胞开始受到破坏。长期酗酒的人，记忆力会越来越差，酗酒还会增加老年痴呆和帕金森氏综合征的风险。可喜的是，英国皇家自由医院最新研究发现，戒酒一个月，就能促进受损肝脏的恢复，还能降低血压和胆固醇水平，罹患癌症和糖尿病的风险也会降低，而且身体的恢复会"立竿见影"。

二、酒为百药之长，适量饮益健康

1."适量"是个什么概念？

美国公布的 2015 版膳食指南的专家报告，其中的"适量饮酒"的准确意思是：如果是有饮酒习惯的成年人，那么应该把饮酒量控制到"适量"；如果本身没有饮酒习惯的，那么不要为了"可能对身体有益"而去饮酒。

"适量饮酒"的"适量"若以酒精计，男性一天的饮酒量不超过 25 克，即高度白酒 50 毫升；红酒、黄酒 250 毫升；啤酒 750 毫升；女性每天摄入酒精不超过 15 克，即高度白酒 30 毫克，红酒、黄酒 150 毫升，啤酒 450 毫升。控制在这个量以下，就能够有效预防高血压、中风和心脏病患的发生、发展，也不会损害健康，喝完之后感到神清气爽就正合适。适量酒精的作用，能使人精神状态、体力有所提升，行为更加敏捷。

酒的种类很多，适度饮酒对身体都有一定的好处。这里仅列举喝红葡萄酒和啤酒对健康的作用。

有效保护心脏：研究发现，红酒中葡萄皮所含的花青素等物质能有效中和对心脏有害的氧化物以及其他有害化学物质，能有效抵抗心脏病和郁血性心衰风险。哈佛大学研究发现，每周喝 3~9 杯红酒的人得心脏病的可能性比不喝酒的人低 40％，每天喝一杯红酒的人死于冠心病的可能性比完全不喝酒的人少30％。

预防大脑老化：红酒中含有的白藜芦醇等一些酚类分化物，对大脑中的特定部位可起到很好的保护作用。因此，适量饮用葡萄酒能帮助预防脑部老化的疾病，并能有效降低中风的风险。

预防眼病：葡萄酒能降低因眼睛退化而导致中央视野逐渐丧失的病变。

降低肺脏疾病：葡萄酒能有效降低炎症和慢性肺部疾病。

降低患胃溃疡的风险：葡萄酒能杀死幽门杆菌，让血管保持健康，降低腿部动脉硬化的风险；葡萄酒可促进胃液的分泌，从而有助于促进机体的消化功能。

预防皮肤疾病：葡萄皮里的类黄酮，具有防止皮肤晒伤、皮肤癌和减少疤痕组织。葡萄酒中的萃取物，可控制皮肤的老化，葡萄酒中含有生成红色素的成分，能防止损坏活性氧。葡萄酒中含有多种氨基酸以及维生素 E 和 B 族等维生素，可为肌肤补充营养，对女性有很好的美容养颜功效，可养气活血，使皮肤富含弹性。

抗癌红酒可以防止正常细胞癌变，阻止癌细胞的扩散。

红酒中白藜芦醇能防治多种疾病，有助于促进雌激素分泌，有益骨骼健康，有效预防听力丧失，能扩张眼部血管，预防眼疾，还能作用于眼底血管内皮和血管外侧的平滑肌。

预防抑郁症：最新研究发现，饮少量红酒，有助于降低患抑郁症风险。

葡萄酒有滋补、防治水肿、利尿、杀菌和补正元之气、固脱、益损、止渴和安神等作用，也是防治感冒或流感的方法之一。

润滑的作用：进餐时，如果吃了过硬、过黏的食物时，消化便可能出现障碍，红葡萄酒是最好的润滑剂。

预防肥胖：一项为期 13 年的研究发现，促进体内脂肪燃烧，每天喝 1~2 杯红酒可使女性肥胖的概率降低 30％。

预防龋齿：红酒有利于口腔健康，能够预防龋齿。口腔内对牙齿最具破坏作用的变异链球菌易与唾液混合，易粘牙齿。而红酒能够阻止这种细菌粘上唾液或牙齿。据西班牙和瑞士的研究人员发现，红葡萄酒能够有效防止蛀牙和改善口腔健康。

红葡萄酒中水杨酸含量比白葡萄酒几乎高 1 倍，长期适量饮用干红葡萄酒等于在不断服用小剂量阿司匹林（低剂量阿司匹林有防治血栓形成和预防心肌梗塞的功效）。

饮啤酒的好处：

饮啤酒可预防骨质疏松：每天喝 1~2 杯啤酒有助于防止骨质疏松症。多项研究发现，适当饮用啤酒还可治疗关节疼痛，保持关节结缔组织健康。啤酒中的硅元素有助于增强骨骼，从而降低患骨质疏松的概率。

啤酒花中有一种名为蛇麻烯的化学物质，有助于预防肺炎病毒。

饮酒有减轻精神压力、振奋精神、提高思维能力的作用。古今中外，无数文人墨客都有借酒提高诗情画意的事例，曹操在《短行歌》的诗中写道："对酒当歌，人生几何？譬如朝露，去日苦多。慨当以慷，忧思难忘。何以解忧，唯有杜康。"这一千古名句不仅使杜康酒风靡海内外，而且告诉人们曹操忧愁了就靠喝杜康酒来解除烦恼。

下面推荐一款葡萄酒搭配洋葱的保健处方：

葡萄酒有活血防止心血管疾病的功能，洋葱有降脂抗癌的作用，两者搭配保健作用令人惊讶。每天喝少量葡萄酒，对膝盖疼痛、白内障、老年痴呆症等有理想的效果，但喝洋葱、葡萄酒后，更有意想不到的功效！喝洋葱葡萄酒后可维持血压正常且保持稳定；糖尿病人血糖高，喝洋葱葡萄酒后血糖下降；"老花眼"喝洋葱葡萄酒后，也会有很大的改善；夜间频尿，喝洋葱葡萄酒，可基本恢复正常；眼睛常模糊不清或是慢性眼疲劳，喝洋葱葡萄酒后很快就能改善；白尿症（尿混浊），喝洋葱葡萄酒后尿液就会接近透明；经常肚胀的便秘症，喝洋葱葡萄酒后第二天就能恢复正常排便……

材料：洋葱：1~2 个；葡萄酒：400~500 毫升（喜欢甜的人，可再加上一点蜂蜜）。

做法：

（1）将洋葱洗净，去掉表皮，切成八等份（半月形）。

（2）将洋葱装入玻璃瓶内，加入红葡萄酒。

（3）将玻璃瓶盖好密闭，在阴凉的地方放置 2~8 天。

（4）将玻璃瓶内的洋葱片用滤网过滤后，洋葱、酒液分开装入瓶中放到冰箱冷藏。

饮用方法：

（1）一天喝的量约 50 毫升，年纪大的人一次约 20 毫升左右。

（2）一天喝 1~2 次。

（3）浸过的洋葱片一起食用更好。

（4）不喝酒的人，可用 2 倍左右的开水稀释饮用或每次倒入电饭锅内约 4~5 分钟蒸发酒精后再饮用。

三、科学饮酒才养生

科学饮酒须知：空腹饮酒危害大。

国外科学家曾对 1 万多名饮酒者进行调查，结果显示有空腹饮酒习惯的人其死亡率远远高于其他饮酒人群。这是由于空腹饮酒后，酒精会直接刺激胃肠道，破坏胃黏膜，影响胃酸的分泌，影响胃肠道的正常运作，严重的甚至可能诱发胃溃疡等肠胃疾病。更为严重的是：空腹饮酒会导致酒精中毒。通常人在空腹饮酒后 90 分钟内就会有八成的酒精被吸收，从而迅速影响体内的其他器官，诸如大脑、心脏、肝脏、肾脏等，造成酒精中毒和巨大的代谢负担，久之，必然会诱发心脏病、高血压等疾病。

饮酒前，先护胃。可先吃一点下酒菜，在胃里形成保护膜，或是先吃点含淀粉或纤维的食物，比如馒头、燕麦粥等。谷类食物中的淀粉能减少酒精的吸收；纤维则可吸收水分和酒精。

最好的下酒菜是动物肝脏，动物肝脏里含有丰富的维生素 B、维生素 C、矿物质和蛋白质，这些物质能分解酒精。还应多吃豆类食品、鱼肉、绿色和黄色蔬菜。如果酒桌上有水果，就多吃含维生素 C 和维生素 B 的水果，这些水果也有解酒功效。

喝白酒应多喝白开水，可加速酒精代谢；喝啤酒时，要勤上厕所；喝烈酒时，要加点冰块。喝酒不宜过快过猛，让身体有充分时间分解乙醇。

酒后保健有良方。酒后头晕，可以喝西红柿汁；酒后反胃、恶心，吃葡萄；酒后头痛，喝蜂蜜水，蜂蜜还有催眠作用，能使人很快入睡，第二天起床后不头痛；酒后心悸、胸闷，吃香蕉。

酒后不洗澡。酒后洗澡，体内的葡萄糖会消耗掉，容易引起低血糖。酒精还会抑制肝脏的正常活动，阻碍体内葡萄糖的恢复；酒后洗澡，容易酒精中毒；高血压、心血管疾病患者酒后洗澡容易中风。

不宜立即饮茶。喝进胃的酒，要经过肝脏代谢变成乙醛，酒后立即饮茶，乙醛会从肾脏排出，伤害肾脏。

不宜马上长时间看电视。"肝开窍于目"，饮酒伤肝，酒后长时间看电视，整个肝脏系统都会疲劳，对健康危害很大。

高血压、心脑血管疾病患者、肝功能不佳或肝病患者禁喝白酒。

心情不佳时要慎用。

饮白酒前不能服用各类镇静药、降糖药、抗生素和抗结核药，否则会引起头痛、呕吐、腹泻、低血糖反应，甚至导致死亡。

酒量先天定，千万练不得。现代医学研究证明，酒量大小主要是由遗传因素决定，而不是后天能练出来的。

混合饮酒危害大：

混合饮酒患肝癌。大量研究显示，饮混合酒（同时饮白酒、红酒、啤酒）患肝癌的风险是饮单一酒的6~10倍。以白酒和啤酒为例，如果放在一起喝，由于啤酒中含有二氧化碳和许多水分，可促进白酒中高浓度的酒精在全身渗透，更易对脑、肝、肾、胃造成中毒。且两者混合饮用使醉感提前到来，而且更容易引起头昏、恶心、呕吐。

不同度数、不同香型的白酒同样不宜混着喝。原料不同的酒同喝，同样容易让人醉得快，而且更容易伤害肝脏细胞，损害肝脏代谢功能。

需特别提醒的是：酒之为酒，是因为含有酒精，酒精又称乙醇，所以无论是什么酒，其所含的酒精对人体各个器官都有毒害作用。任何一种酒都可以检测出某种有益的成分，但其量在酒的总量中都是微小的，即使是葡萄酒中所含的白藜芦醇也是如此。有关研究表明，酒中任何一种有益物质，都没有发现其能抑制酒精的毒性，也就是说，酒中任何一种有益物质都不能抵消与掩盖酒精对人体器官的毒害作用。

酒为"百药之长"，酒更是"穿肠毒药"，是"百病之源"。据世界卫生组织统计，有 60 种疾病都与饮酒有关；酗酒的人平均寿命比不喝酒的少活 20 年，我国有 4000 万智障儿童出生于酗酒家庭。因酒精引起的疾病和死亡率均高于烟草。

"少量饮酒有益"，实质上是商家的炒作，是商业的促销行为，是有意或无意间的以讹传讹。

酒，还是不饮为好！

附

录

拾遗

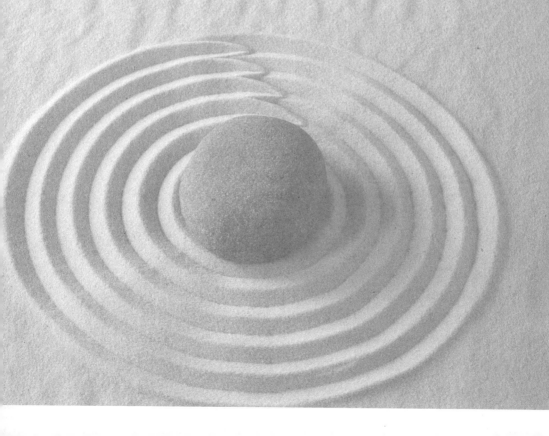

　　本书较全面地讨论了世卫组织提出的《健康人生的四大基石》，这对世人的健康无疑有着至关重要的作用，但笔者通过健康生活的实践，觉得还有一些与我们健康生活息息相关的养生要务，如能得到重视，更可为我们的健康添砖加瓦。这些要务就是："坐卧立行皆健身，姿势决定健康"、"睡眠是养生之首"、"晒太阳——享受天然补药"、"深呼吸，延寿的法宝"。

　　可以毫不夸张地说，人体的许多疾病都来源于不正确的姿势，为了达到健身的最佳效果，我们在日常生活中，无论坐、卧、立、行，都要十分注重姿势。

　　好姿势带来最直观的好处是让人优雅、有气质。挺直站立，人会显得苗条、高挑、英俊、挺拔，而且充满自信；肩膀挺直坐着的人看上去轻松而又充满自信；更为重要的是，好姿势还会影响别人对你的看法。

　　睡眠则是天然补药，睡眠是养生之首。俗语说："药补不如食补，食补不如觉补。"

　　晒太阳，享受天然补药；太阳晒得少，健康隐患多。

　　深呼吸是延寿的法宝。寿命与呼吸频率成反比：呼吸频率越慢，寿命越长。

第一篇　坐卧立行皆健身，姿势决定健康

　　人体的许多疾病都来源于不正确的姿势，为了达到健身的最佳效果，我们在日常生活中，无论坐卧立行都要十分注重姿势。

　　人的一生是在"坐卧立行"四个基本动作的转变中度过的。"姿势"绝不仅

仅是单纯体位变动的手段，更是养生的手段，健康长寿的手段。事实上，许多人由于不了解这些基本动作的要领和技巧，导致头、肩、腰、腿等部位早早出了问题。

唐代孙思邈在《千金要方》中写道："养性之道，莫久行久立，久坐久卧，久视久听。盖以久视伤血，久卧伤气，久立伤骨，久坐伤肉，久行伤筋也。"

我国传统养生学中提倡"站如松，坐如钟，行如风，卧如弓"，民间也有"坐卧立行皆功夫"之说。

正确姿势对健康的作用：

俗话说：站有站相，走有走姿。好姿势带来的最直观的好处就是让人优雅、有气质。挺直站立，人会显得苗条、高挑、英俊、挺拔，而且充满自信；肩膀挺直坐着的人看上去轻松而又充满自信；更重要的是，好姿势还会影响别人对你的看法。

美国媒体载文，总结了改善姿势对生活和健康产生的六大影响：

提升情绪。向上摆双臂走过大厅的感觉更有活力、更加快乐和积极。而无精打采地走过大厅的则感觉悲伤、孤独、孤立、昏昏欲睡。

提高记忆力。坐姿懒散、目光下视，容易勾起负面回忆。而当保持直立坐姿和双目前视时，则几乎不会产生消极记忆，更容易回想积极的事情。有研究认为，直立坐姿可使大脑血流量和供氧量提高40%，因而可大幅改善记忆。

增强自信心。保持直立坐姿时更自信，良好的姿势增强了他们的信心，而低头垂肩懒散坐姿对自己缺乏自信。

促进消化。良好的姿势有助于锻炼支持消化器官的核心肌肉群。懒散姿势可能会导致多种消化问题，如胃食管反流、便秘、甚至疝气。

强壮骨骼。良好的姿势有助于减轻脊柱压力，有益骨骼发挥应有的功能，同时也会使骨骼更强壮更健康。不良姿势则会增加肌肉和结缔组织负担，时间一长会削弱骨骼力量。

减少头痛。每2~3小时进行一次不良姿势纠正，并保持正确的站、坐姿，能有效避免脖颈和肩膀肌肉过度拉伸，可以使头痛减少41%，颈部和肩部疼痛降低43%。

可以毫不夸张地说，人体的许多疾病都来源于不正确的姿势，为了达到健身的最佳效果，我们在日常生活中，无论坐、卧、立、行，都要十分注重姿势。

一、坐如钟

坐姿通常有端坐、靠坐、盘坐等。坐姿的选择可根据各人的习惯和健康状况而定。

所谓"坐如钟"，就是落坐后上身要挺直，收腹立腰，双目平视，肩部放松，脖子稍微伸展，保持膝盖、大腿和背、肘关节呈 90°；有意识地将下颌内收，使胸腔、肩膀打开，有助于呼吸顺畅。伏案工作时，手臂在肘关节处要形成直角，大腿与后背形成直角、双腿在膝盖处形成直角。还有一点很重要，当我们坐着的时候，我们要尽量让下腰椎部位贴住座椅靠背，或者在腰部垫个小枕头。这样能帮助保持腰椎曲线向前，避免腰部劳累。

正确的坐姿可以矫正扭曲的脊柱。坐姿不正，可引发多种疾病：不正确的坐姿会引起脊柱弯曲或局部不适与肌肉劳损，这造成腰痛和畸形的重要因素。最常见的有 5 种：弯腰驼背紧盯屏幕；身体扭曲着倒向一侧；手托腮的"思考状"；看似舒服的"二郎腿"；用头和肩夹着打电话。很多颈椎病、肩痛、腰背痛、静脉曲张、眼部问题都是因为这些错误坐姿引起的。

久坐伤身：世界卫生组织曾报告，全球每年有 200 多万人因久坐而死亡。久坐使人多种器官和组织得不到应有锻炼，进而影响了机能的新陈代谢，使循环血液减少，并出现氧和能量的相对供应不足，不少人坐久了会感觉腰酸背疼，其实这就是血液循环不畅造成的，从而加速了人体的衰老。

久坐最伤下列各个部位：

久坐伤肉：久坐不动，气血不畅，会使肌肉松弛，弹性降低，轻则出现下肢浮肿，倦怠乏力，重则会使肌肉僵硬，感到疼痛麻木，引发肌肉萎缩。

久坐伤神损脑：久坐不动，血液循环减缓，导致大脑供血不足，产生精神压抑，表现为体倦神疲，精神萎靡，哈欠连天。若突然站起，还会出现头晕眼花等症状。久坐思虑耗血伤阴，老年人则会导致记忆力下降，注意力不集中。若阴虚心火内生，还会引发五心烦热，以及牙痛、咽干、耳鸣、便秘等症。

久坐伤心脏：久坐不动血液循环减缓，日久则会使心脏机能衰退，引起心肌萎缩。尤其是患有动脉硬化等症的中老年人，最容易诱发心肌梗塞、形成脑血栓。

久坐伤胃：久坐使胃肠蠕动减弱，消化液分泌减少，日久就会出现食欲不振、消化不良以及脘腹饱胀等症状。

坐得越久，寿命越短：因为坐久了，心脏血液输出量会减少，所以人总是觉得浑身没劲。久坐让体重增加，心脏负担加重，加重冠心病。久坐导致胰岛素抵抗，容易引发糖尿病。久坐还会损害肌肉的力量。每天久坐可能导致慢性肾脏疾病。

久坐损筋伤骨：久坐颈肩腰背持续保持固定姿势，椎间盘和脊间韧带长时间处于紧张僵持状态，就会导致颈肩腰背僵硬酸胀疼痛，或俯仰转身困难。特别是坐姿不当（如脊柱持续向前弯曲），还易引发驼背和骨质增生。久坐还会使骨盆和骶髂关节长时间负重，影响腹部和下肢血液循环，从而诱发便秘、痔疮、下肢静脉曲张等症。

久坐（躺）在沙发上看电视，对健康的伤害极大。

一项"中国居民文化消费倾向问卷调查"显示，全国有 1/4 的人每天看电视时间在 5 小时以上。科学家发现，一般人在看完想看的节目后，通常还会漫无目的地多看 2~3 小时。这是因为看电视时人脑达到一种微醉的放松状态，整个人就像进入了催眠状态。有人形象地描述电视就是"插电毒品"。久坐看电视危害在于以下几点：

一是缩短寿命。澳大利亚一项研究发现，在电视机前每度过 1 小时，使死于癌症的风险增加 9%，死于心血管疾病的风险增加 18%。

二是让人不快乐。美国一项调查指出，看电视越多的人越不快乐。

三是隐形"第三者"。美国全国睡眠基金会表示，沉溺于电视节目是导致性欲严重减退的主要原因。

四是空气污染源。电视机内的阻燃物在高温时会发生裂变，产生高浓度溴化二恶英和其他溴系有毒物质，对人体健康损害极大。

健康看电视的对策是学会"听电视"。

国家卫计委中国健康教育中心专家田向阳指出：成人每次看电视最好不超

过 2 小时，儿童不要超过 1 小时。可以尝试开着电视干点家务活，由坐或躺着看电视变成动着"听电视"。美国佛罗里达州心脏病学家杰勒德·弗莱彻提示，尽量不用遥控器调换频道，手动调台可增加活动量，帮减少看电视对健康的危害。

有研究认为，久坐和抽烟、肥胖一样，是导致早逝的一个危险因素。

对于习惯久坐的老年人来说，有一种简单而有效的延缓肺功能衰退的方法，这就是"扩胸运动"。方法：每坐一两个小时后，站起来，双臂展开，做扩胸活动。每次舒展胸部三五分钟。做"扩胸运动"的次数、强度和频率，应根据自己身体状况而定。

扩胸同时，可上下左右，缓缓活动颈部，自由自在地耸抬双肩，侧侧腰身，做深呼吸，并不时捶打或按摩腰部肌肉。整个过程要放松自然，这样才能使心肺功能增强，改善老年人易出现的脑缺氧状况，达到松弛大脑神经、振作精神的作用。同时由于"扩胸运动"时需要站起来，这样一个站立的小动作还可以使腿部的肌肉收缩，令下肢的血液回流至心脏，从而有效预防深静脉血栓的形成。

凡以坐为职业者，大多易患冠心病、心肌梗塞、神经衰弱、肥胖、痔疮、子宫异位等症。所以，久坐会使人体的多种器官和组织得不到应有的锻炼，进而影响机能的新陈代谢，使循环血液减少，并出现氧和能量的相对供应不足，从而加速人体衰老。

二、卧如弓

"卧如弓"，就是睡眠一般以右侧卧为主要体位。睡眠姿势跟睡眠质量有关，良好的睡眠姿势能保证周身气血通达，血络顺畅，从而调气养神，濡养脉络，消除疲劳，滋养精神。（详见后面《健康人生的四大基石》拾遗第二篇）

三、立如松

立如松就是站立时要像松柏那样挺拔，躯体保持自然、平稳、端正，上肢自然下垂，挺胸收腹，重心稍微向前，肩部放松，两下肢均匀受力，躯体正直，两眼平视前方。

"立"养骨，适当站立，可使骨骼肌迅速地收缩舒张，激发躯体的新陈代谢，疏通经络，促使气血下行，有利于大脑休息。据史料记载，站立还可养肾。就是把两脚尖和两腿跟并拢，使双腿靠在一起，均衡放松地站立，然后闭上眼睛，此时会有一种身体微微晃荡的感觉，下肢并拢是使肾经和阴跷脉紧密地结合，对培补肾气有特殊的作用，还比较容易使周身气血连成一个整体。

"立如松"，是我国古代养生家们所提倡的保健方法。现代医学研究成果证实，人在直立时，腰椎间盘的负荷为最小。

人站立的时候，血液循环会比坐着时快30％，因此精神比较振奋。一些中外作家（如美国的海明威、中国台湾的陈幸蕙等）从健康原因出发，改坐着写作为站立着写作（坐着写作由于时间长，对人体脊椎及腿部尤其不利）。实践证明，站着写作头脑比较清醒，思维反应速度也会加快，写作的效率更高。

写作如此，吃饭、看电视也是一样。据美国医学研究后认为，在吃饭姿势中，站立最科学，坐式次之，而下蹲式为最不科学（下蹲使腿部和腹部受压，血流受阻，进而影响胃的血液供给）。

站立时，抬头、挺胸、面带微笑、收腹、提肛、缩阴、两眼平视前方，这种集精、气、神于一身的站姿，不仅令人优雅、有气质，而且使人英俊、挺拔，充满自信，也有助于减轻脊柱压力，强壮骨骼。对健康极为有利。

但应注意，随着年龄的增长，每次站立时间不宜过长，因为久站不动，躯体重量全由下肢承担，不仅易使脚软、足麻，足背踝部浮肿，且易引起小腿静脉曲张，腰腿部关节炎等病。

四、行如风

行如风，就是行走时要轻松自如。

这里需要特别强调的是：行走时一定要挺胸、收腹、提臀，这样肩部和胯部就自然往后走了，对预防骨关节病很有效。请注意：无论何时何地，当我们行走的时候，特别在把行走当作健身运动的时候，一定要精神抖擞地走，矫健的步伐一定会给你带来健康的身体。（详见第四章）

第二篇　睡眠是养生之首

一、睡眠对健康的作用

睡眠的重要性。清代李渔在《闲情偶寄·颐养部》一书写道："养生之诀，当以睡眠居先。睡能还精，睡能养气，睡能健脾益胃，睡能坚骨壮筋。"《黄帝内经》说："人卧血归于肝，肝受血而能视，足受血而能步，掌受血而能握，指受血而能摄。"人之目视、足步、掌握、指摄等生命活动的能量，都是通过睡眠源源不断地积蓄起来的。用现代医学的观点看，良好的睡眠能消除全身疲劳，使脑神经功能、内分泌功能、体内物质代谢、心血管活动、消化功能、呼吸功能等得到休整，促使身体各部组织生长发育和自我修补，增强免疫功能，提高对疾病的抵抗力，提高生存质量。

具体地说，睡眠的作用是：

人的睡眠有三个重要的时间段：一称子觉（即晚间睡眠，也称大觉）；二称午觉（即中午的小觉）；外加一个打盹。三觉合一助长寿。

人体进入睡眠时，心率减慢，血压降低并且平衡，心脏也会得到很好的休息。

1.睡好子觉，养生之首

遵循生物钟的运行规律，"天睡我睡，天醒我醒"，这是子觉。睡好子觉最重要，晚23时至次日凌晨3时是最佳的子觉时间，因为这个时间类似人体一天中的冬季，冬主藏（贮藏阴精），冬（夜间）不藏，春夏（白天）就没有精神。养生专家大多认为，中壮年每天能保证7~8小时睡眠有助长寿。对老年人来说，子觉时间应比中壮年多一些为好。因为老年人精力差，容易疲劳，消除疲劳的时间相对要长，70岁以上的老年人最好每天能睡足8~9小时，80岁以上的老人每天最好能睡足9~10小时，90岁以上的老年人最好每天睡足10~12小时。每晚至少多睡1小时，可显著改善警觉度和降低疼痛敏感度。

子觉的作用：

（1）延缓衰老：首先，人在睡眠时，进入肝脏的血液流量是站立时的7倍。

肝脏血液流量的增加，有利于增强肝细胞的功能，提高解毒能力，并加快蛋白质、氨基酸、糖、脂肪、维生素等营养物质的代谢，从而维持人体内环境的稳定。其实，人在熟睡时，分泌的生长激素是白天的5~7倍，可激活体内的各种活性酶，起到延缓衰老的作用。

（2）清除大脑毒素：美国《科学》杂志刊登了美国纽约大学和罗切斯特大学13位学者的文章——睡眠可以清除大脑有害毒素。研究显示，神经细胞之间的缝隙会在睡眠时开放，让液体进入大脑进行清洗。没有清除的有毒蛋白质会造成大脑混乱，而这种混乱，正是阿尔茨海默病等多种疾症产生的重要原因。

（3）增强免疫力：睡眠能增强机体产生抗体的能力，从而增强机体的抵抗力；同时，睡眠还可以加快各组织器官自我康复。

（4）促进生长发育：婴幼儿在出生后相当长的时间内大脑仍在继续发育，这个过程离不开睡眠；儿童的生长在睡眠状态下速度增快，因为睡眠期血浆生长激素可以连续数小时维持在较高水平。而且儿童睡眠时间长短会影响饮食量，如果儿童睡眠充足，就会吃得较少，这样能减少肥胖的发生率。

（5）降低青少年抑郁症风险：美国一项研究发现，充足的睡眠可以帮助青少年降低患抑郁症的风险，且有助防止他们产生自杀的念头。

（6）助消化：人体在睡眠中处于很高的合成代谢状态，消化液大量产生，代谢废物被血液快速运转出去。

（7）有利于皮肤美容：在睡眠过程中，皮肤毛细血管循环增多，其分泌和清除过程加强，加快了皮肤的再生。

2. 午觉消困乏

午觉，下午13时左右，这时外界阳气最盛，午觉有助于养肾阳，不睡午觉会伤肾阳，肾阳伤则下午易嗜睡、困乏。午睡的作用有：

（1）消除困乏：许多人有午餐后疲劳的烦恼，英国学者对这一现象进行了研究，发现每日午后小睡10分钟就可以消除困乏，其效果比夜间多睡两个小时更好。

（2）提高记忆力：美国心理学家的一项研究发现，午觉可以帮助学龄前儿童记住早上所学知识。该发现强调了睡觉对巩固记忆的重要性，即巩固大脑学习新信息的能力。养成午睡习惯的孩子受益最大。

（3）预防心脏病：有午睡习惯的人比偶尔午睡的人患心脏病的风险小，因为午睡可以通过降低压力荷尔蒙来保护心脏。美国哈佛大学公共健康学院对 2.4 万名成年人的研究发现，与不睡午觉的人相比，午睡的人死于心脏病的可能性会降低 40%。每天午睡 30 分钟可使体内激素分泌更趋平衡，使冠心病发病率减少 30%。研究者认为，地中海沿岸国家冠心病发病率较低与午睡习惯是分不开的。而北欧、北美国家冠心病发病率高，其原因之一就是缺乏午睡。

（4）有效降低心脑血管疾病发生率：医学专家认为，每天午睡 30 分钟可使心脑血管疾病的发生率减少，并将死亡的风险降低，哪怕是打个盹，我们的血管就会像夜间睡眠那样给心脑血管提供一个"稍息"的机会。坚持午睡对预防心肌梗塞有积极作用。

（5）增强脑力和体力、消除疲劳：美国太空总署（NASA）的一份报告指出：每天午睡 45 分钟，工作效率将提高 35%，做出正确决定的能力也会提高 50%。美国哈佛大学心理学家专门对午睡后人的清醒度变化做过实验，结果显示：午睡 1 小时下午的清醒度可以达到人们早起清醒程度的 90%。研究者强调，中午一觉醒来，精神百倍，可以再做六七个小时工作。在著名的《睡眠的创造力》一书中写道："午睡使人的思想和情感更加敏锐，精力更充沛，心境更加轻松愉快。"

午睡和个人自身的体质、睡眠状态、年龄和有无疾病等条件密切相关。凡是平素睡眠不足的人及体弱多病的人都应该午睡；对从事脑力劳动的人和中小学生而言，午睡更值得提倡。睡眠质量差的老人也能通过午睡让大脑得到真正的休息。

为什么午睡对恢复人的脑力有如此好的效果呢？德国研究人员最近揭开了其中的秘密。

研究发现，人类大脑在睡眠时，要比清醒的时候更容易记住最新的记忆内容，在睡眠的最初几分钟，最新的记忆内容就开始由大脑存储新记忆信息的一块区域——海马区，向大脑的新皮层进行转移了；而大约只需要 40 分钟的睡眠，很多新记忆就会全部存储到大脑中。这是人们午睡后大脑会变得比较清醒的深层原因。

如何睡好健康午觉？

健康的午睡以 15~30 分钟最恰当，最多不超过 1 小时，若是时间过长，身体便会进入不易睡醒的深睡期，从而打乱生理时钟，影响正常晚觉。午觉睡太久，刚起来的半小时会有轻微的头痛、全身乏力，这是"睡眠惯性"所造成，经过一个小时的缓冲就能恢复正常。

3. 打盹养神

实验证明，儿童及老年人除了睡好子午觉外，在上午 9 时左右、下午 17 时左右还各有一次较为明显的睡意阶段，在这两个时间段，老人如能闭目养神打个盹，也是一种极好的养神方法。闭目养神能储备精力、补充脑力、振奋精神，此外还可大大减轻全身各部位尤其是内脏器官及腰膝、关节等部位的承重与负荷力，使全身得到放松。

德国精神心理学家最近发现，打盹儿可以提升 5 倍记忆力。美国哈佛大学心理学家发现，打盹儿可以改善心情，降低人体紧张度，缓解压力。

二、睡眠缺失的危害

睡不好觉是个全球性的问题。据世界卫生组织统计，全球约有 27% 的人受到睡眠问题的困扰，中国目前有各类睡眠障碍者高达 38.2%。当前已明确属于睡眠障碍的疾病多达 80 余种。

在现实生活中，很多人睡得"不香""不实"，也有些人每天凌晨三四点钟醒来，再难以入睡，一直熬到天亮，就以为自己患了失眠症。其实绝大多数人睡不好和失眠是没有关系的。人的睡眠通常分深睡眠和浅睡眠。刚开始入睡的 3 个小时属于深度睡眠，其间人的大脑皮层细胞处于充分休息的状态，这对缓解大脑疲劳、恢复精力极为重要。但是，过了这个时间，大脑皮层就开始兴奋，进入了浅睡眠状态。这个时候我们就会做梦或者处于半睡半醒的状态，于是让人产生"失眠"的错觉。其实，影响睡眠深度和长度的因素，主要决定于大脑和肢体的疲劳程度。很多人到了中年以后，因为工作繁重，压力大，肌肉活动量不足（肢体疲劳度不够），而造成睡眠质量不高，因而自我认定患了"失眠症"。所谓"失眠"，按照世界卫生组织的定义：一是辗转无法入眠；二是无法持续睡眠；三是多次反复睡、反复醒；四是半夜醒来后，无法再入睡到天亮；五是以上各种情况交替发生。

睡眠障碍等于谋杀健康。生活节奏快、压力大、夜生活丰富、吸烟、饮酒等不良生活习惯，是造成失眠的主要原因。

长时间睡眠障碍往往引起白天的功能障碍，记忆力、工作能力、认知功能等下降，人体免疫力低下、精神萎靡、烦躁，同时还易引起高血压、糖尿病、肥胖、癌症、心脑血管意外及心理和精神疾病，如焦虑、抑郁、精神分裂症、反应性精神病等。失眠者还容易衰老，世界卫生组织一项调查表明，失眠者每天的衰老速度是正常人的 2.5~3 倍。每晚缺失 3 小时以上睡眠会使免疫力下降 50%，一并导致多种疾病。

英国一项研究指出，睡眠质量下降会严重损伤心血管的健康，使心脏疾病的发病率升高，严重者甚至会诱发心力衰竭。这主要是因为睡眠不好会导致体内的血氧水平下降，而周围血管收缩、血压骤升，都会对心脏产生负面影响。

芬兰科学家发现，孕妇睡眠紊乱，可引发产后抑郁症。美国的一项研究显示，与每天睡 7~8 小时的人相比，睡眠时间不足 5 小时的人患糖尿病的比例要高出 2.5 倍。长期睡眠质量不佳的人更容易得 II 型糖尿病。持续夜间辗转难眠的人罹患糖尿病和心脏病的危险会增加 6 倍，仅仅 3 天睡眠紊乱就可能出现糖尿病症状。

睡懒觉、入睡时间不科学等都属于不良睡眠习惯的一部分，对糖尿病患者来说，都会使血糖波动加大，很可能影响病情。这是因为，凌晨 4 时到上午 9 时，是血糖最容易升高的时段，如果早晨没有按时起床，没有按时服药吃饭，整个白天的血糖规律就会被彻底打乱，引起血糖的明显升高，增加肾脏的负担，随后导致血糖波动，增加对血管的伤害，也加重了病情。

女性睡眠不足 5 小时更易中风。美国西弗吉尼亚大学医学院的研究人员发现，每天睡眠时间少于 5 小时会令心绞痛、冠心病、心脏病或中风的概率翻一番。

熬夜会使体质变酸。凌晨 1 点钟以后不睡觉，人体的代谢作用产生的毒素会更多，使体质变酸，得慢性疾病的概率比抽烟或喝酒的人都高。经常熬夜容易导致肥胖，且肥胖程度越严重，糖尿病的发病概率就越高。

早在 2007 年，国际癌症研究机构把"黑白颠倒"的夜班工定为可能致癌的因素，有关实验和调查证明，长期上夜班的工作人员患乳腺癌风险上升 40%

~50％。2013 年加拿大研究提示，上夜班 30 年以上，会使乳腺癌风险上升 121％，得子宫内膜癌、肺癌、肠癌、淋巴癌等的风险也会增加。

睡眠不足使男性精子减少，生育能力下降。

睡眠不导致免疫系统功能降低，抵抗病菌的杀手细胞减少。芝加哥大学研究人员发现，每天只睡 4 个小时的人，血液中抵御流感的抗体比睡 7.5~8.5 小时的人减少一半。

具有睡眠问题的男性，患前列腺癌的比例可能是那些睡眠良好人群的 2 倍。

老年人睡眠质量下降，会经常出现尿频、尿急等症状。睡眠不足的学生容易冲动、发脾气，碰到麻烦爱哭或沮丧。

三、提高睡眠质量有良方

睡好子午觉。"子"、"午"时辰是人体经气"合阴"及"合阳"的时辰，有利于养阴及养阳。晚上 23 点以前入睡，效果最好。午觉需在午时（11 点 ~13 点）休息 30 分钟即可。

睡前减慢呼吸节奏、睡前静坐 20 分钟、看轻松愉悦的慢节奏电视、听轻缓的音乐等，使身体逐渐入静。静则生阴，阴盛则寐。

睡前也可吃一点养心阴的食物如冰糖百合莲子羹、小米红枣粥、藕粉或桂圆肉汤……因为入睡后，心脏仍在辛勤地工作，所以适当地补益心阴将有助健康。睡前一小时最好喝杯牛奶，牛奶中大多营养成分都作用于大脑和神经系统，能起到助眠的作用。

睡前泡个热水澡，或坚持用温水泡脚特别是爱失眠的人，可以让身体和大脑放松。温水泡脚，促进心肾相交，心肾相交意味着水火相济，对阴阳相合有促进作用。

睡前喝点醋，可睡安稳觉。长期处于紧张状态下，不仅会导致紧张性疲劳，还会形成紧张性睡眠障碍。这时，人体内会产生大量的乳酸，一旦出现乳酸蓄积，就会刺激大脑神经，很容易导致疲劳及睡眠障碍。醋酸不仅能有效地抑制乳酸生成，还可以加速乳酸的氧化，减少它在机体内的蓄积程度，从而消除或减轻紧张性疲劳感，使人轻松入眠。醋为酸味物质，多摄入食醋还可稳定情绪。

深呼吸助睡眠。晚上按时上床后，深长地用鼻吸气至腹部，呼气时意想气从胸至腹、至两腿、至两脚掌心的涌泉穴，把气排出。如此循环，约三五分钟后，即酣然入睡。深呼吸能使人体整个系统充氧。

注意，卧室的温度不宜太高，理想的睡眠温度为17~21摄氏度；被子以温暖为宜，不可过热。

暖腹。睡眠最宜人睡眠时脑部要清凉，而腹部则宜暖、宜温。腹部是五脏汇合之处，是气血运行的重要场所。中医讲，腑为阳，脏为阴；气血得温则行，得寒则凝。睡眠时，人进入安静的状态，也就是说身体进入阴的状态，气血运行缓慢，寒邪易于入侵。因此，睡眠时一定要让腹部温暖，腹暖则五脏暖，五脏暖则气血运行通畅。老年人阳气已虚，所以更应注意腹部的保暖。

衡量睡眠质量最简便最可靠的是醒后感觉，它不但是分辨正常睡眠与失眠与否的标志，也是衡量睡眠质量的可靠标志。睡眠充足者醒后自然会感到头脑清醒，心情愉快，浑身轻松，有"解乏"感，像"充电"后那样感到精力充沛，记忆力也会提高，理解力加强，脑子很"灵"，容易出现"灵感"。相反，睡眠不足则醒后头脑不清醒，发胀，疲乏，甚至有疼、木的感觉，浑身懒洋洋的，脑子也不愿动，还想睡却又睡不着，精力也不足，这是睡眠质量低下的表现。

四、纠正睡眠的不良习惯

忌"露肩"睡。有些人睡觉习惯把肩露在被子外面，殊不知冬天天气寒冷，风寒极易入侵人体肩关节，导致局部经络骨节气血瘀滞，不易流通，造成风湿、关节炎、关节酸胀疼痛。受风寒侵袭也易造成感冒、流鼻涕，引起呼吸不畅，头晕头痛。

忌"张口"呼吸睡。鼻腔中的鼻毛和分泌物有过滤灰尘杂质、加湿加热空气的作用。闭口夜卧是保养元气的最好办法，而张口呼吸不但会吸进灰尘，并且极易使气管、肺及肋部受到冷空气的刺激而感染慢性咽炎。

忌带"妆"睡。一些女性，特别是青年女性睡觉前不卸妆。皮肤上残留的化妆品堵塞毛孔，造成汗腺分泌障碍，不仅容易诱发粉刺，时间长了还会损伤皮肤，使其衰老速度加快。

忌带"胸罩"睡。胸罩对乳房是起保护作用的，但戴胸罩入睡则会导致疾病，胸罩或变"凶"罩，特别是易诱发乳腺肿瘤。每天戴胸罩超过 17 小时的女性患乳腺肿瘤的危险比短时间戴胸罩或不戴胸罩者高 20 倍以上。这是因为乳房长时间受压，淋巴回流受阻，有害物滞留乳房的结果。

忌"相对"睡。有的夫妻、母子等，常常相对而睡。这会导致一方吸入的气体大多是对方呼出的废气，大脑缺少新鲜的氧气或是氧气供应不足，也易造成失眠、多梦，醒后头晕乏力，精神萎靡。

忌"不关电热毯"睡。整夜开着电热毯，不但使人醒来后感到口干舌燥，还容易患感冒。人在入睡时被窝里的理想温度为 33℃~35℃，相对湿度为55%~60%，在这种"小环境"下，皮肤的大量血管处于收缩状态，血流减慢，使机体得到充分的休息和调整。如果电热毯加热时间过长，被窝内的温度持续过高，皮肤血管就会扩张，血液循环加快，呼吸变深变快，抗御病菌的能力下降，易导致感冒。电热毯的正确使用方法是，在睡觉前 10 分钟接通电源，当被褥预热之后应关闭电源，只要进被窝时不感到骤凉就可以了。

忌"坐着"睡。不少女性工作紧张，回到家后感觉十分疲倦，吃饱饭就往沙发上一坐，开始打瞌睡。而坐着睡会减慢心率，使血管扩张，加重脑缺氧，导致头晕、耳鸣现象的出现。

忌"对着风"睡。人体睡眠时对环境变化的适应能力降低，对着风睡，易受凉生病。所以，睡觉的地方应避开风口，床离窗、门要保持一定距离。

忌"蒙头"睡。由于天冷，许多人害怕头部着凉，喜欢用被子蒙着头睡觉，殊不知蒙头而睡，蒙面而睡易引起呼吸困难，随着棉被中二氧化碳浓度升高，氧气浓度不断下降，长时间吸进潮湿、不洁的空气，对大脑危害极大。时间长了，就会导致缺氧，造成睡不好觉，易做噩梦，醒后则会感到头晕、乏力，精神萎靡。

忌睡眠不足。大脑消除疲劳的主要方式是睡眠。长期睡眠不足或睡眠质量太差，会加速脑细胞的衰退，聪明的人也会变得糊涂起来。

忌"储存"或"透支"睡眠。有人加班熬夜，或通宵达旦地打牌玩乐，尽管第二天再补觉，但由于生物钟紊乱引起的不良后果，补觉的效果极微，因而造成白天困倦、精力难以集中，晚上失眠、无法入睡。

忌睡前"饱餐"睡前吃得过饱。胃肠要加紧消化，装满食物的胃会不断刺激大脑。大脑有兴奋点，人便不能安然入睡，正如中医所说"胃不和则卧不安"。

忌枕头过高。从生理角度上讲，枕头以 8~12 厘米为宜。枕头太低，容易造成"落枕"，或因流入头脑的血液过多，次日头脑发胀、眼皮浮肿；枕头过高，会影响呼吸道畅通，易打呼噜，而且长期高枕，易导致颈部不适或驼背。

忌枕着手睡。睡时两手枕于头下，除影响手部血液循环、上肢麻木酸痛外，还易使腹内压力升高，久而久之会产生"返流性食道炎"。

忌"带饰物"入睡。一些女性在睡觉时没有摘卸饰物的习惯，这是很危险的。其一，一些饰物是金属的，长期对皮肤磨损，不知不觉中会引起慢性吸收以至蓄积中毒（如铝中毒等）；其二，一些有夜光作用的饰物会产生镭辐射，量虽微弱但长时间的积累可导致不良后果；其三，带饰物睡觉会阻碍机体的循环，不利新陈代谢，且易使局部皮肤容易老化。

忌醉酒入睡。医学研究表明，醉酒入睡易出现窒息，而且过量饮酒的人常会有恶心、呕吐等不适，甚至窒息、呼吸衰竭。

忌睡前"饮茶"。茶叶中含有咖啡碱等物质，这些物质会刺激中枢神经，使人兴奋。睡前喝茶，特别是浓茶，更会让人不易入睡。

忌睡前"剧烈运动"。剧烈活动会使大脑神经细胞呈现兴奋状态，这种兴奋在短时间里不会平静下来，人便不能很快入睡。所以，睡前应尽量保持身体平静。

忌带"气"入睡。睡前生气发怒，会使人心跳加快，呼吸急促，这种情况下很难正常入睡，而且会严重影响睡眠质量。如果夫妻在白天闹别扭，双方晚上的睡眠质量往往较差，进而第二天夫妻间的关系也会受到影响。

忌闭窗入睡。人在睡着时大脑也在不停地活动，需要足够的氧气。一般情况下，通风较好的地方氧气浓度为 21% 左右，如果紧闭门窗，经过一夜的呼吸作用，卧室的氧气浓度会降到 17% ~19%，甚至更低，容易导致缺氧，时间长了还会引起疾病。

五、睡眠的相关事宜

睡眠姿势与健康密切相关，但睡眠姿势又因人而异。

总体而言，由于人的年龄不同、体质状况不同、睡眠习惯不同，因而睡眠姿势不可能是同一体位。

但睡眠专家研究认为：人最适合的睡眠姿势是右侧卧，微屈双腿，全身自然放松。一是右侧卧可使心脏在胸腔中受压最小，利于减轻心脏负荷；二是右侧卧时肝脏处于最低位置，有利于肝脏血液的循环；三是右侧卧时胃和十二指肠的开口均在下方，利于胃肠内容物的排空。《老老恒言》："如食后必欲卧，宜右侧（卧）以舒脾之气。"右侧卧还可以让全身肌肉在睡眠过程中得以放松，并能保证呼吸畅通，由于呼吸自由，氧气供应充足，使睡眠质量得到提高。

婴儿适宜趴着（俯卧）睡。人类的胎儿在子宫内的姿势是蜷曲的，所以很多婴儿喜欢趴着睡，这让他们更有安全感、睡得熟。一项研究也发现，趴着睡的好处很多。趴着睡的婴儿睡眠时间较长，睡眠质量较高的非快速动眼睡眠时间增加，觉醒次数和时间减少。从提高呼吸功效来说，婴儿的胸廓、肺的后侧部较长，俯卧时肺受挤压程度最轻，呼吸时最符合自然规律。

婴儿胃的容量很小，弯曲度不够，加上贲门收缩力弱，所以婴儿吐奶是极为常见的现象。贲门靠近胃部中间，婴儿趴着时贲门被抬高，可以预防吐奶。这时即使发生吐奶，由于脸朝下，也不至于因呕吐物吸入气管而造成窒息。

婴儿趴着睡，胸廓受压，床的反作用力可促进心肺的发育。婴儿2个月时已能抬头，随着四肢的发育，他们开始能独立、随意地进行肢体运动。趴着睡更有利于肢体的锻炼，从开始的抬头到两腕支撑抬头，可以增强腕、臂和项背等肌肉的力量。

婴儿趴着睡被子和枕头应尽量柔软，而床和褥子则应稍硬些。且最好有父母守护在身旁，以防头部埋入枕头、被子，发生意外。

仰卧则对老年人健康有益。

仰卧有利于降低脑血栓的发生。我国一血栓康复中心连续5年对近2000例脑血栓病人进行调查，95％以上的人睡眠习惯取侧卧位。研究认为，在全身动脉硬化的情况下，由于侧卧，动脉血管扭曲挤压，原已因动脉硬化、血管腔变狭窄的颈动脉血流速度减慢，就容易在动脉内膜损伤处聚集血液固态成分并形成血栓。因此，老年人尤其是冬季更宜仰卧睡。

仰卧防治颈椎病。长期侧卧可以引起一侧上肢血液循环不畅，使上肢麻木，久而久之易形成颈椎骨质增生。已患有颈椎病者，侧卧会加重病情。采用仰卧，保持颈部生理弧度，对预防颈椎病十分有利。

仰卧治腰痛。日本川井太郎在其新著《怎样治腰痛》一书中介绍了睡姿与腰痛的关系。川井太郎表示，仰躺睡是最自然的睡姿。骨盆与肩膀平行，脊椎也处于笔直状态，不用担心身位扭曲歪斜，是腰部负担最小的睡姿。

仰卧有利于延缓面部衰老。国外有关资料表明，仰卧有利于呼吸道畅通，改善面部血液循环，减少面部皱纹，皮肤不易老化，老年斑也较少。由于仰卧时两耳不受挤压，耳部血液循环好，可延缓老年人耳聋的发生。

国内一项研究表明，动脉硬化的病人采用侧卧姿势，是酿成脑梗死的一个重要原因。专家建议，脑血栓、动脉硬化、高血压患者夜间入睡时应少侧卧，多仰卧。

俯卧是最不利健康的睡姿。这种睡姿往往使头颈处于一侧极度扭转的体位，且胸部受压，易引起颈部肌肉、韧带、关节劳损和退行性疲劳，还会压迫心肺而影响呼吸，加重心肺负担。

患有某种疾病的人，要根据病情来选择最佳的睡姿：患胃溃疡病人宜左侧卧；心脏病患者最好采用右侧卧，以减轻呼吸困难；肺结核患者最好采用仰卧，如左肺有病，宜右侧卧，右肺有病，则宜左侧卧。

顺应四季变化，规律睡眠。

春天是万物生发的季节，此时不宜久睡不起，而应"夜卧早起，广步于庭"，以舒肝气。夏日昼长夜短，宜晚卧早起，无厌于日，但也不宜太晚，以 23 点前入睡为宜。秋天则应"早卧早起"，此时气血由外而内逐步收敛，睡眠时间宜逐渐延长。到了冬天，我们应该"懒"一些，遵循"早卧晚起，必待日光"之原则。但由于南方和北方有一定的时差，因此一年四季的起居时间应因时因地制宜。用一句通俗的话说：就是跟着太阳走。

进餐后不宜马上睡觉。历代养生家都认为，饱食后不可立即寝卧，否则，影响消化，干扰睡眠。

人体的排钙高峰期为饭后 4~5 小时，如饭后马上睡觉，排钙高峰将正值睡眠期，这时人体的各种新陈代谢较缓慢，尿液形成的速度也减慢，尿在膀胱储存的时间长，尿液中的钙质就会在输尿管和膀胱沉淀下来。长期如此，积聚的钙质会结成块，成为不易自动排出的肾结石、输尿管结石或膀胱结石。

餐后不久就睡眠，易造成肥胖，还可引起血胆醇特别是低密度和极低密度脂蛋白胆固醇增高，这类胆固醇容易在动脉壁上沉积，引起动脉粥样硬化，易导致冠心病、高血压的发生。

饭后不久就睡，充盈的胃肠会对其周围的器官造成压迫，使大脑相应部位的细胞活跃起来，继而影响到大脑皮质的其他部位，诱发各种各样的噩梦，久而久之，易引起神经衰弱等疾病。

六、为了健康，远离"垃圾睡眠"

"垃圾睡眠"这个概念由英国睡眠委员会提出，特指睡眠时间不足、睡眠质量低的问题。如看着电视、听着节奏很强的音乐睡着；或强迫自己按"点"上床睡觉、起床，而且这个"点"总在调整：昨天睡晚了，早上醒来后，强迫自己再"赖会儿床"，以延长睡眠时间；晚上不睡，白天补觉，或者是双休日补觉等等，统称为"垃圾睡眠"。"垃圾睡眠"对健康危害很大，可导致多种疾病。

美国在健康志愿者中进行的一项试验表明，"垃圾睡眠"可引起代谢紊乱和糖尿病。长期睡眠不足或睡眠质量差，可引起内分泌紊乱、激素分泌失调、植物神经功能失调，并引发许多老年性疾病。

第三篇　晒太阳——享受天然补药

希波克拉底有一句名言："阳光、空气、水和运动是生命和健康的源泉。"

晒太阳不仅能杀死皮肤表面的细菌，能使皮肤增加光泽、弹性和柔软性，刺激血液细胞的新生，改善体内糖的代谢，促进体内维生素 D 的合成，有利于钙的吸收和利用，还能预防多种疾病的发生，对促进健康有神奇的功效。

阳光是一种连续的电磁辐射波，每时每刻都释放出巨大的能量。太阳的辐射给地球上的生物包括动物和植物，提供了光和热，阳光到达地球表面的全部能量 32% 为可见光，66% 为红外线，仅有 2%～3% 的紫外线，X 射线极其微弱。

阳光中的可见光有一定的镇静、止痛和解痉作用。红外线主要是给我们以热刺激，当人们的皮肤接收到日光照射，部分红外线被组织吸收，放出热量，使组织均匀升温。局部血管受到热刺激，引起反射性扩张，使血流加快，皮肤温度升高，有促进新陈代谢、消炎、镇痛等作用。

紫外线对人体十分重要。因为人们摄入的无机钙和磷没有维生素 D，它们不被肠道吸收。在日光的紫外线照射下，维生素 D 才能在人体的皮下形成。

紫外线不仅能杀死皮肤表面的细菌，使皮肤增加光泽、弹性和柔软性，还能刺激血液细胞的新生，改善体内的代谢，促进体内维生素 D 的合成，有利于钙的吸收和利用，防止佝偻病和骨质疏松症的发生。为此，夏季每天让脸部和手部在阳光下暴露 10 分钟就足够了，冬天在室外散步半小时也就能补足体内维生素 D 的需要量。过度晒太阳不仅会使皮肤过早衰老和干皱，还会引发白内障和皮肤癌，损害健康。

一、太阳晒得少，健康隐患多

中国人普遍缺少维生素 D，带来诸多健康隐患。人体约 90% 的维生素 D 来自晒太阳时自身皮肤的合成，人体皮肤下含有一种固醇类物质，只有经过阳光照射才能转变成维生素 D，促进人体对钙、磷的吸收和利用。

我国相关研究发现，50 岁以上中老年人，80% 的人缺乏维生素 D，城市居民缺乏程度比农村人口更为严重。

中国人晒太阳少主要有两方面原因：一是以白为美，"一白遮百丑"的爱美观念在青年女性中根深蒂固，生怕被晒黑，见着阳光就打伞，还要戴顶遮阳帽；二是缺乏健康知识，很多人不知道晒太阳的重要性，还有些人即使晒了太阳，但由于捂得太严实，皮肤裸露太少，也起不到应有的作用。

晒太阳少已为国人健康带来不少隐患。缺乏维生素 D 带来的最普遍、最严重的问题是骨质疏松症高发。数据显示，我国约 9000 万人受到骨质疏松症影响，已是世界上骨质疏松患者最多的国家；60 岁以上人群中，骨质疏松发病率为 56%，老年骨折患者超过 30% 与骨质疏松有关。

更令人忧虑的是，越来越多的年轻人患上骨质疏松。全国各大体检中心发现，为数众多的二三十岁的年轻人由于不爱晒太阳，也不运动，早早地被骨质疏松这种"老年病"缠上。儿童由于缺乏维生素 D，也易患上佝偻病。

多项国际最新研究还发现，缺乏维生素 D 的危害很多。英国埃克塞特大学医学院研究发现，如血液中维生素 D 浓度低于 25 纳摩尔 / 升，患认知障碍风险便会上升，缺乏维生素 D 会明显增加前列腺癌风险，并加速癌症进展。缺乏维生素 D 与心脏病、精神分裂、勃起障碍均有一定关联。

长期以来，人们普遍认为肥胖是导致 II 型糖尿病的主要风险。然而现在科学家发现，缺乏阳光照射比肥胖更可怕，更易增加患糖尿病的概率。缺乏维生素 D 比体重超标更易导致糖尿病。这是因为，维生素 D 水平会直接影响到体内的葡萄糖代谢。

二、晒太阳对健康的神奇功效

阳光照射导致皮肤释放一氧化氮，一氧化氮不仅有益于心脏和血管健康，而且有助于人体调节新陈代谢。西澳大利亚珀斯特拉松儿童研究所、英国爱丁堡大学和南安普顿大学的研究者发现，适度地接受阳光照射，有助于延缓糖尿病发病进程。

美国心脏协会一项新的研究和《英国医学杂志》刊登的一项研究发现，缺乏维生素 D 使得心脏病、心力衰竭和中风的风险显著增加。

人体 90% 的维生素 D 要通过晒太阳合成，在户外晒太阳，尽量多裸露皮肤，这样才能生成足量的维生素 D。

防治多种癌症。人类罹患乳腺癌、结肠癌、卵巢癌、前列腺癌等疾病，都与维生素 D 合成不足有关。晒太阳能有效防治多种癌症。

防治关节痛。研究表明，冬季多晒太阳、多获取维生素 D，对"老寒腿"、腰背疼、关节痛等慢性疼痛有治疗作用。

改善情绪。在不良天气里，人们可能会接触到诸如高温、空气污染和雷雨等，这在一定程度上会使人们的情绪低落，但如果能够晒到足够的太阳，就不会受到情绪的困扰。

预防近视。缺乏阳光照射是导致近视的原因之一。因为阳光可以刺激多巴胺的生成，而多巴胺可帮助避免眼轴变长，进而防止进入眼睛的光线在聚焦时出现焦点扭曲。因此，多晒太阳，多到户外活动，能帮助"书呆子"降低近视风险。

减少感冒。美国耶鲁大学医学院的一项研究发现，常晒太阳有助于降低流感病毒及其他常见呼吸道疾病的危害。保持体内高水平维生素 D，就可以更好地预防嗓子痛、普通感冒和鼻塞等问题。

促进血液循环和心脏健康。健康阳光可以扩张皮下血管，促进血液循环，降低血压，促进心脏健康。这有益于营养物和氧气被传送至全身各个细胞。

提升激素水平。奥地利格拉茨医科大学的研究人员发现，体内睾丸激素的水平，会随着维生素 D 含量的波动而变化。每年入秋后，人体内维生素 D 和睾丸激素的水平都会同步下降，并在来年 3 月降至最低。这与人们晒太阳少有一定关系。但秋日只要每天晒太阳 1 小时，体内睾丸激素便可增加 69%。

排毒抗炎。阳光可以杀死病毒和细菌，从而成为"自然抗生素和消毒剂"。阳光有助于提高肝脏功能，进而更顺畅地过滤和排除体内毒素。适当晒太阳还可加速湿疹、溃疡、真菌感染及痤疮等皮肤病的痊愈。

改善睡眠。阳光可以促进褪黑激素的产生。而大脑松果体产生的褪黑激素的作用，可辅助睡眠。

少得抑郁症。在充足的日照下，能使毛细血管扩张，人体肾上腺素、甲状腺素以及性腺素分泌水平都会有所提升，这将有效改善情绪低落、精神抑郁等不良心理。

增强免疫力。晒太阳有补阳气、补正气的功效。人体内正常的脏腑功能全靠阳气来支撑，阳气充盈，人体抵抗疾病的能力就会提高。

降血压。阳光能改变皮肤的一氧化氮浓度，使血管扩张，进而达到降血压的作用。

缓解哮喘。适当晒太阳可帮助控制严重哮喘症状，维生素 D 可以抑制哮喘患者的免疫系统过度反应。

让身材苗条。年轻英国科学家最近的一项研究表明，经常沐浴阳光的女性，要比那些少见阳光的同龄女性生理上更年轻，衰老进程减缓。这是因为，机体适度暴露在紫外光下助皮肤释放出一氧化氮，它是新陈代谢中的重要物质，可减缓发胖的速度。

三、防病晒太阳的最佳部位

背部。晒后背，脾胃和。前为阴，后为阳，背部有一条经络——督脉。督脉有"阳脉之海"之称，它总督一身之阳气。晒后背，能起到补阳气的作用。阳气虚弱会让人手脚冰凉，还常伴有脾胃不适，如肚子怕凉或吃了凉的东西易腹泻等。晒后背，能驱除脾胃寒气，有助改善消化功能，还能疏通背部经络，对心肺大有裨益。

双腿。晒双腿能很好地驱除腿部寒气，有效缓解小腿抽筋，而且能加速腿部钙质吸收，让双腿骨骼更健壮，从而有效预防骨质疏松。尤其对患有风湿性关节炎的人，腿部晒太阳能活化血脉，缓解病情。腿上有很多穴位，通过阳光的刺激，能让人感到腿脚轻便，消除疲劳感。

头顶。太阳晒过头顶，能充分促进钙质的吸收。许多人喜欢戴着帽子，根本不能发挥晒太阳的作用。尤其是孩子，只要控制好时间，晒晒孩子的头顶，有助于大脑的发育和头部骨骼成长，也有益于头发的生长。

四、晒太阳需知事项

冬天宜多晒太阳。冬天寒邪最为猖狂，最易损伤人的阳气。缺少阳气人会变得越来越怕冷、沉闷、抵抗力下降，这个时候多晒晒太阳，可以使身体与自然之气相通，强身祛病。立冬后背朝太阳坐着或者散步，后背会被太阳晒得暖暖的，那股暖意会扩展到全身，融进四肢百骸，源源不断地给身体补充阳光，提供能量。

成人每天晒太阳最好在半小时以上。春季、秋季，上午 10 时 ~ 下午 14 时最适合晒太阳；而夏季时晒太阳最好避开酷热的正午时段，以上午 10 点前、下午 14 点后为宜；在冬季，有 3 个时间段比较适合晒太阳。第一时间段为上午 8~9 时，此时阳光中红外线占上风，紫外线相对薄弱，可使身体发热，促进血液循环和新陈代谢，增强人体活力；第二、三时间段分别是上午 9~10 时和下午 14~17 时，在这两个时间段内，紫外线中的 A 光束成分较多，利于人体合成维生素 D，可促进肠道内钙、磷的吸收，增强体质。由于地域不同，晒太阳的时间要因地、因时制宜。成年人每天以 30 分钟~1 小时为宜，婴幼儿和儿童由于皮肤娇嫩，日晒时间可适当缩短至 15~30 分钟。

宜戴墨镜，别戴帽。阳光强烈时，紫外线直射眼睛，会对眼睛造成一定伤害，特别是患有白内障的老人，因此，老人晒太阳时，为了防刺眼最好戴上墨镜。但不要戴帽子，否则遮挡阳光，失去了实际作用。秋冬季节气温较低时，必须做好保暖。

配合动作效果更好。选一个视野开阔的地方，面朝东方，闭上眼睛，张开双臂，掌心朝向太阳，手指微微收拢，想象着温暖的阳光洒满全身，配合深呼吸。觉得累时放下双臂，重复该动作，晒 15 分钟后，搓热双手，暖暖脸部，再散散步。

体弱的人不宜暴晒。晒太阳也要讲究度，体质虚弱的人千万别晒太长时间，以免虚脱。高血压、心脏病患者也要适可而止。晒太阳的健康功效并非一蹴而就，一次暴晒太久可能引发中暑或日光性皮炎。

晒太阳的同时要兼顾饮食。水产品、奶制品、蛋类、蘑菇等食物都富含维生素 D，最好适当多吃一些。

隔窗晒太阳不可取。太阳光分为可见光和不可见光。我们肉眼能看到的是可见光，而紫外线、红外线等，则为不可见光。太阳光中的长波紫外线和中波紫外线能提高人的免疫力，促进维生素 D 的合成，改善内分泌和睡眠。最正确的晒太阳方式是每天适量接受长波紫外线和中波紫外线的照射。

第四篇　深呼吸——延寿的法宝

当今，人们十分注意饮食的搭配，因为合理的膳食结构有利于健康，但人们并不了解，呼吸对健康的影响并不亚于饮食。

深呼吸可使中下部肺页得到开发利用，不但能吸入更多的氧气，而且还会通过腹壁的前后运动、膈肌的上下运动，使腹内胃、肠、肝、胆、脾、肾等器官得到运动，这样更有利于加强这些脏器的气血循环，发挥它们的正常功能，防治多种慢性疾病；不仅如此，每天吸入足够的新鲜空气供应人体，可为五脏六腑提供充足的能量，从而对人的精神、情绪、思维、记忆力等都有一定的促进和提升。

婴儿从离开母体呱呱坠地，就开始依靠呼吸维持生命。可见，有生命就有呼吸，有呼吸才有生命。

掌握呼吸的主要器官是肺，肺靠一张一缩进行气体交换。张的时候，把空气（氧气）从鼻腔里吸进去；缩的时候，把身体内的浊气（二氧化碳）从鼻孔呼出去。通过一呼一吸从空气中摄取氧气供给血液，同时把血液中的二氧化碳释放出去，在肺里面完成气体的交换。

一、呼吸频率愈慢，寿命愈长

呼吸频率愈慢，寿命愈长。龟每分钟只呼吸 1~4 次，寿命可达几百年，甚至上千年；人每分钟呼吸多达 12~20 次，寿命仅几十年。

因为呼吸节奏的减慢意味着血流速度的减慢，心脏负荷的减轻以及人体耗氧的减少，从而使寿命延长。

二、胸式呼吸不利健康

现代人由于常坐办公室，许多人缺少运动，呼吸浅而短，仅用胸式呼吸，只能使位于肺上部的肺泡开放，导致每次换气量非常小，每天只有 20% 的肺活量被利用，大多数人一生中只用了肺活量的 1/3。研究表明，现代人的胸式呼吸每次只用 3.33 秒，浅而短的呼吸方式不仅容易让人的大脑缺氧，感到疲惫，还与焦虑、压力、抑郁、心脑血管疾病，甚至癌症紧密相连。

三、呼吸养生的最佳节奏

正确的呼吸方式（深呼吸也称腹式呼吸）对我们的健康有着极大的好处：采用腹式呼吸时，胸廓打得更开，吸收的氧气更多，身体各个器官的利用率更高。古人云："呼吸到脐，寿与天齐。"这虽然有些夸张，但腹式呼吸能将大量氧气吸入肺底部（一般呼吸时，每次吸进与呼出的气体量只有400~500毫升，而深呼吸可达到2500~3500毫升），从而能够带动相关肌肉的放松，让人更平静，放松绷紧的神经，舒缓焦虑的心情。每天有充足的新鲜空气供应人体，可为五脏六腑提供充足的能量，从而对人的精神、情绪、思维、记忆力等都会有一定的提高，这对现代人快节奏的生活大有好处。

采用深长而缓慢的腹式呼吸方式，一呼一吸6.4秒，是呼吸养生的最佳节奏。

腹式呼吸（即通过横膈活动增强肺的通气量）的最佳锻炼方式：取立位，亦可取坐位或卧位，一手放于胸前，一手放于腹部。首先，想象你的下丹田（肚脐下三根手指头的位置）有一个小气囊，然后，用鼻子吸气。腹式呼吸是以膈肌运动为主，在感觉舒服的前提下，吸得越深越好（呼气时手随腹部下陷，并稍稍压力；吸气时将上腹部慢慢隆起），使胸廓的上下径增大（胸部保持不动），想象着把吸进去的新鲜空气一路顺着胸部、腹部送下来，一直送到小气囊里。此时，小腹会微微凸起，然后再用鼻子轻微、缓慢地将小气囊里的浊气呼出，呼气时扩张腹肌。吸气与呼气均须按节律进行，吸气与呼气的时间比为1：2或1：3。呼气时胸略向前倾，要求缓呼深吸，不可用力，不可出声，每分钟呼吸频度保持7~8次，这样可以减轻能量消耗，提高氧气吸入量。

科学的呼吸方法为：深呼吸开始前，做几次快速短促的深呼吸，把肺内淤积的浊气呼出，再做深呼吸运动。深呼吸时把气吸满后要屏住气停一会儿再呼出，这样利于氧气溶入血液中，但屏气时间不宜过长，不要超过5秒钟，这样反复做10次或更多。无论是防治疾病、强身健体，还是压力来袭、情绪不稳、睡不着觉，均可以按照以上方法做深呼吸。深呼吸时要放松，思想要集中，可以用数数的方法帮助你集中精力。深呼吸随时随地都能做，开车遇红灯时、走路时都可以做。

腹式呼吸养生法有四个要点：即深、长、匀、细。深，即深呼吸，就是一呼一吸都要从头到下丹田；长，即呼吸时间要拉长，放缓放慢；匀，即要匀称；细，就是要细微，不能粗猛。

明代中医养生家冷谦在《修龄要旨》中有四句千古名言："一吸便提，气气归脐；一提便咽，水火相见。"意思是说，吸气后便提肛，每吸一口气，肚脐都要前后运动，鼓腹提肛后吞咽口中产生的唾液，如此长久锻炼便能产生内在的、可以增强人体免疫能力的能量。

腹式呼吸锻炼每天以 2 次为宜，每次 10~20 分钟。

再简单介绍一下逆腹式呼吸法：逆腹式呼吸与顺腹式呼吸相反，吸气时轻轻收缩腹肌，呼气时放松。逆腹式呼吸是以横膈肌的活动为主，比胸肌的活动面积大得多，吸入的氧气是自然呼吸的三四倍。这样有利于保持呼吸道通畅，增加肺活量，有效增加身体的氧气供给，使血液得到净化，肺部组织也能更加强壮，从而减少老年慢性气管炎发作，逆腹式呼吸可以用于气管炎、支气管炎等肺部疾病的辅助治疗。

做深呼吸在环境的选择上，应该在天气暖和、无风、远离马路、空气新鲜的地方进行。

四、深呼吸的作用

人们所习惯的胸式呼吸方式使得占全肺约 3/5 的中下肺部肺泡长期处在废用状态，不参与或很少参与氧气和二氧化碳气体的交换，完全没有充分得到开发利用，到老年易感风寒且易得气管炎、肺气肿、肺心病。如果吸气时用腹式深呼吸，可使中下部肺得到开发利用，不但能吸入更多的氧气，而且还可通过腹壁的前后运动、膈肌的上下运动，而使腹内胃、肠、肝、胆、脾、肾等器官得到运动，这样更有利于加强这些脏器的气血循环和发挥它们的正常功能，预防多种慢性疾病。

深呼吸有利长寿。20 世纪 90 年代初，美国波士顿大学医学院的科学家们经过长达 30 年的研究得出结论："肺活量可以预测寿命"，而深呼吸是锻炼肺活量的好方法。

深呼吸辅助降压。美国国家健康研究所研究发现，每分钟少于 10 次的深呼吸，可以放松和扩张血管，有助于降血压。

深呼吸缓解焦虑。上海市中医失眠症医疗协作中心副主任施明说，睡眠不好的人很容易心烦意乱，通过调整呼吸，有助于稳定情绪，帮助入睡。

深呼吸预防呼吸系统疾病。深呼吸可以帮助慢性支气管炎、哮喘、肺气肿等疾病患者排出废气，有助于疾病恢复。进行深呼吸还能逐步增大肌肉收缩力，有利于胸、肺的扩张，增强肋间肌活力。

　　深呼吸减压防癌。有效的深呼吸可以加大血液中的氧含量，放松绷紧的神经，舒缓焦虑的心情，而豁达的心胸、愉悦的心情是癌细胞的"天敌"。

图书在版编目（CIP）数据

健康人生的四大基石 / 史品高著. —北京 ：
华夏出版社，2018.10
ISBN 978-7-5080-9583-7

Ⅰ．①健… Ⅱ．①史… Ⅲ．①保健—通俗读物
Ⅳ．①R161-49

中国版本图书馆CIP数据核字(2018)第211877号

华 夏 出 版 社 出 版 发 行

（北京东直门外香河园北里4号　邮编：100028）

新 华 书 店 经 销

北京华创印务有限公司

*

787×1092　1/16开本　　24.5印张　　387千字
2018年10月北京第1版　　2018年10月北京第1次印刷
ISBN　978-7-5080-9583-7

定价：78.00元

本版图书凡印刷装订错误可及时向我社发行部调换